増刊 レジデントノート
Vol.16-No.11

知らないままでいいですか？
眼・耳鼻のど・皮膚・泌尿器疾患の診かた
救急・外来・病棟でよく出会う症例に もう困らない！

岩田充永／編

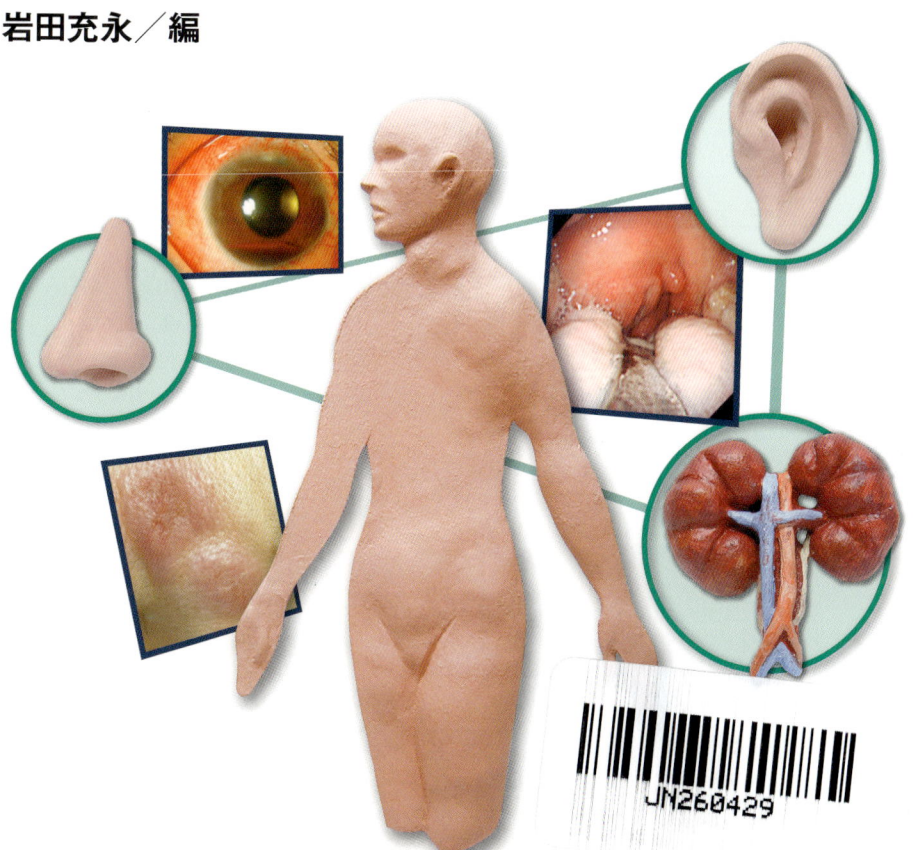

羊土社
YODOSHA

謹告
　本書に記載されている診断法・治療法に関しては，発行時点における最新の情報に基づき，正確を期するよう，著者ならびに出版社はそれぞれ最善の努力を払っております．しかし，医学，医療の進歩により，記載された内容が正確かつ完全ではなくなる場合もございます．

　したがって，実際の診断法・治療法で，熟知していない，あるいは汎用されていない新薬をはじめとする医薬品の使用，検査の実施および判読にあたっては，まず医薬品添付文書や機器および試薬の説明書で確認され，また診療技術に関しては十分考慮されたうえで，常に細心の注意を払われるようお願いいたします．

　本書記載の診断法・治療法・医薬品・検査法・疾患への適応などが，その後の医学研究ならびに医療の進歩により本書発行後に変更された場合，その診断法・治療法・医薬品・検査法・疾患への適応などによる不測の事故に対して，著者ならびに出版社はその責を負いかねますのでご了承ください．

序

　勉強熱心な救急医，総合内科医の先生方から「眼科，耳鼻咽喉科，皮膚科，泌尿器科の問題について遭遇することが多いのですが，どのように勉強したらよいでしょうか？」と質問されることがあります．すべての診療科がそろっている総合病院で研修している皆さん，「患者さまが○○科での診療を希望されています．よろしくお願いします」と対診依頼を書いておしまいにしていませんか？　将来，すべての診療科がそろった環境に勤務するとは限りませんし，総合病院でも夜間・休日にいつでもこれらの診療科の専門医に診療を依頼できる環境というのは，よほど充実した施設を除いてはまずありません．

　では，すべての診療科をローテションするのには時間的な制約があって難しい現状で，研修期間中にこれらの領域にある程度対応できる知識・技能を習得するためにはどうしたらよいでしょうか？

　最も現実的な対応は，これらの領域の症例に遭遇して専門医の先生方に診察を依頼したら，すべてをお任せにして知らんぷりをするのではなく，必ず診察に同席し，どのような診察・処置を行うのかを見学させていただき，「次から自分にできることはないか」と考えるという経験を蓄積していくことが非常に重要であると感じます．

　まとまった研修期間を確保することが難しい環境でも，偶然遭遇したこれらの診療科の問題について，専門医にその都度学びながら研修する際に，何かよいガイドブックになる教材をつくることはできないだろうかと考えていた折に羊土社より今回の企画のお話をいただきました．千載一遇の機会に，救急・外来・病棟で日夜奮闘している研修医やジェネラリストの気持ちと，その領域の専門医としての考え方の両方を備えたわが国でも大変貴重な先生方に各領域の編集をお願いすることができ素晴らしい内容となったことを確信しています．執筆をお願いした先生方には，実際にジェネラリストが遭遇することが多い症例を呈示していただき，「ここまでは一般医で行ってよい（行うべきである）」「このサインがあったら専門医に相談が必要」という線引きを基本的なところから実践的に解説いただきました．

　本書を手にされる研修医の皆さんが医師を志した動機はさまざまでしょうが，「目の前に困っている人がいたら，自分の専門分野にかかわらず何かできることをしたい」という想いは共通であると思います．本書の内容が皆さんの熱い想いを達成する手助けとなればこれ以上の喜びはありません．

　さあ，いっしょに勉強しましょう！！

2014年9月

藤田保健衛生大学病院　救急総合内科
岩田充永

増刊 レジデントノート
Vol.16-No.11

知らないままでいいですか？
眼・耳鼻のど・皮膚・泌尿器 疾患の診かた
救急・外来・病棟でよく出会う症例に もう困らない！

序 ....岩田充永　3 (1967)

第1章　眼の疾患の診かた

章編者より ....能美なな実　7 (1971)

1. 一般医も知っておくべき眼科領域検査 ....能美なな実，園田康平　8 (1972)
    1. 解剖　2. 前眼部診察　3. 瞳孔径・対光反射　4. 視力の評価　5. 眼圧の評価　6. 視野の評価
    7. 眼球運動の評価　8. 眼底の評価

2. 一般外来でよく遭遇する眼科領域の症状・疾患への対応
   ....能美なな実，園田康平　19 (1983)
    1. 飛蚊症　2. コンタクトレンズ眼障害　3. ドライアイ　4. アレルギー性結膜炎　5. 眼精疲労
    6. 麦粒腫・霰粒腫　7. 老視

3. 異物への対応 ....能美なな実，園田康平　30 (1994)
    1. 結膜異物　2. 角膜異物

4. 急性視力障害への対応 ....能美なな実，園田康平　33 (1997)
    1. 急性緑内障発作　2. 視神経炎　3. 網膜中心動脈閉塞症　4. 眼底出血　5. 眼内炎　6. 脳梗塞・
    脳出血

5. 眼科領域の外傷 ....能美なな実，園田康平　40 (2004)
    1. 外傷の分類　2. 光線による眼障害　3. 化学外傷　4. 熱傷　5. 眼窩底骨折　6. 外傷性視神経症，
    視束管骨折　7. 眼球破裂　8. 眼刺虫症　9. 交感性眼炎

第2章　耳鼻のどの疾患の診かた

章編者より ....高橋優二　51 (2015)

1. **一般医が知っておくべき耳鼻咽喉科領域の診察** ……………宮崎浩充 52 (2016)
   1. 携帯用耳鏡を用いて鼓膜所見を正しくとれる　2. 難聴の分類，音叉を用いた聴力検査を理解し，実施する　3. めまい患者の診察方法，眼振所見を理解し，実施する

2. **よく遭遇する耳鼻咽喉科領域の症状・疾患への対応** ………永田理希 60 (2024)
   1. 耳痛を見極める！　● Advanced Lecture：小児に高用量を内服してもらうために！　2. 鼻汁・鼻閉を見極める！

3. **顔面神経麻痺への対応** ……………………………………………吉田尚弘 71 (2035)
   1. 発症様式：顔面神経麻痺は急激に生じたか？ 緩徐か？　2. 顔面神経麻痺重症度の評価　3. 顔面神経麻痺の診察，病歴聴取のポイント　4. 原因疾患の診断の要点と治療，専門医への紹介のタイミング　5. 後遺症とリハビリテーション

4. **突発性難聴への対応** ………………………………………………梅木　寛 77 (2041)
   1. 突発性難聴の診察　2. 突発性難聴の治療　3. 突発性難聴の鑑別診断

5. **鼻出血，異物（鼻・耳），鼓膜損傷への対応** ……………………梅木　寛 83 (2047)
   1. 鼻出血　● Advanced Lecture：❶鼻腔タンポンガーゼ留置による止血　❷バルーンによる止血　❸毒素性ショック症候群　2. 異物（鼻・耳）　3. 鼓膜損傷

6. **危険な咽頭痛** ………………………………………………………宗　謙次 94 (2058)
   1. 疾患　● Advanced Lecture：穿刺・切開の実際　● Advanced Lecture：気道確保する？ しない？

第3章　皮膚疾患の診かた

章編者より ……………………………………………………………盛山吉弘 107 (2071)

1. **よく遭遇する皮膚科領域の症状・疾患への対応** ………………袋　秀平 108 (2072)
   1. 蕁麻疹　● Advanced Lecture：抗ヒスタミン薬の副作用に注意！　2. 湿疹　● Advanced Lecture：❶病名は病因を推測してつける　❷アトピー性皮膚炎について　3. 虫刺症　4. 炎症性粉瘤　5. 帯状疱疹　6. 白癬・カンジダ　● Advanced Lecture：finger tip unitについて　7. 疥癬　● Advanced Lecture：こんな投与例もある！　8. 褥瘡

2. **熱傷** …………………………………………………………………山本有祐 122 (2086)
   1. 広範囲熱傷　2. 電撃傷　3. 化学熱傷　● Advanced Lecture：早期診断・早期治療！

3. **発熱を伴う発疹への対応〜薬疹〜** ………………………平原和久，塩原哲夫 131 (2095)
   1. 重症薬疹の診断とポイント　2. 実際の臨床

4. **発熱を伴う発疹への対応〜ウイルス性発疹（水痘，麻疹，風疹）〜**
   ………………………………………………………………………古田淳一 139 (2103)
   1. 水痘：varicella　2. 麻疹：measles　3. 風疹：rubella　4. 伝染性単核球症：infectious mononucleosis　5. 手足口病：hand, foot, and mouth disease　6. 突発性発疹：exanthema subitum　7. 感染対策

5. **発熱を伴う発疹への対応〜ツツガムシ病，紅斑症〜**
   ………………………………………………………………………箭原弘典 145 (2109)
   1. ツツガムシ病　2. 多形紅斑　3. 結節性紅斑　4. Sweet症候群

6. 壊死性軟部組織感染症〜ふつうの蜂窩織炎とどこが違うのか？　　　　盛山吉弘　153 (2117)
　　1. 発熱を主訴に受診した患者　2. 多数の水疱，びらんがみられた患者　3. 激痛を訴える患者
　　4. 紫斑，水疱，血疱が混在する患者　● Advanced Lecture：劇症型溶血性レンサ球菌感染症
　　5. 腐敗臭と握雪感が顕著な患者

第4章　泌尿器疾患の診かた

章編者より　　　　野田　透　161 (2125)

1. 排尿に関する訴えへの対応　　　　児玉浩一　162 (2126)
　　1. "尿が出ない"と受診した男性　2. "頻尿と血尿がある"と受診した女性　3. "オムツ内に血尿が頻回にある"と施設職員とともに受診した女性　4. "排尿時に痛みがある"と受診した男性

2. 陰嚢異常の取り扱い方　　　　角野佳史　169 (2133)
　　1. 精索捻転症　2. 精巣付属器（精巣垂・精巣上体垂）捻転症　3. 精巣炎　4. 精巣上体炎　5. 精索静脈瘤　6. 精巣腫瘍　7. 陰嚢水腫　8. 鼠径ヘルニア　9. 陰嚢外傷　10. フルニエ壊疽

3. 陰茎の異常の取り扱い方　　　　高瀬育和　176 (2140)
　　1. 持続勃起症　2. 陰茎外傷・尿道外傷（損傷）　3. 嵌頓包茎　4. 亀頭包皮炎

4. 押さえておくべき尿路感染の対処法　　　　池田大助　182 (2146)
　　1. 尿管結石が原因の感染性水腎症（結石性腎盂腎炎）　2. 尿路カテーテル留置患者の発熱　3. 前立腺針生検後に発生する急性前立腺炎　4. 急性単純性膀胱炎，男性尿道炎　● Advanced Lecture：ドレナージ方法の選択

5. 尿路系カテーテルのすべて　　　　伊藤秀明　188 (2152)
　　1. 導尿や尿道カテーテル留置の適応　2. 尿道カテーテル留置の手技　3. 緊急時の対処　4. カテーテルのトラブル　5. 尿管ステントカテーテルについて

6. 尿路結石への対応　　　　金谷二郎　195 (2159)
　　1. 尿路結石の疫学　2. 尿路結石による疼痛の発生機序　3. 尿路結石に推奨される画像診断法
　　4. 尿路結石の鎮痛方法　5. 尿路結石の排石促進薬　6. 尿路結石の症例と治療法

7. 腎，膀胱，尿管の外傷への対応　　　　野田　透　202 (2166)
　　1. 腎損傷　2. 膀胱損傷　3. 尿管損傷　● Advanced Lecture：腎，膀胱外傷での造影CT，X線

8. 緊急性はなさそうだけど泌尿器科医にちょっと聞いてみたいこと　　　　加藤浩章　207 (2171)
　　1. 膀胱にカテーテルをずっと留置されている患者への対応　2. よく聞く「PSA」って何？　3. 腎移植後の患者で，何か注意することはありますか？　4. おしっこが近いのとか，尿が漏れるのとかは，どのくらいから異常でしょうか？

● **索引** 　　　　213 (2177)

● **執筆者一覧** 　　　　216 (2180)

第1章
眼の疾患の診かた

章編者より

　救急疾患を数多く見るなかでは，眼科疾患と出会う頻度は低いと思います．しかし，眼科疾患は「痛い」「見えない」など，自覚的症状の強いものが多く，患者の日常生活に大きな支障をきたします．特殊な機器がなければ他覚的に数値として見えにくいのも，眼科疾患の特徴の1つとも言えます．また，急性緑内障発作や化学外傷にみられるように，初期対応によって，患者の視力予後が大きく左右されるものもあります．今回，眼科医が不在で特殊検査ができない場合に，どのように眼科疾患を推定し，鑑別し，治療していくのかを考えていきます．また，緊急眼科コールとなった場合に，「必要な情報」を「確実に」伝えられるよう，一般医にも知っておいてほしい眼科領域の検査にも触れました．最も重要なことは各医療機関において，緊急時の対応を眼科医とあらかじめ相談しておくということにあります．「いざ」というときに患者とともに慌てないよう，眼科医とのコミュニケーションツールの1つとなれば幸いです．

能美なな実

第1章 眼の疾患の診かた

1. 一般医も知っておくべき眼科領域検査

能美なな実，園田康平

Point

- 眼科疾患の症状は患者の訴えによるものがほとんど
- 特殊機器を必要とせずにできる検査，病歴聴取で推定できる疾患もある
- 初期治療の遅れが，その後の視力予後に大きく影響する疾患もある

1. 解剖

まずは眼科に関する部位の表現法を知っておくべきである．専門医に紹介する際に，例えば電話越しであっても外傷部位などをある程度伝えることが可能となる（図1）．

2. 前眼部診察

まずは前眼部の診察をする（図2）．眼瞼に外傷はないか，結膜充血はないかなど，肉眼で確認できることも多い．また，手持ちの細隙灯顕微鏡がある場合には利用する．角膜，結膜，前房，瞳孔，虹彩の診察を行う（図3）．急性緑内障発作や眼球破裂を疑う場合には前房深度は十分にあるか，角膜に混濁はないかなど，疾患を想定した診察が望ましい．異物がある場合にはこれを取

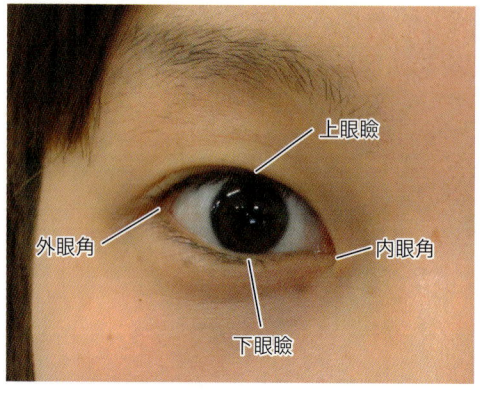

図1　眼表面の名称

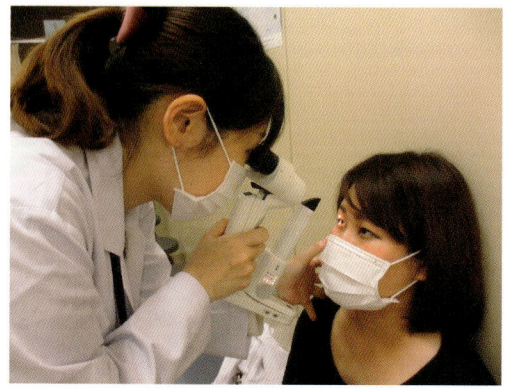

図2　前眼部診察
手持ち細隙灯顕微鏡による前眼部診察

り除く．手持ち細隙灯顕微鏡の場合には，**患者の眼球を圧迫しないこと**，患者との距離を固定して（患者の頬に触れるなどして）診察することが必要である．

3. 瞳孔径・対光反射

瞳孔・対光反射の診察は特殊な機器がなくてもペンライトのみで評価が可能である．非侵襲的な検査であるため患者の負担も軽度である．眼科的主訴でなくても，診察することが望ましい．

1 正常所見

瞳孔は**形の異常，大きさの異常，反応の異常**の3つで病態を把握する．瞳孔径は明るさによって変動するが，明所でも暗所でも左右差がないこと，かつ一定の明るさでは瞳孔径が一定に保たれているものを正常とする．ただし，正常人の20％に0.5 mm以内の両側の瞳孔径の差があるとされ，生理的瞳孔不同と呼ばれる．瞳孔径を測る際にはHaabの瞳孔計（図4）やものさしがあ

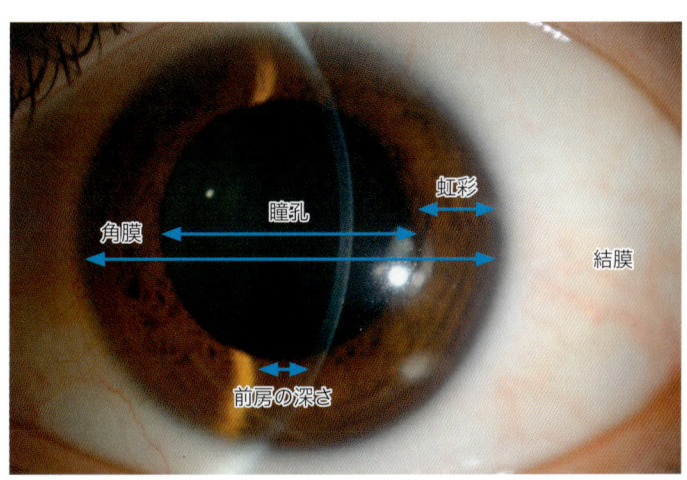

図3　正常前眼部写真
眼表面の名称を理解することで，詳細な診療録記載をすることができる．細隙灯顕微鏡で，角膜投影部と虹彩面からの反射の間が前房の深さ

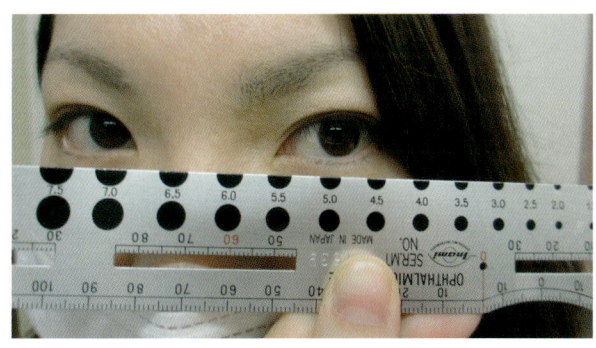

図4　Haabの瞳孔計
横径で瞳孔径を測る

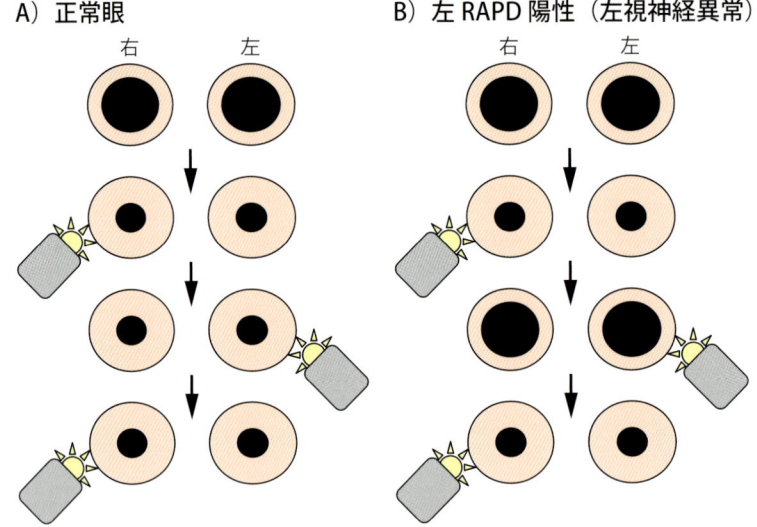

図5　swinging flashlight test
A) 正常者では直接反射と間接反射が瞬時に切り替わるため瞳孔径は一定
B) 左視入力に異常がある場合，右眼に光を当てたときには両眼で縮瞳するが，左眼に光を当てると，入力がないため両眼で散瞳する

ると測定しやすい．測定は瞳孔横径で行う．

2 検査手順

① 明所での瞳孔径・形の左右差の有無を調べる．輻湊による縮瞳を防止するため，2 m以上遠方に固視標を設けるとよい（部屋の柱を見つめてもらう，天井の模様を見つめてもらうなど）．
② 暗所での瞳孔径・形の左右差の有無を調べる．日本人の場合は虹彩の色素が濃いため，暗所での瞳孔径が測定困難であり，比較的暗所であればよい．
③ 対光反射をみる．暗所で近くからペンライトを照らし，縮瞳相と散瞳相を観察する（直接反射・間接反射）．
④ swinging flashlight test（交互対光反射試験，図5）を行う．
　視入力の左右差を検出できる検査であり，半暗室でペンライトがあればできる．患者には常に固視表を注視させる．光を片眼に照射し，素早く他眼に移す．
　正常者では光の移動とともに直接反射と間接反射が切り替わるため瞳孔径は一定だが（図5 A），視入力に異常があると，入力異常の眼に光を当てた場合には直接反射がないため，対眼の間接反射で縮瞳していた瞳孔が散瞳する（pupillary escape，図5 B）．入力低下している眼（光を当てているのに散瞳した側）の瞳孔をMarcus-Gunn瞳孔と呼び，**RAPD**（relative afferent pupillary defect：相対的入力瞳孔反射異常）**陽性**と表現する．RAPD陽性は求心路である視神経の異常を示唆する．

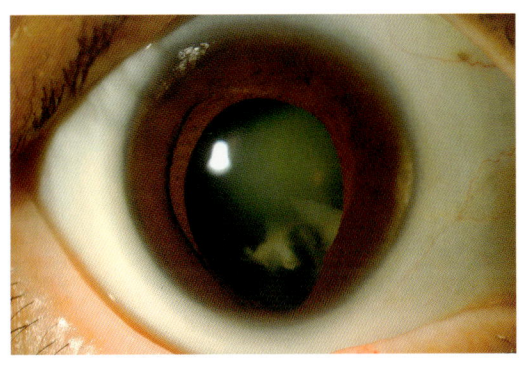

図6　瞳孔欠損
先天性の瞳孔欠損．下方で瞳孔欠損を認める

3 瞳孔の形態異常を示すもの

1）ぶどう膜炎

ぶどう膜炎では前房内の炎症に伴い，縮瞳を生じる．散瞳薬にも反応しにくくなる．また，慢性炎症では虹彩と水晶体，瞳孔と角膜の癒着を生じる場合がある．癒着している部位が全周性である場合には縮瞳・散瞳ともに機械的に障害され，一部が癒着している場合には瞳孔が正円とならない場合もある．ぶどう膜炎を生じる可能性のある疾患（サルコイドーシス，Behçet病，原田病など）の既往は聴取しておくべきである．

2）緑内障

急性閉塞隅角緑内障では瞳孔は散大し瞳孔運動は欠如する（急性緑内障発作については第1章－4で述べる）．

3）白内障の術後

白内障手術を経験した患者は特に高齢者で多い．手術に伴う虹彩の誤吸引，切開創への虹彩嵌頓や脱出後の虹彩萎縮が生じている可能性がある．意識状態のよい患者では手術既往も診断の手助けとなる．

4）瞳孔欠損・瞳孔膜遺残（先天性）

瞳孔欠損は眼杯裂の閉鎖不全によって生じる先天性の瞳孔異常である（図6）．発生学的に虹彩は最終的に下方で閉じるため，典型的には下方が欠損している．また，瞳孔膜遺残は水晶体を栄養していた膜の遺残であるため，瞳孔を横切って橋を架けた構造を認める．視力に影響せず，治療を必要としないので時折遭遇する疾患である．

5）薬物中毒

有機リン剤はコリンエステラーゼ阻害作用をもつ物質のため，両眼性の縮瞳が生じ，非可逆性となる．そのほか，モルヒネやヘロインなどのアヘン中毒でも縮瞳をきたす．逆にアトロピン中毒やボツリヌス中毒では瞳孔は散大する．

4. 視力の評価

眼科外来では5m距離を離したランドルト環を用いた標準視力検査装置で視力検査が行われる（図7）．
視力検査装置がない場合には，正確な視力測定は不可能であるが，以下の表現で簡単な視力を測定する（図8）．いずれも片眼を遮蔽して片眼ずつ行う（図8A）．特に外傷や突然の視力低下

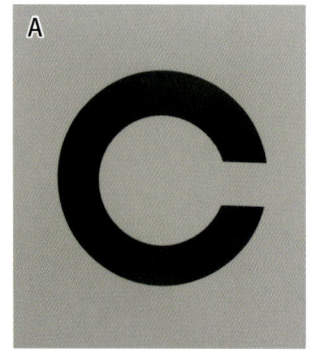
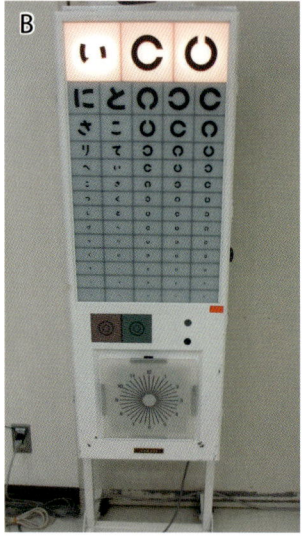

図7　ランドルト環と標準視力検査装置
視力検査に用いるランドルト環（A）と標準視力検査装置（B）

においては，健眼も含めて初診時の大まかな視力の記録が必要となる．

- 指数弁（図8 B）：眼前50 cmから開始し，10 cm刻みで指の数を数えさせる．
  　　　　　　　　20 cmで指の数がわかればCF/20 cmと表現する
  　　　　　　　　ちなみにCF/1 mは小数視力0.02に相当する
- 手動弁（図8 C）：眼前で手の動きがわかれば手動弁（＋）と表現する
- 光覚弁（図8 D）：暗室で光がわかれば光覚弁（＋）と表現する

■ 検査手順

① まずは50 cm離れた距離の指の数を答えさせる．正答できなかった場合は10 cmずつ近づける．
② 眼前でも判別できなかったときには，眼前で手を動かして，その動きを判別できるかを尋ねる．
③ 手の動きもわからなかった場合には，暗室内で瞳孔に光を入れて明暗の判別の有無を尋ねる．
　顔面外傷などで視束管損傷がある場合には，急激な視力低下をきたしていることが多い．

5. 眼圧の評価

　日本人の眼圧の正常値は10〜21 mmHgとされているが，個人差があり，また体位や季節，時間によっても変動する．**高眼圧では急性緑内障発作や非穿孔性眼外傷，低眼圧では穿孔性眼外傷**などの緊急疾患も疑われ，客観的に数値として眼球の病態を推し量る検査として有用である．眼圧検査時には開瞼が必要となるが，無理な開瞼では眼瞼圧が上昇し，眼圧が高くなってしまうことがあるので注意する（図9）．

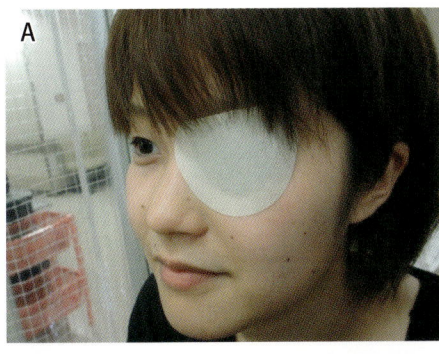
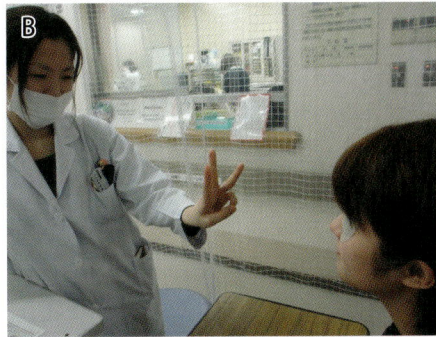
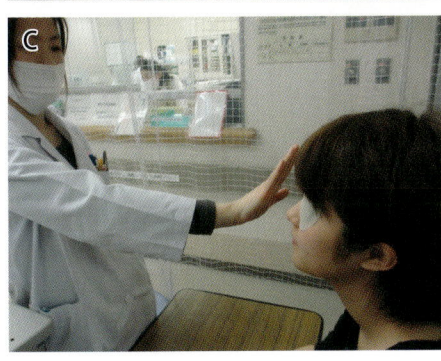
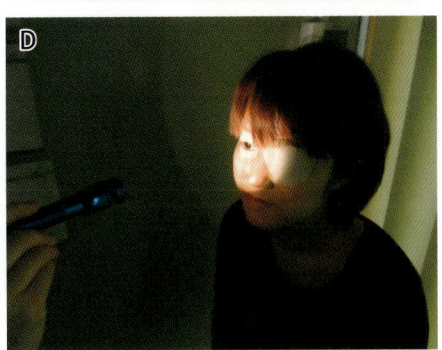

図8　簡単な視力検査
A）片眼を遮蔽して行う
B）指の数を答えさせ，指数弁を確認
C）眼前での手の動きの有無で手動弁を確認
D）暗室で光覚弁を確認

■ 検査方法

検査方法にはさまざまなものがある（図10）が，図11のフローチャートに従って選択するとよい．いずれの検査機器もない状況下では触診法（後述）が行われるが，信頼性は低い．
また，それぞれの測定法の比較を表に示す．

●触診法（図12）

検者の指で眼球の硬さを感じとるもの．患者は閉瞼し，上眼瞼の上から軽く眼球を圧迫し大まかに把握する．精度は高くない．**穿孔性眼外傷が疑われる場合には圧迫しすぎないように注意する**．測定結果は「正常眼程度」「明らかに硬い」「軟らかい」程度に評価する．日頃から正常眼で慣れておくことも大切である．
・高眼圧のときに疑われる疾患：急性緑内障発作（40 mmHg以上のことが多い）
　　　　　　　　　　　　　　　非穿孔性眼外傷，ぶどう膜炎
・低眼圧のときに疑われる疾患：穿孔性眼外傷

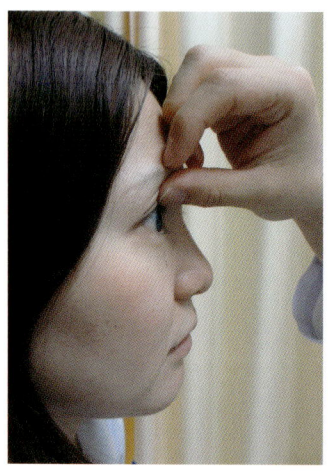

図9 開瞼法
開瞼は眼球を圧迫しないよう，上方に持ち上げるようにして行う

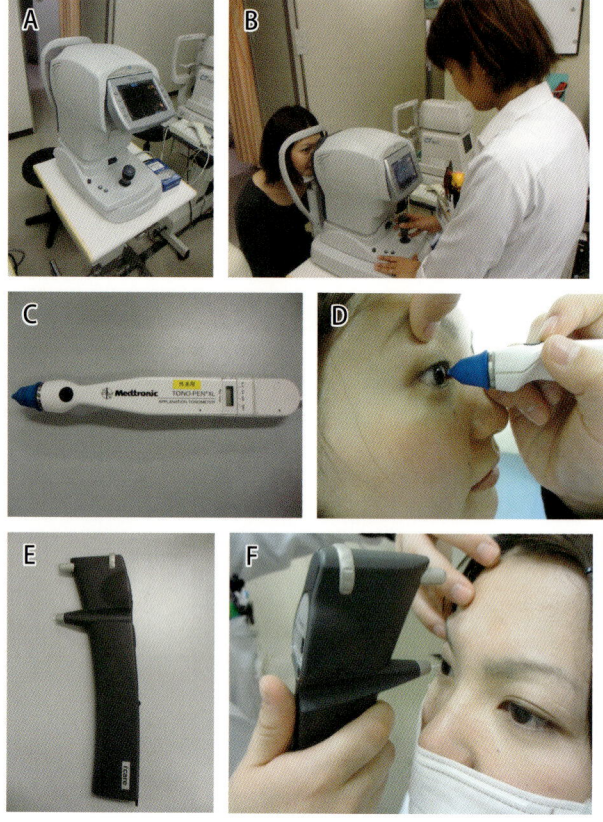

図10 眼圧測定機器
非接触型眼圧測定器（A，B），Tono-Pen（C，D），i-Care（E，F）

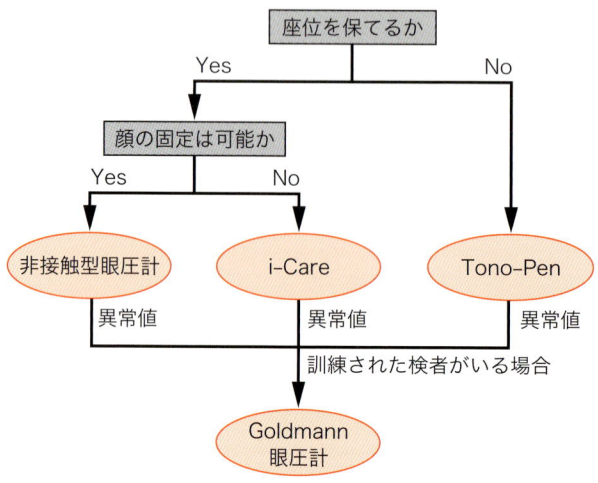

図11 眼圧検査の選択法

表　眼圧検査法の比較

	Goldmann 眼圧計	非接触型 眼圧計	Tono-Pen	i-Care	触診法
携帯性	×	×	○	○	○
麻酔	必要	不要	必要	不要	不要
手技	訓練必要	簡単	簡単	簡単	簡単 (判定は慣れが必要)
精度	◎	○	○	○	△
特記事項	細隙灯顕微鏡が必要	感染の危険がない	角膜浮腫があっても使用可能	座位のみで使用可能	

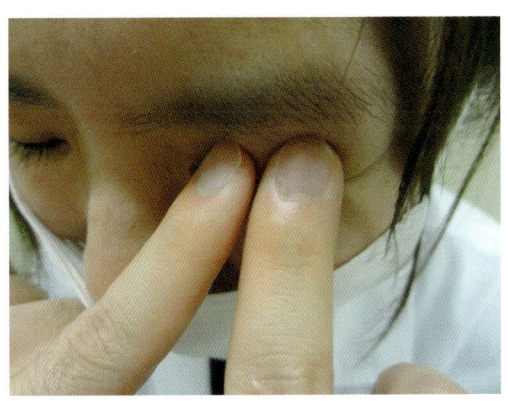

図12　触診法
患者には両眼で軽く閉瞼してもらい，上眼瞼の上から軽く指で圧迫する．精度は低い

6. 視野の評価

　視神経障害に対する検査として視野検査がある．必ず片眼ずつ，両眼で検査する．
　眼科専門外来では静的視野検査，動的視野検査を特殊な機械を使って測定するが，機器のない状況下では対座法（図13）が選択される．対座法では機器を用いた検査と違い，座位を保持できない患者や，視力低下により手動弁の患者にも行うことができる検査法である．視野検査は，必ず**意識状態が清明であることを確認してから行う**．

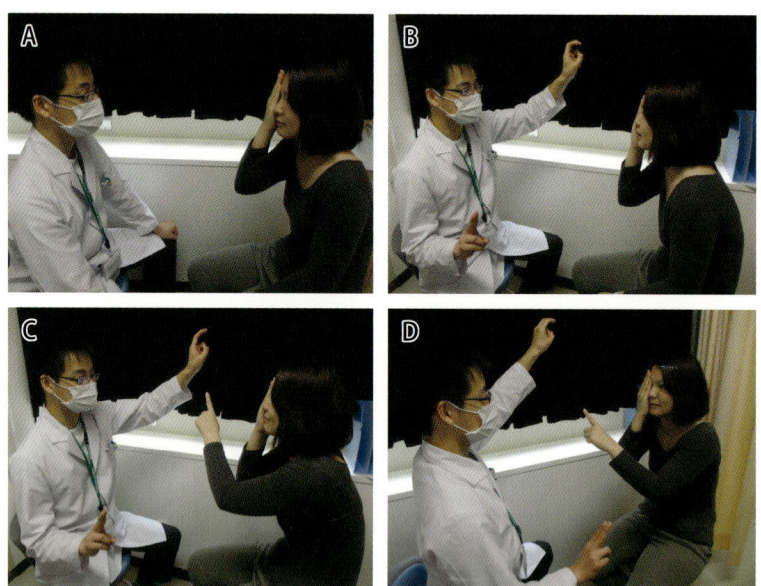

図13　対座法
対座法による視野検査．患者に片眼を遮蔽してもらい（A），視線を合わせたまま，患者との間で指を動かし（B），動いた方を指さしてもらう（C, D）

> ●対座法の検査手順（左眼の検査の場合）
> ① 患者と50 cm程度の距離で正対する．
> ② 患者自身に右眼を遮蔽してもらう．
> ③ 検者は左眼をつぶって，右眼で患者の左眼を見つめる（患者の左眼と検者の右眼で視線を合わせる）．
> ④ そのままの状態で右上，右下，左下，左上の1/4象限で検者の指が動いたかどうか答えてもらう（視線合わせたまま）．
> ⑤ 右眼についても同様に検査を行う．

視野障害のパターンによって，障害部位がある程度推定できる（図14）．

7. 眼球運動の評価

外眼筋の運動異常によって眼球運動障害が生じる．眼球運動障害によって複視を生じることもあり検査の前に複視の有無を聴取しておくことも重要である．

ただし，片眼性複視（片眼で見ても2重に見える）の場合には，眼球運動障害でなく，屈折異常（白内障や乱視）によるものであり，緊急性はない．

両眼性複視の場合には眼球運動障害を疑うため，特殊な機器がない場合にはまずスクリーニングとして4方向眼位，その後異常を認めれば9方向眼位で精査する（図15）．

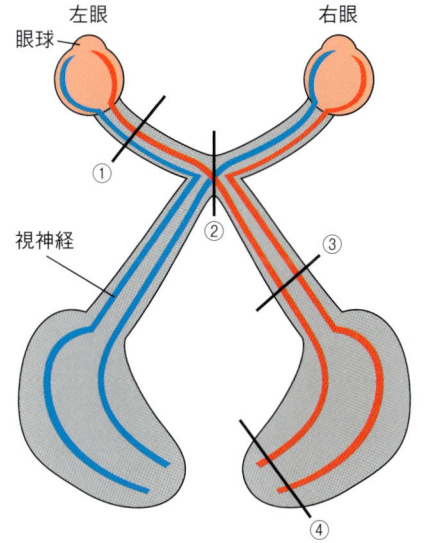

図14 推定される障害部位の図
障害部位とそれに対応する視野障害のパターン

障害部位	視野	
	左眼　右眼	
① 視神経	●　○	片側の視野障害
② 視交叉	◐　◑	両耳側半盲
③ 視索	◐　◐	同名半盲
④ 後頭葉	◐　◐	同名半盲

	上直筋	上直筋＋下斜筋	下斜筋	
耳側	外直筋	✕	内直筋	鼻側
	下直筋	下直筋＋上斜筋	上斜筋	

図15　外眼筋と眼球運動の関係
上方向を見るときは上直筋と下斜筋が収縮している

8. 眼底の評価

　眼底診察を要し，緊急処置が必要な疾患としては網膜中心動脈閉塞症や網膜剥離がある．しかし，慣れない者が眼底診察をしようとしても，実際の患者は無散瞳でもあり，なかなか眼底が見えないのが現状である（図16，17）．散瞳をしても診察困難な場合もあり，散瞳をしてしまうとほかの疾患であった場合の所見がとれなくなることもある（例：急激な視力障害で網膜中心動脈閉塞症を疑い散瞳したが，眼底は見えなかった．散瞳したことでRAPDの所見がとれなくなったが，視神経炎の可能性が否定できない）．しかし，網膜中心動脈閉塞症や網膜剥離は聴取である程度の病態推定が可能である．

　まずは聴取で視力障害の詳細を聞き，そのうえで網膜中心動脈閉塞症や網膜剥離が疑われる場合には，眼科医と相談し散瞳することが望ましい．

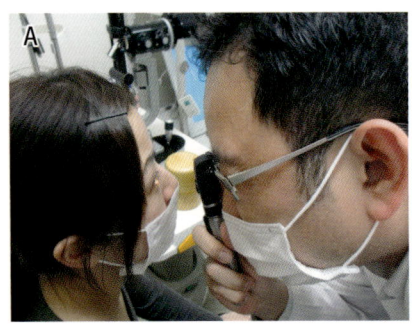
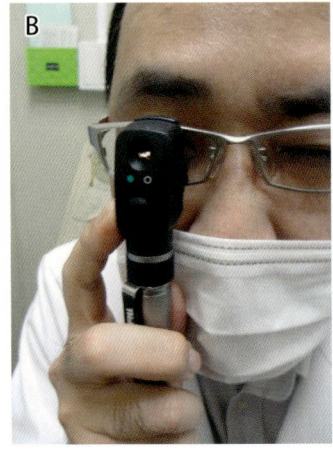

図16　直像眼底鏡による眼底検査
　　　患者との距離が近くなる．視神経乳頭の観察に適している

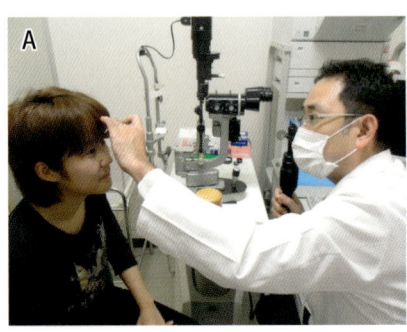
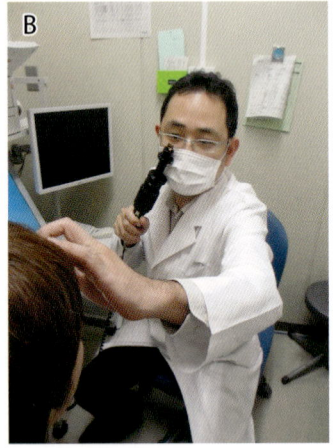

図17　単眼倒像鏡による眼底観察
　　　眼底出血の観察には適するが，無散瞳下では観察困難な場合も多い

プロフィール

能美なな実（Nanami Nomi）
山口大学大学院医学系研究科眼科学
「全身救急疾患を診ることができる眼科医」をめざし，ERの研修を経て眼科へ．眼科疾患は「疑うことができること」「知っていること」がとても重要です．重要な疾患を見逃さず，確実に専門科コールできるように，解剖を含めて「口頭でも正しく病態を伝えることができる」ようになれば嬉しいです．

園田康平（Kohhei Sonoda）
山口大学大学院医学系研究科眼科学

第1章　眼の疾患の診かた

2. 一般外来でよく遭遇する眼科領域の症状・疾患への対応

能美なな実，園田康平

● Point

- 患者の不安に対して適切に説明できるようにする
- コンタクトレンズによる感染は重症化しやすく，疑わしければ早期の眼科受診を指示する

1. 飛蚊症

飛蚊症は，目の前に異常な浮遊物が見える自覚症状のことである．これは硝子体中の混濁が網膜に影を落とすことによる症状であり，患者は「黒い点がある」「虫が飛んで見える」「髪の毛が見える」などと表現する．硝子体に原因がある場合には混濁が眼球運動とともに動くことが特徴である．飛蚊症をきたす代表的疾患を表1に示す．

1 生理的飛蚊症

硝子体はゲル状をしているが（患者には「生卵の卵白のような」と説明することがある），40歳を越えると徐々に液化し，不均一となってくる．また，正常眼でも胎生期細胞の遺残などがみられることがあり，これらを原因とした飛蚊症を生理的飛蚊症と呼ぶ．

2 後部硝子体剥離

さらに年齢を重ね，60歳前後（近視眼ではもっと早いこともある）になると，硝子体の液化が

表1　飛蚊症をきたす代表的疾患

① 生理的飛蚊症
② 後部硝子体剥離
③ 硝子体出血 　糖尿病網膜症 　網膜静脈閉塞症 　加齢黄斑変性　　など
④ ぶどう膜炎 　Behçet病 　サルコイドーシス 　原田病　　　　　など
⑤ 網膜裂孔・裂孔原性網膜剥離

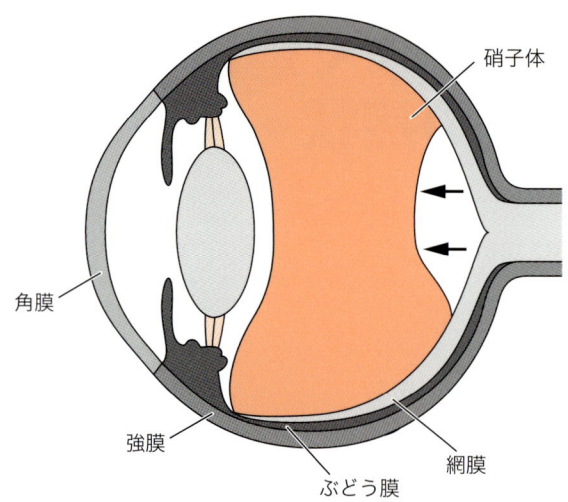

図1　後部硝子体剥離
生理的に硝子体が網膜より剥離する

進み，収縮することで後部より網膜から分離しはじめる．これを後部硝子体剥離（図1）といい，高齢者の飛蚊症の原因で最も多いものである．後部硝子体剥離自体は加齢現象であるため特に問題ないが，時に硝子体による牽引に伴い，黄斑円孔や網膜剥離を生じることもある．

これら1，2による飛蚊症は硝子体の生理的混濁によるものであり，約半年ほどかけて徐々に自覚症状が消失していくことが多い．ただし急激に増加する複数の飛蚊症の場合には以下の病的な飛蚊症の可能性もあるため，眼科の受診を勧める．なお，既往などによりある程度予測のできるものもあるため，十分な病歴聴取や対光反射の診察は必ず行っておく．

3 硝子体出血

糖尿病，高血圧，外傷の既往がある場合には，硝子体出血をきたしている場合もある．糖尿病網膜症合併や静脈閉塞の疾患既往についての病歴聴取が重要になる．また，抗凝固薬の内服の有無を把握しておき，眼科受診の際には薬手帳の持参を促すとよい．

4 ぶどう膜炎

ぶどう膜炎による炎症細胞が硝子体腔を浮遊することによる．ぶどう膜炎をきたす疾患（サルコイドーシス，Behçet病，原田病など）を既往にもつ場合には，眼科の受診を指示する．また，ぶどう膜炎による炎症をきたしている場合には結膜充血を伴うことも多く，自覚症状のみならず他覚所見として結膜充血や眼圧に注意することも重要となる．

5 網膜裂孔・裂孔原性網膜剥離

網膜剥離の確定診断は眼底検査による．眼底検査が不可能な場合には飛蚊症のみで網膜剥離を診断することは困難である．しかし，視野異常を伴う場合には進行する網膜剥離の可能性がある．視野異常を伴う場合や急な飛蚊症増悪の場合には，網膜剥離も疑って眼科受診する必要がある．

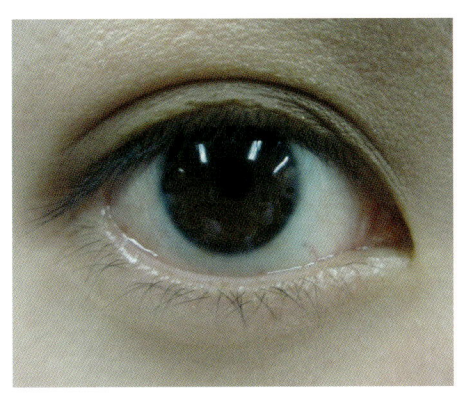

図2　コンタクトレンズ
ソフトコンタクトレンズを装用した眼．レンズに薄く色がついていることが多く，肉眼で観察できる場合もある

2. コンタクトレンズ眼障害

　近年，屈折矯正法には眼鏡やコンタクトレンズ，屈折矯正手術というさまざまな選択肢が出てきた．コンタクトレンズ装用者は現在約1,700万人と推定されており，増加傾向にある[1]．また，屈折矯正ではなく美容を目的とするカラーコンタクトレンズを使用する装用者も増加し，コンタクトレンズ使用の合併症もそれに伴い増加している．装用時間を遵守せず連続装用していたり（1日使い捨てコンタクトレンズを3日間使用する，2週間使い捨てコンタクトレンズを1カ月使っているなど）のコンプライアンス不良によるものから，感染症までさまざまである．

1「コンタクトレンズが外せない」

　当直中に意外と高頻度で遭遇する訴えである．来院するまでに自分でコンタクトレンズを外そうと何度も試みているため，コンタクトレンズはすでに入っていなくても角膜上皮障害により異物感が残り，「外せない」と訴えている人もいる．コンタクトレンズがずれて外せなくなっている患者ももちろんいる．まずはよく観察し，「コンタクトレンズがまだ眼に入っているか」（図2）を調べることが大切である．通常コンタクトレンズは，辺縁に色素があるため完全に透明ではない．上眼瞼（必ず翻転して調べる），下眼瞼，右方視，左方視をしてもらい，コンタクトレンズが入っていないことを確認する．場合によっては点眼麻酔薬（ベノキシール®）を使用して調べる．フルオレセイン染色をすると，黄色の色素がコンタクトレンズの縁に溜まるためコントラストがつく．フルオレセイン染色をしたうえで青色光を使用するとさらに観察しやすい．

　コンタクトレンズが入っている場合は点眼薬を使用して水分を補充すると外しやすい．生理食塩水でもよい．処置に伴い，角膜上皮に触れるため角膜上皮障害が生じることがある．通常一晩で治癒することが多いが，遷延する場合には必ず眼科を受診するように伝える．

　すでにコンタクトレンズが入っていない場合にも「眼の裏にコンタクトレンズが入り込んだ．異物感があるので間違いない」と訴える患者もいる．この場合には眼の構造を説明し，眼の裏にコンタクトレンズが入ることは，穿孔していない限り解剖学的にあり得ないことを伝え，異物感が残る場合には翌日眼科の受診を勧めるとよい．

2 角膜上皮障害

　通常通りコンタクトレンズを装用していても，角膜上皮障害が生じることがある．コンタクト

レンズの装用による酸素不足や，コンタクトレンズの汚れによる機械的刺激が原因となっている場合がある．異物感や乾燥感を訴え，時に痛みを伴うこともある．しばらくコンタクトレンズ装用を中止するよう指導をする．角膜上皮は再生力が強くターンオーバーが早いため，軽症であれば1日程度で症状が改善することが多い．症状が強い場合には感染を合併している可能性もあるため，眼科専門医の受診を勧める．

3 アレルギー性結膜炎

コンタクトレンズに付着した汚れが抗原となって生じるアレルギー性結膜炎がある（コンタクトレンズの素材が抗原になったという報告は現在のところない）．コンタクトレンズ装用が原因で眼瞼結膜が乳頭増殖し，異物感や乾燥感を訴える．煮沸消毒によって編成したタンパク質が抗原となるため，1日使い捨てコンタクトレンズではほとんど問題にならない．コンタクトレンズの種類の変更も検討するべきであり，詳細な検査を必要とするため眼科専門医受診を勧める．

4 感染症（緑膿菌，アカントアメーバ）

コンタクトレンズを装用するなかで，傷や汚れ，fitting不良や固着，ケア用品による障害などにより角膜上皮のバリア破綻をきたし，さらに手指の洗浄不足やレンズケース汚染などにより感染が生じることがある．2009年の報告では，緑膿菌とアカントアメーバによる感染が多い．特に2週間交換型のコンタクトレンズでの報告が約半分と多いが，1日使い捨てコンタクトレンズでも報告されている[2]．角膜病巣，眼脂，コンタクトレンズ，コンタクトレンズケースのうち，検出部位は角膜病巣とコンタクトレンズケースで多い[2]．

緑膿菌，アカントアメーバ感染ともに症状は**高度な充血，眼痛，角膜に白色の膿瘍（潰瘍）**がみられ，羞明を訴えることもある．緑膿菌の場合は進行が早く，放置すると角膜穿孔をきたすこともある．また，アカントアメーバは他覚所見より自覚所見としての眼痛が強烈である．以下それぞれの特徴を述べる．

1）緑膿菌感染症（図3）

グラム陰性桿菌であり，通常は健常人に感染を起こすことは少ないとされるが，コンタクトレンズ装用者においてはこの限りではないことに注意する．眼科専門外来以外での角膜擦過は角膜穿孔の可能性もあるため行わない．ただし，眼脂については綿棒などで擦過，グラム染色することも有用である．グラム陰性桿菌の場合には「輪状膿瘍」と呼ばれる円形〜類円形をした白色の病変を示すことが多い．「コンタクトレンズ装用者」で「強い充血」や「白色の角膜病変」を伴っているときには必ず緑膿菌感染症を疑い，翌日の眼科受診を指示する．この際，コンタクトレンズ使用の中止と，使用しているコンタクトレンズおよびそのケースを持参することを指示し，眼脂の培養をとっておくことが望ましい．早急に菌の同定を行う必要があるが，**同定前にむやみに抗菌薬投与を行うべきではない**．眼科医と相談のうえ，早期の眼科受診を指示する．

2）アカントアメーバ感染症（図4）

アカントアメーバは土壌や水道水を含む水中に存在する身近な原虫である．シストと栄養体の2つの性質をもち，シストは耐乾性，耐熱性，耐薬品性をもっている．現在ほとんどのコンタクトレンズ装用者が使用しているコンタクトレンズの消毒剤の主流となっている多目的溶剤（multi-purpose solution：MPS）のアカントアメーバに対する効果は低いとされており，MPSを使用している場合にもこすり洗いは必須である．症状は**強烈な眼痛，視力低下，結膜充血，異物感，羞明，眼脂，流涙**があげられる．初期には他覚的所見に比較して眼痛が非常に強いことが特徴であ

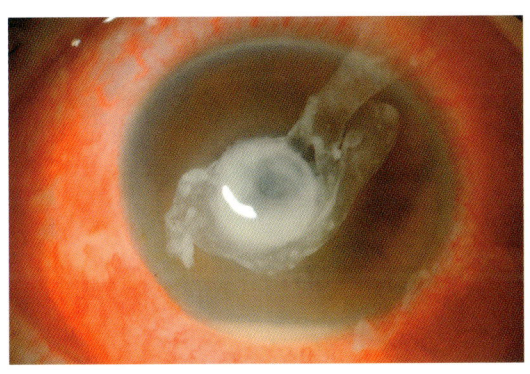

図3　緑膿菌による角膜潰瘍
著明な結膜の充血および浮腫，白色の角膜輪状潰瘍を認める．前房蓄膿もある

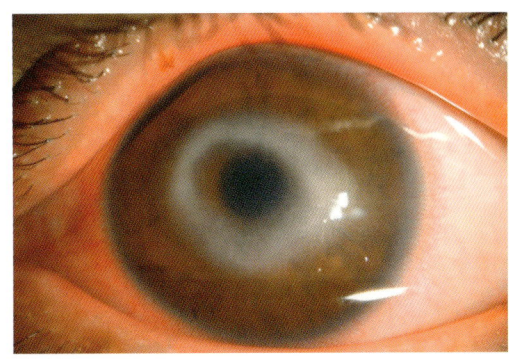

図4　アカントアメーバによる角膜潰瘍
非常に強い眼痛の訴え，角膜潰瘍を認める

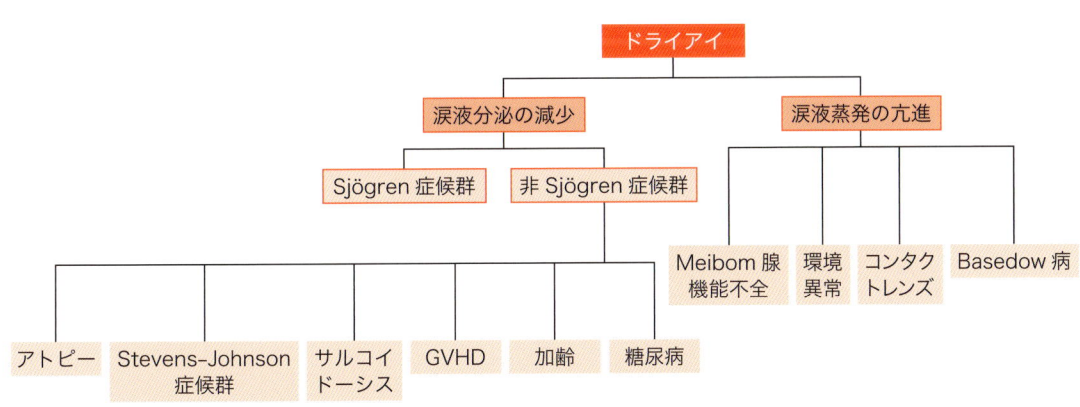

図5　ドライアイの分類

る．本疾患で特異的とされる放射状角膜炎は数％にしか認められないという報告もあり，**コンタクトレンズ装用者で強烈な眼痛**を訴える場合にはアカントアメーバ角膜炎を疑い，必ず眼科受診を指示する．アカントアメーバ角膜炎は治療抵抗を示すため，角膜上皮掻爬などの外科的処置と薬物投与などの内科的治療を組合わせることがほとんどである．受診の際にはコンタクトレンズ，コンタクトレンズケース，使用しているMPSを合わせて持参するように伝える．

3. ドライアイ（図5）

ドライアイ（乾性角膜症）とは，「さまざまな要因による涙液および角膜上皮の慢性疾患であり，眼不快感や視機能異常を伴う」疾患である．原因は大きく以下の2つに分けられる．

・涙液分泌の減少
・涙液蒸発の亢進

涙液分泌の減少を原因とする疾患は，Sjögren症候群と非Sjögren症候群〔アトピー，Stevens-Johnson症候群，サルコイドーシス，GVHD（移植片対宿主病），加齢，糖尿病〕に分けられる．

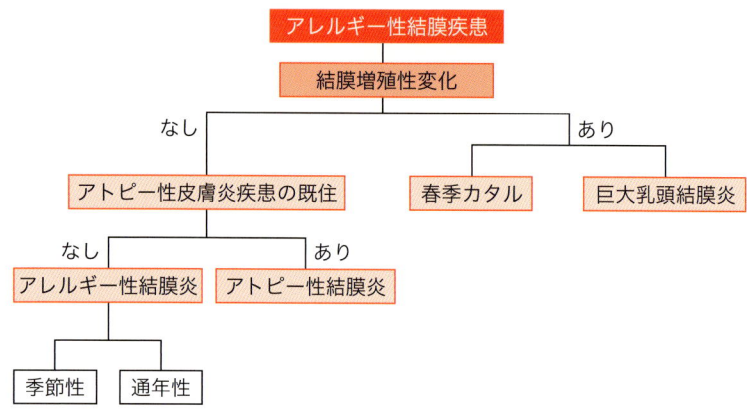

図6　アレルギー性結膜疾患の分類

また涙液蒸発の亢進はMeibom腺機能不全やコンタクトレンズによる機械刺激，Basedow病が原因としてあげられる．また，近年はエアコンやVDT（visual display terminals）作業などの生活変化による蒸発亢進も増加しており，環境改善も治療の一環となる．眼乾燥感を訴える患者に対しては，環境因子や全身既往歴を含めた病歴聴取も必要である．眼科外来では涙液分泌検査（Schirmer試験）や涙液層破壊時間（tear film breakup time：BUT）を測定してドライアイの原因を調べる．ドライアイに対する点眼薬はあるが，頻回の点眼は涙液中の有効成分を希釈することもあるため，好ましくない．また，防腐剤により中毒性角膜症が発症する恐れもあるため，点眼は症状に応じて1日6回程度まで，それでも改善しない場合には眼科の受診を勧める．

4. アレルギー性結膜炎

Ⅰ型アレルギーが関与する結膜の炎症疾患で，自覚症状を伴うものをアレルギー性結膜疾患という．結膜の増殖性変化の有無や，アトピー性皮膚炎既往の有無により図6のように分類されている．

アレルギー性結膜疾患のうち，80％以上を占めるのはアレルギー性結膜炎である．アレルギー性結膜炎は原因抗原や症状の発症時期によって季節性アレルギー性結膜炎と通年性アレルギー性結膜炎に大別される．いずれも瘙痒感を特異的な症状とし，異物感，結膜浮腫や充血，流涙などがみられる．

1 季節性アレルギー性結膜炎

大部分が花粉抗原による花粉性結膜炎であり，約70％に鼻炎症状を伴う．最も多い抗原はスギ花粉であり，ついでイネ，ヒノキ，ブタクサ，ヨモギなどの花粉が抗原となる[3]．

春はスギやヒノキ，夏はカモガヤなどのイネ科植物，秋はブタクサやヨモギのようなキク科の植物が抗原の代表とされる．花粉飛散開始の約2週間前から抗アレルギー薬の点眼をすることで症状を抑制する方法も報告されており，症状がひどい患者の場合には眼科への受診を勧める．

2 通年性アレルギー性結膜炎

季節や気候の変化により寛解増悪があったり，通年性に症状があるものを通年性アレルギー性結膜炎という．ダニやハウスダスト，カビなどのアレルゲンを抗原とすることが多い．季節性アレルギー性結膜炎と比較して，症状は軽症であることが多い．

アレルギー性結膜炎では，理論的には原因抗原の除去が最も有効な治療となるが現実的ではない．実際には薬物治療が用いられる．第１選択はメディエーター遊離抑制薬およびヒスタミンＨ１拮抗薬であり，ステロイド点眼はほぼ不要である．メディエーター遊離抑制薬は副作用が少ないが，効果発現に２週間程度のタイムラグがある．一方ヒスタミンＨ１拮抗薬は眠気や頭痛などの副作用が報告されているものの，効果発現までが数日であり特に瘙痒感に効果があるため救急受診する患者には処方することが多い．オロパタジン塩酸塩（パタノール®）のようにエディエーター遊離抑制作用も併せもつ点眼薬もある．

●処方例
オロパタジン塩酸塩（パタノール®） １日４回

5. 眼精疲労

眼精疲労は，器質的，機能的な眼および全身の異常によって疲れ，眼痛，頭痛などを引き起こす症候群である．「目が疲れる」は非常に多い訴えではあるが，原因は眼疾患だけではなく，全身疾患や環境要因によっても生じることがある（表２）．眼精疲労は体内外の異常状況が現れているものであるため，原因を推測するためにも聴取することが大切である．

1 眼疾患

最も眼精疲労を起こす要因として多いのは屈折や調節に関連するものである．遠視や乱視（近視のみでは眼精疲労は生じにくい），老視によるものがある．近視においては眼鏡やコンタクトレンズによる過矯正などが原因として考えられるため，「最近眼鏡やコンタクトをつくり直してないですか」との具体的な問いかけも必要である．

また，ドライアイや角結膜炎でも眼精疲労がでることもある．緑内障の初期には視野異常ではなく，眼精疲労として自覚することもある．

2 全身疾患

脳腫瘍は頭痛を主訴に眼科を受診することがあり，低血圧，貧血，胃下垂，甲状腺機能異常でも眼精疲労をきたすことがある．妊娠や更年期でも眼の疲れを訴えることがあり，聴取が必要である．

3 環境要因

VDT作業や照明も涙液分泌異常や眼精疲労の原因となる．また，ホルマリンや有機溶剤，新建材による化学的刺激，騒音の音刺激，夜間就労のように生体リズムの変調などが症状に関連している場合もある．

表2　眼精疲労の原因

A．視器に要因をもつもの
a）屈折異常（遠視，乱視，不適切な眼鏡矯正）
b）不同視，不等像視
c）眼筋異常（斜位，間歇性外斜視）
d）調節異常（老視，調節痙攣，調節衰弱）
e）輻輳，開散障害
f）原発性開放隅角または低眼圧緑内障，高眼圧症
g）外眼部，前眼部疾患
B．全身疾患または体質的要因をもつもの
a）消化器障害，胃下垂，便秘など
b）心・血管障害，高血圧，低血圧
c）腎機能障害
d）血液疾患，貧血
e）内分泌異常
f）脳・神経疾患
g）副鼻腔疾患
h）頭頸部外傷
I）薬剤の副作用
j）その他
C．心因的，精神的要因によるもの
a）神経精神疾患
b）心身症・神経症
c）その他
D．環境的要因によるもの
a）光刺激（VDT，紫外線など）
b）音刺激
c）化学的刺激（ガス，有機溶剤など）
d）家庭，通勤，職場におけるストレス

眼精疲労の原因となりうる疾患
文献4より引用

4 心理的要因

職場や家庭のストレスが眼精疲労として表現される場合もある．

6. 麦粒腫・霰粒腫

眼瞼の炎症を総じて眼瞼炎という．
眼瞼炎の診断では，

①急性か慢性か
②両眼性か片眼性か
③有痛性か無痛性か
④視力障害があるか
⑤全身疾患の有無（肝疾患，腎疾患，心疾患，アトピー）
⑥発赤や腫脹があるか

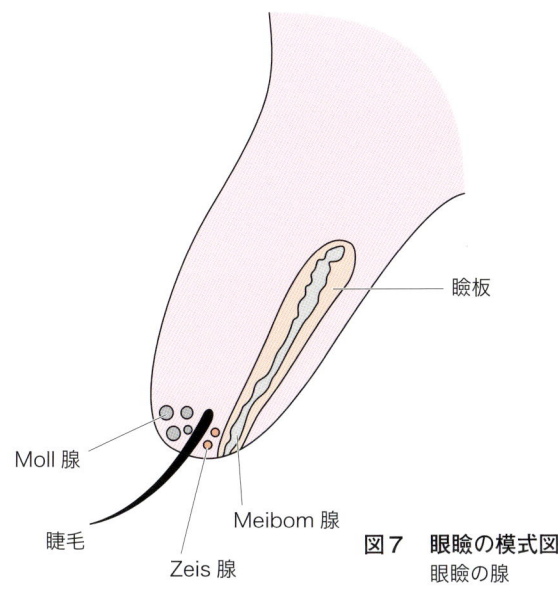

図7 眼瞼の模式図
眼瞼の腺

を聴取しカルテ記載しておく．今回は急性に発赤腫脹を伴い，患者からの訴えも比較的強い麦粒腫と霰粒腫について解説する．いずれにおいても緊急性は低く，翌日の眼科受診を勧める．

1 麦粒腫

　麦粒腫は眼瞼の「急性」「感染性（化膿性）」炎症である．いわゆる「ものもらい」であり，感染した腺の部位（図7）によって内麦粒腫，外麦粒腫と呼ばれる（表3）．
　外麦粒腫はZeis腺やMoll腺といった瞼縁腺の炎症のため，眼瞼皮膚からも腫脹や隆起が見えることがある（図8）．一方，内麦粒腫は瞼板腺であるMeibom腺の炎症であるため，眼瞼を翻転し，眼瞼結膜の方からよく見える（図9）．起炎菌は常在菌である黄色ブドウ球菌や表皮ブドウ球菌がほとんどを占める．抗菌薬点眼〔レボフロキサシン（クラビット®）〕で数日の内に後遺症もなく治癒する．ただし，同部位に短期間で再発をくり返すときには易感染性を考慮し，糖尿病や白血病などの検索も必要となる．

2 霰粒腫

　霰粒腫はMeibom腺の塞栓によって生じた「慢性」「非感染性」炎症である（表3）．病理学的には肉芽腫性であり，眼瞼に無痛性の硬結を認める．硬結は皮膚と癒着せず，圧痛は通常ない．しかし経過中に感染を起こした場合，発赤，腫脹，疼痛を伴い，内麦粒腫と同様の症状を示し，急性霰粒腫と呼ばれる．霰粒腫の治療は切開，内容物の摘出であるが，急性霰粒腫の場合にはまずは感染を沈静化することが必要であり，抗菌薬の点眼薬や軟膏を用いる．感染が落ち着いた頃に眼科の受診を勧めることが望ましい．また，稀ではあるが40歳以上では悪性腫瘍の可能性もあるため，摘出時には病理組織学的検査を必ず行う．

表3　眼瞼炎の種類

皮膚の炎症	感染性（細菌・真菌・ウイルス）	眼角眼瞼炎，眼瞼膿瘍，カンジダ，白癬，単純ヘルペス，帯状ヘルペス　など
	非感染性	接触皮膚炎，アトピー性皮膚炎，薬物性皮膚炎
眼瞼縁の炎症	感染性	毛瘡性眼瞼縁炎
	非感染性	脂漏性眼瞼縁炎
瞼板腺・瞼縁腺の炎症	瞼板腺（Meibom腺）感染性	内麦粒腫
	瞼板腺（Meibom腺）非感染性	霰粒腫
	瞼縁腺（Zeis, Moll腺）感染性	外麦粒腫

眼瞼の炎症の部位と疾患

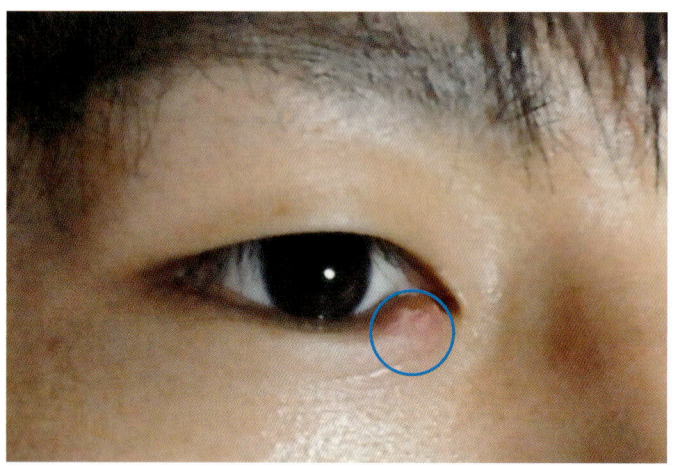

図8　外麦粒腫
外眼部からもわかる発赤，腫脹（○）を認める

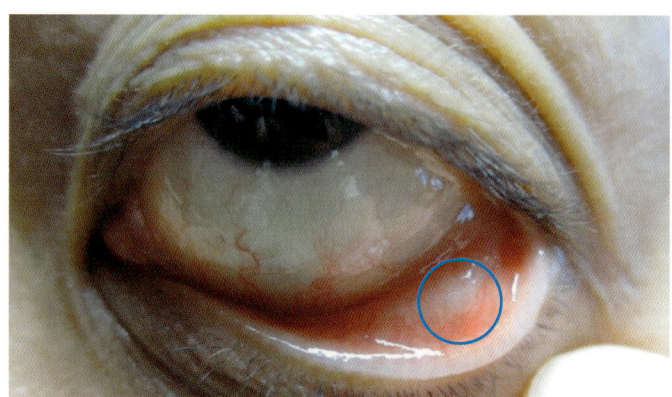

図9　内麦粒腫
外眼部からは分からないが，眼瞼結膜側からわかる発赤，隆起（○）がある

7. 老視

　加齢に伴う水晶体の硬化による調節力の低下で,近方視が困難な状態を老視という.水晶体の硬化のみではなく,瞳孔機能低下も関連するといわれている.加齢に伴い,調節力は約40歳まで徐々に低下する.その後40〜50歳の間に急激な調節力低下をきたすとされている.初期症状として多いのは近方視困難や,夕方の視力低下である.「ゴルフボールがよく見えない」「遠くを見ていた後に手元の本を読むとピントが合わない」などと訴えることもある.生活環境や仕事内容に合わせた老眼鏡の作製を勧める.

文献・参考文献

1) 鳥山浩二,他:アカントアメーバ角膜炎発症者数全国調査.日本眼科学会雑誌,118:28-32,2014
2) 福田昌彦:コンタクトレンズ関連角膜感染症全国症例調査.あたらしい眼科,26:1167-1171,2009
3) 「眼科学 第2版」(丸尾敏夫,他/監,大鹿哲郎/編),文光堂,2011
4) 加藤桂一郎:屈折・調節異常と眼精疲労.「眼科診療プラクティス9.屈折異常の診療」(丸尾敏夫,他/編),pp.78,文光堂,1994

プロフィール

能美なな実(Nanami Nomi)
山口大学大学院医学系研究科眼科学
プロフィールは第1章-1を参照.

園田康平(Kohhei Sonoda)
山口大学大学院医学系研究科眼科学

第1章 眼の疾患の診かた

3. 異物への対応

能美なな実，園田康平

●Point●

・病歴聴取で，発生状況を詳しく確認する
・画像検査では，MRIは禁忌
・角膜異物は，必ずしも完全な除去は行わず，翌日の眼科受診を指示する

はじめに

　異物は眼表面の異物（結膜・角膜異物）と眼内異物，眼窩内異物に大きく分けられる．今回は眼表面である**結膜異物**と**角膜異物**について述べる．ほとんどが軽症なことが多く，大部分は異物除去と薬物療法で治癒する．異物の原因にはさまざまなものがある（**表**）が，生活や職業との関連性が高い（工場労働者や運転手には鉄粉，建設業者では木片，農業では草片など）．しかし，異物飛入の瞬間には本人は何が異物かわかっていない場合がほとんどである．**病歴聴取で状況を詳しく聴取する**ことが手がかりとなる．X線撮影は異物の存在を確認するのに有用である．単純前後像のみではほかの骨像と重複するため，側面像およびWaters法も施行すると異物が鮮明に描出されることもある．また，非金属製のものでもCT撮影（1.5 mm以下の薄いスライス）で描出されることもある．異物が金属（磁性）でないことが明確でなければ，発熱や異物の移動などの危険もあるため，**MRI検査は禁忌**である．また，稀ではあるが，穿孔を疑う場合には決して異物を除去しようとしてはならない．

表　異物の原因

部位	代表的な異物
結膜（最多）・強膜	植物，睫毛，鉄片，砂，昆虫　など
角膜	鉄片（最多），ガラス片，石粉，土，植物　など
眼内	鉄片，植物 ※二重穿孔がないか必ず画像診断を併用する
眼窩内	鉄片，木片（箸，鉛筆），ガラス　など

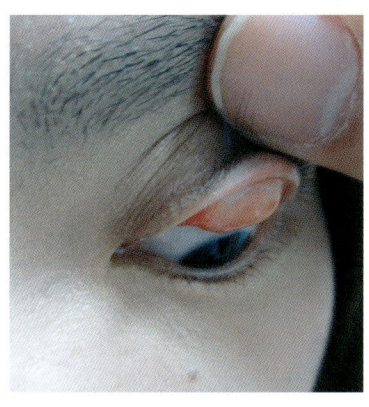

図1　翻転
瞼板の上縁を下方に押し下げることで，上眼瞼を翻転させる

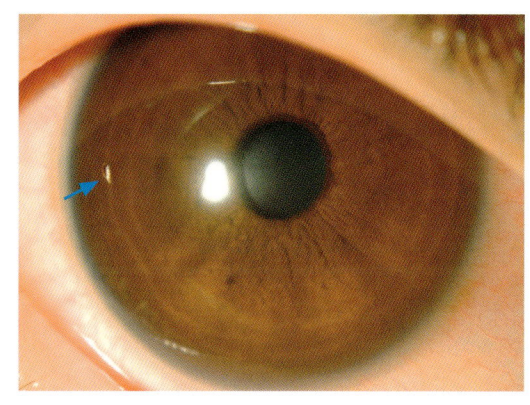

図2　鉄片異物
角膜の鉄片異物（→）

1. 結膜異物

　最も多い前眼部異物である．患者は強い眼痛や異物感を訴え，異物を除去すると訴えが改善する場合が多い．異物は上眼瞼結膜が85％，球結膜8％，下眼瞼結膜5％である[1]．眼痛や異物感が強く，結膜異物が疑われる場合には，上眼瞼を必ず翻転して診察することが必須である（図1）．異物の厚さは0.5 mm以下のものが99％を占めるため，肉眼のみでなく細隙灯顕微鏡を用いてよく観察する．異物を認めた場合には**生理食塩水で流して除去**するのが基本である．どうしても除去できない場合には点眼麻酔後，先端を生理食塩水でしめらせた綿棒を用いて除去する．この方法でほとんどの異物は除去できる．除去後は結膜嚢内を洗浄し，抗菌薬を点眼して感染を予防する．

2. 角膜異物

　結膜異物と同様に，よく外来で遭遇する疾患である．大部分は比較的容易に除去でき，薬物療法で治癒する．しかし，感染を起こすことで角膜潰瘍に進展し視機能障害を残す例があるので注意する．異物は鉄粉が多く，その他金属片，ガラス片，植物片，土などが多く，やはり職業との関連がかなり強い．角膜異物では浅層に付着しているものから深層にいたるものまでさまざまな深さに渡る．鉄片異物は時間の経過とともに周囲の細胞浸潤と鉄錆を引き起こすため，すみやかに除去する（図2）．点眼麻酔後，生理食塩水で洗眼し，結膜異物のときと同様にしめらせた綿棒で擦過して除去する．異物針がある場合には用いてもよい（熟練した者であれば27 G針の利用もよい）．ただし，針を使う場合には穿孔の危険性もあるため，頭部を固定し，開瞼器を用いて，顕微鏡下で行うことが必須である．また鉄片の場合は周辺の鉄錆も含めた除去が望ましいが，この場合も穿孔の可能性があるため完全な除去は試みず，大きな鉄片のみを取り除き，翌日の眼科受診を指示する．受傷当日に錆が除去できなくても数日すると角膜組織が融解し，除去しやすくなる場合があるからである．異物除去後は感染予防のため抗菌薬を点眼する．点眼麻酔が切れた後は激しい疼痛があるため，鎮痛薬内服を処方する．**点眼麻酔薬は角膜上皮の治癒を遅らせるた**

め絶対に処方しない．角膜異物の場合には角膜上皮治癒の確認のためにも翌日の眼科受診を指示する．鉄片異物は虹彩炎，植物が入った場合には感染性角膜潰瘍をきたす可能性があるため，必ず眼科受診するよう伝える．

文献・参考文献

1) 「眼科学第2版」（丸尾敏夫, 他/監, 大鹿哲郎/編), 文光堂, 2011

プロフィール

能美なな実（Nanami Nomi）
山口大学大学院医学系研究科眼科学
プロフィールは第1章-1を参照．

園田康平（Kohhei Sonoda）
山口大学大学院医学系研究科眼科学

第1章　眼の疾患の診かた

4. 急性視力障害への対応

能美なな実，園田康平

●Point●

- 急性緑内障発作，網膜中心動脈閉塞症は一刻を争う．典型的な症状を確認しておこう
- 疑い例はためらわずに眼科コールしよう

1. 急性緑内障発作

　急性視力障害を起こし，**治療開始まで一刻（数分単位）を争う**疾患の1つである．治療の遅れとともに視神経に高度の障害が加わり，視機能が永久的に失われる．

　もともと前房が浅い，浅前房の場合，隅角が何らかの原因で閉塞した場合に，短時間で眼圧が突然上昇する．虹彩と水晶体が接触し，その結果瞳孔ブロックを起こして隅角が閉塞することが多い（**図1**）．眼圧の上昇とともに，強い眼痛，霧視，虹輪視，高度の視力低下を訴える．しかし，眼痛を頭痛と表現したり，悪心や嘔吐などの**眼科以外の主訴で受診する場合も多い**ので注意が必要である．頭痛と嘔吐で脳血管疾患や髄膜炎を疑われ，検査をしていた例もある．

　他覚的には，

- **毛様充血**（結膜充血よりも，角膜周囲の充血が強い）
- **中等度散瞳**（5〜6 mm程度のことが多い．散瞳薬を用いたものとは違う）
- **対光反射の消失・減弱**
- **角膜混濁**（高眼圧による角膜浮腫でやや白く濁る．このため霧視を訴える）

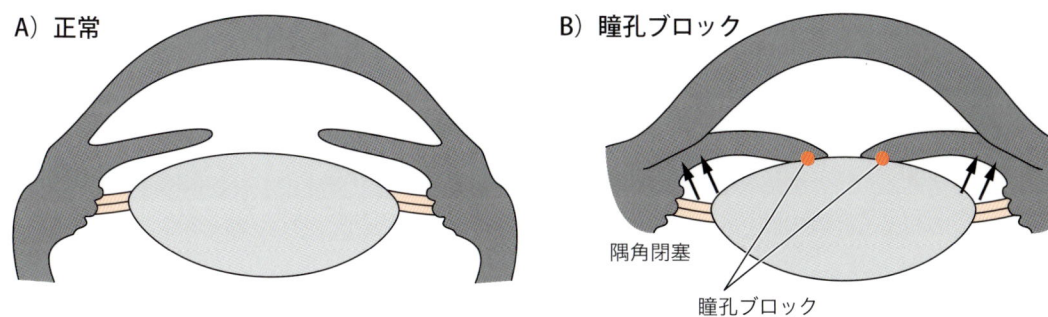

図1　瞳孔ブロック
水晶体と虹彩が接触（瞳孔ブロック）することで，眼圧上昇をきたし，隅角が閉塞，前房も浅くなる

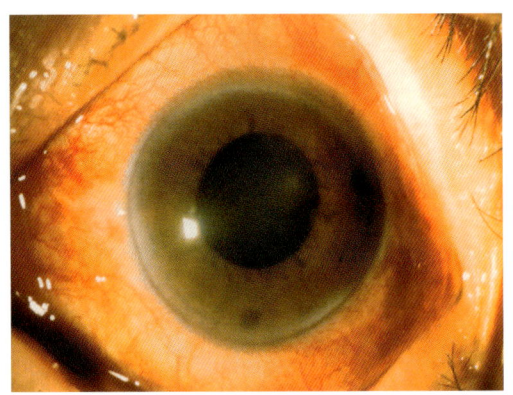

図2　急性緑内障発作
急性緑内障発作の前眼部写真．瞳孔は中等度に散瞳し，角膜は軽度混濁，結膜には毛様充血を認める

を認める（図2）．以上はいずれもペンライトがあれば確認できる検査である．緑内障を疑う場合には眼圧検査を行う（第1章-1参照）．触診法は主観に頼る要素が強いが，緑内障発作を起こしている場合には40 mmHgを超える眼圧のことが多く，「石のように硬く」感じる．片眼性のことが多いが，稀に両眼性のこともあるため注意が必要である．

眼圧を測定できない場合でも，急性緑内障発作を疑う症例であれば，処置と同時進行で緊急に眼科コールが必要である．

救急外来では，

●処方例
- 塩酸ピロカルピン（サンピロ®点眼液1％または2％）点眼　10〜15分ごと
  ：瞳孔ブロックの解除
- 高浸透圧薬（グリセオール®）静注　300〜500 mLを40〜90分かけて
- アセタゾラミド（ダイアモックス®）内服2錠
- β遮断薬（チモプトール®）点眼

の処置を行い，すみやかに眼圧下降をはかる．レーザー虹彩切開術は，眼圧が下降して角膜の透明性が上がってからでないと施行できないため，なるべく早く薬物治療によって眼圧下降をさせることが重要である．

なお，瞳孔ブロックを原因とすることが多いため，水晶体が膨隆する中年期以降に生じやすいとされている．特に中高年女性の遠視眼に多い．必要な処置と同時に，白内障の手術歴の有無，その他の眼圧上昇の原因となる疾患（緑内障既往，ぶどう膜炎既往）を尋ねておく．

表1　視神経炎の原因

特発性	特発性視神経炎
炎症性	多発性硬化症（MS） 視神経脊髄炎（抗アクアポリン4抗体陽性視神経炎） 結核 梅毒
虚血性	糖尿病 動脈炎
圧迫性	視神経膠腫 下垂体腫瘍 頭蓋咽頭腫 甲状腺疾患
中毒性	アルコール シンナー
全身疾患	サルコイドーシス Behçet病 Wegener肉芽腫

視神経炎の原因となりうる疾患

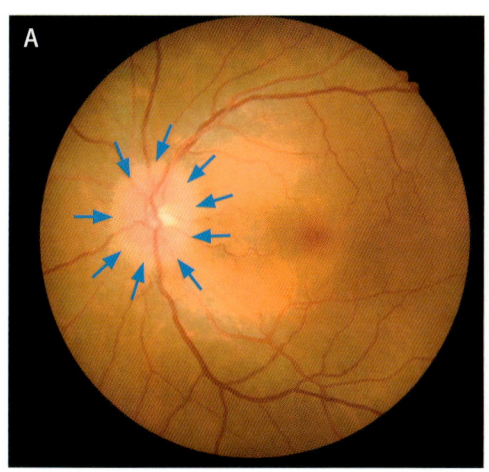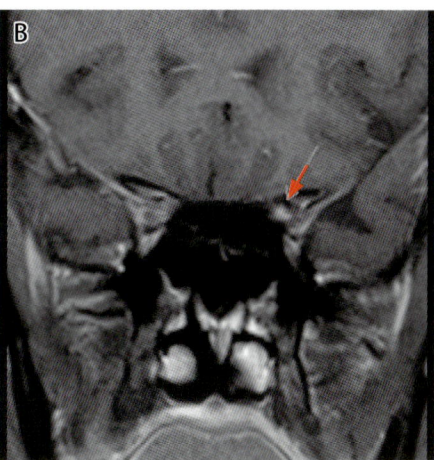

図3　視神経炎
A）視神経炎の眼底写真．視神経乳頭の境界不明瞭〔浮腫（→）〕を認める
B）同症例のMRI画像．視神経の高信号（→）を認める

2. 視神経炎

　視神経炎は急性の片眼もしくは両眼の視力低下と中心暗点が生じる疾患である．また，眼球運動痛や複視を訴えることもある．原因不明の特発性視神経炎が多く，多発性硬化症（MS：multiple sclerosis）でもみられる．また，視神経と脊髄に障害を起こす視神経脊髄炎（抗アクアポリン4抗体陽性視神経炎）もある．その他感染性や自己免疫性などさまざまな原因で生じる（表1）．

　救急外来での診断は困難であるが，瞳孔反応の異常を認める．swinging flash light testで相対的入力瞳孔反射異常（RAPD）を認める（第1章-1参照）．前部視神経炎のように眼底検査で視神経乳頭に発赤腫脹を認める場合もあるが（図3A），球後視神経炎では視神経乳頭の異常を認め

ず，眼科医が瞳孔診察を終えるまでは，散瞳検査は施行しない．

急激な視力低下，眼球運動痛，RAPD陽性であれば，十分に視神経炎を疑う所見であると考えられる．

視神経炎の急性期にはMRIのT2強調画像やSTIR（short T1 inversion recovery）法で眼窩内の冠状断撮影を行うと，視神経の肥大化や高信号領域が観察されることもある（図3B）．

特発性視神経炎の場合には自然軽快例も多い．しかし，MSや視神経脊髄炎の場合にはステロイド投与，血漿交換などの治療が必要となることもある．視神経炎を疑う場合には眼科受診を必ず指示する．また，病歴聴取では鑑別のため以下の疾患・原因に留意しながら聴取をする．

3. 網膜中心動脈閉塞症

突然の視力障害をきたす疾患のなかで**最も緊急性が高い**のが網膜中心動脈閉塞症（central retinal artery occlusion：CRAO）である．網膜中心動脈が血栓や塞栓などで閉塞することで網膜虚血となり，視力が低下する疾患である．頻度はあまり高くないものの，発症から**1時間以内**に再灌流が得られなければ視力改善は期待できず，早期の処置が必要となる．

- 片眼性
- 無痛性
- 急激な視力低下（指数弁から光覚弁にまで低下していることが多い）
- 前眼部には異常を認めない

上記のような症状の患者が来院した場合には疑う．中高年では動脈硬化，若年では全身性の血管炎の基礎疾患をもっていることが多く，病歴聴取では**正確な発症時刻に加え，糖尿病，膠原病，弁膜症，心房細動や脳血管疾患の既往を確認**しておくことも重要である．全身疾患を基礎にもっている場合には，非常に稀ではあるが両眼に生じることもある．前眼部に充血を認めないこと，眼痛がないことが緑内障発作との鑑別のポイントである．swinging flash light testでRAPD陽性となっていることもある．典型的には眼底に黄斑のみを残して周囲が虚血し蒼白化することによる桜実紅斑（cherry red spot）がみられる（図4）とされるが，発症直後にはみられないことも

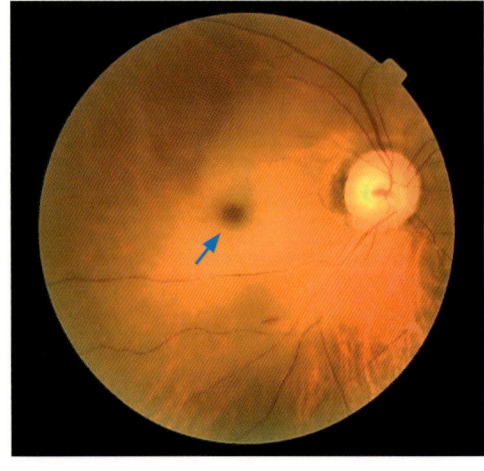

図4 網膜中心動脈閉塞症（CRAO）
網膜中心動脈閉塞症の眼底写真．黄斑部に桜実紅斑（cherry red spot）（➡）を認める

ある．なお眼底所見が得られなくても，**症状から可能性があれば疑い，緊急に眼科コール**をし，治療を開始する．発症後2時間以内であれば視力改善の比率は比較的高いとされる．

以下に，初期対応法を紹介する．

●**眼球マッサージ**
眼圧を下降，網膜動脈の拡張と血流量増加を期待し灌流改善をはかる．上眼瞼の上から両手の指で交互に5分から10分間圧迫と解除をくり返す．圧迫と解除は100回/分の早さで行う．眼球圧迫をすることで迷走神経反射が生じて徐脈となる場合もあるため，脈拍は常にモニタリングしながら行う．

●**アセタゾラミド（ダイアモックス®）静注**
眼圧下降目的．500 mgを静脈内注射する．眼灌流圧の増加で網膜血流が増加することを期待している．

●**ペーパーバッグ再呼吸**
紙袋を口に当て，再呼吸をし，血中CO_2分圧上昇による網膜血管の拡張を目的とする．血圧が上昇するため，血圧をモニタリングしながら行う（収縮期血圧180 mmHg以上となる場合には中止する）

ほかに硝酸イソソルビド（ニトロール®）舌下や亜硝酸アミル吸入などの血管拡張薬の使用，血栓溶解療法を行う場合もあるが，眼科医の指示のもとに施行すべきである．

なお，症状のみを見ると，先述の視神経炎とあまり変わらないようにも見える．しかし，**CRAOは遙かに緊急性の高い疾患**であり，また視神経炎で上記（眼球マッサージ，アセタゾラミド，ペーパーバッグ呼吸）をしても，増悪はしない．まずは症状からCRAOを疑ったら眼科コールおよび治療開始が求められる．

4. 眼底出血

硝子体より後眼部の出血を眼底出血（図5）と総称する．網膜静脈閉塞症や硝子体出血，網膜前出血などが含まれる（表2）．視力低下は中等度のことが多く，黄斑部に出血がかかっていなければ視力低下を示さず，視野障害だけのこともある．また，硝子体出血では「髪の毛のようなものがみえる」と訴えることもあり，飛蚊症を訴えることもある．いずれにおいても，**糖尿病などの基礎疾患の既往がないか病歴聴取が重要**である．また，**抗血小板薬や抗凝固薬の内服の有無についても確認**しておく．検査では前眼部に異常を認めない．硝子体出血の場合には超音波Bモードで眼球内に中輝度エコーが見え，眼球運動に伴って移動する．眼科用超音波機器がない場合には心臓用のプローベで代用することもできるが，あまり長時間は使用しない方がよい．

眼底出血の場合には，その場でできる積極的治療はなく，出血の吸収を待つこととなる．しかし，表2のような基礎疾患の病歴聴取，内服薬の確認が必要であり，場合によっては原疾患のコントロールが悪い場合もある．翌日眼科を受診するよう指示するとよい．

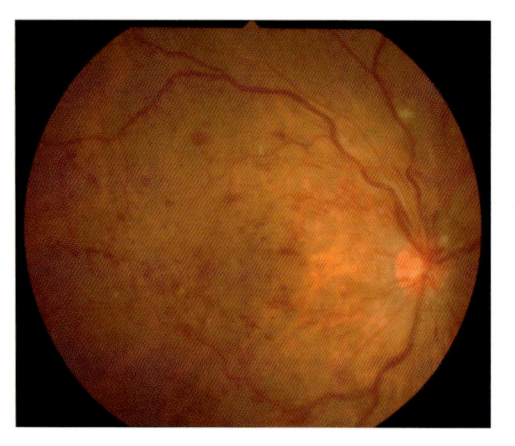

図5　眼底出血
網膜中心静脈閉塞症による眼底出血

表2　眼底出血を起こしうる疾患

糖尿病
網膜静脈閉塞症
外傷
網膜動脈瘤
網膜剥離
加齢黄斑変性　　など

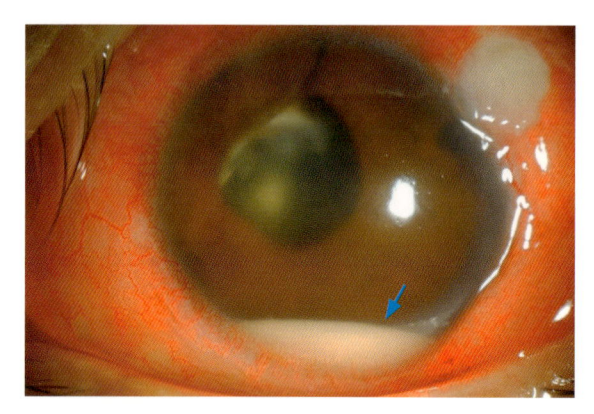

図6　眼内炎
眼内炎の前眼部写真．結膜に著明な充血，浮腫を認め，前房蓄膿（→）も認める

5. 眼内炎

　炎症細胞の浸潤が眼内にみられる病態を眼内炎という（図6）．全身疾患に起因する内因性と，外傷や術後に生じる外因性に分類される．

1 内因性眼内炎

　肝胆道系，肺尿道，皮膚，心内膜，髄液，腸管などの感染巣から血行性に細菌が眼内に移行することにより発症する細菌性眼内炎と，真菌性眼内炎がある．
　細菌性眼内炎の場合は約7割の患者が糖尿病を既往にもつ[1]．起炎菌は肺炎球菌をはじめとするグラム陰性菌が約7割を占めている．**真菌性眼内炎**の場合は中心静脈栄養や静脈留置カテーテル施行患者で，真菌血症に続発して生じる．
　いずれにおいても視力低下，眼痛，結膜充血，眼瞼腫脹を自覚し，他覚的には発熱とともに結膜充血と結膜浮腫を認める．細菌性の場合には前房蓄膿やフィブリンの析出があることもある．

血液検査で白血球増多，赤沈（赤血球沈降速度）の亢進，CRP上昇，真菌性の場合にはβ-Dグルカンの上昇を認めることもあるが，確定診断には前房水や硝子体からの菌の検出が必要となるため，眼科医の診察を必要とする．

視力予後は非常に悪く，約半数が無光覚や眼球癆となる例もあるが，網膜に感染が波及しなければ視機能の維持が可能であるため，早期に眼科コールが必要である．

2 外因性眼内炎

外傷や手術，強角膜の潰瘍から直接病原体が眼内に侵入することによって生じる眼内炎を外因性眼内炎という．眼内炎のうちの約7割は外因性とされており，外傷後3割，術後眼内炎が3割，潰瘍後1割とされている[1]．症状は内因性眼内炎と同様に視力低下，眼痛，結膜充血，眼瞼腫脹，結膜浮腫を認める．内因性と異なり，異物の確認や穿孔創がないかの確認が必要となる．

6. 脳梗塞・脳出血

患者が突然の視力障害を訴えたからといって，眼科疾患のみを考えてはいけない．網膜から後頭葉にいたる視路のいずれの部位に異常があっても視機能の異常を訴える．後頭葉に視中枢は存在する．第1章-1の対座法視野検査を行い，同名性の視野障害（半盲でも1/4盲であっても）を疑う場合，後頭葉の異常を考える．突発性の場合には腫瘍の可能性は低いと考えられるが，脳梗塞や脳出血，頭部外傷後の硬膜下血腫の可能性も十分に考えなければいけない．同名性視野障害を認める場合には頭部CTやMRI等の画像検査を適宜施行し，脳血管障害を鑑別すべきである．異常がある場合にはすぐに該当科を緊急コールする．

文献・参考文献

1)「眼科学 第2版」（丸尾敏夫，他/監，大鹿哲郎/編），文光堂，2011

プロフィール

能美なな実（Nanami Nomi）
山口大学大学院医学系研究科眼科学
プロフィールは第1章-1を参照．

園田康平（Kohhei Sonoda）
山口大学大学院医学系研究科眼科学

第1章 眼の疾患の診かた

5. 眼科領域の外傷

能美なな実，園田康平

> **Point**
> ・化学外傷はとにかく洗浄が基本
> ・病歴聴取で，発生状況を詳しく確認する

1. 外傷の分類

　外傷は大きく①機械的外傷，②腐食と火傷，③異物（第1章-3参照）に分けられる（図1）．眼外傷では交通事故やスポーツ，作業中や喧嘩に伴って発生することが多く，のちに訴訟問題に発展する可能性もあるため，初診時の聴取内容もきわめて重要である．また，受診前の視機能と受診時の視機能を比較するための視力検査（**受傷眼から行い，ついで健眼**），診察をスムーズに進めていくためにも全身既往歴の聴取，内服薬物の確認も必ず行う（表1）．

　外傷での眼科的診察は疼痛や体位の関係から困難なことが多い．また，眼球破裂が疑われる場合には安易な開瞼（圧迫する可能性もある）も危険である．このようなときに役立つのは画像診断である．画像診断技術の発達により疑う疾患によって適した撮影法がある．表2にその一覧をまとめる．各疾患の病態は後述する．

1 機械的外傷

　鈍的外傷と鋭的外傷がある．**鈍的外傷**はボールや手掌などの鈍なものが眼に当たることによって生じる打撲傷である．眼瞼から角膜，網膜，視神経などすべてに障害が生じ得る．部分的ではなく，多部位にわたって複合していることも多い．鈍的外傷でも衝撃が強い場合には強膜破裂を

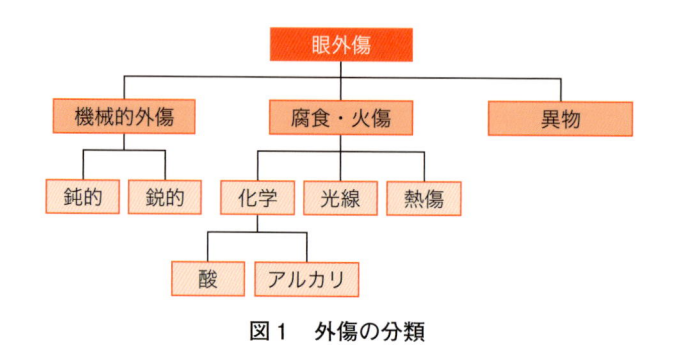

図1　外傷の分類

表1　外傷における病歴聴取

直接関連する病歴聴取で聞くべき項目	・受傷日時，場所，原因，時間（作業中や授業中など） ・状況 ・第3者の関連，自傷行為の有無 ・眼鏡やコンタクトレンズの装用の有無
関連事項として聞いておくべき項目	・眼科疾患の既往の有無 　　白内障手術歴 　　緑内障 ・全身既往歴 　　循環器疾患 　　血液疾患 　　感染症 　　糖尿病 ・内服薬物

眼外傷症例において病歴聴取すべき項目

表2　検査の種類と対象疾患

検査	疾患
単純X線撮影	異物，（眼窩底骨折，外傷性視神経症）
CT	異物，眼窩底骨折，外傷性視神経症，眼球破裂
MRI	異物（金属でないことが確実なとき），外傷性眼筋障害
超音波検査	硝子体出血，眼内異物

眼外傷において行う検査の種類と対象疾患

生じることがある．原因はスポーツと喧嘩によるものがほとんどであり，スポーツでは野球，テニス，サッカーで特に多く，野球ボールが当たる場合には硬式球よりも軟式球の方で衝撃が強い．網膜や脈絡膜の障害がある例では視力障害を残すことも多い．

　前眼部に異常がある場合にはほぼ全例で前房出血を伴う（図2）．前房出血のみの場合には，自宅での安静を指示し，自然に吸収されるのを待つが，座位安静で形成されるニボーが1/2以上の場合には入院安静も考慮することがある．眼球破裂がない場合には緊急の処置が必要となることは少なく，翌日の眼科受診を指示する．

　鋭的外傷は眼瞼や涙器，結膜，角膜，水晶体など比較的前眼部の部位に複合的に生じることがある．鉄片やガラス片（眼鏡やフロントガラス），木片の飛入によるものも多く，異物の有無は必ず確認が必要となる．**眼球破裂がないか**の確認が大切であり，破裂がない場合には抗生物質の眼軟膏や点眼を用いて翌日眼科受診を指示するとよい．低眼圧や，瞳孔の形状変化を伴う場合には眼球破裂を疑い，緊急眼科コールをする（眼球破裂は後述）．

2 腐食と火傷

　熱傷の場合はすぐに冷水で洗浄，腐食（酸・アルカリ外傷）の場合には大量の**水道水または生理食塩水での洗浄**が現場で必要になる．急患の情報を得たらすぐに洗眼を指示する．それぞれの場合の対応については後述する．

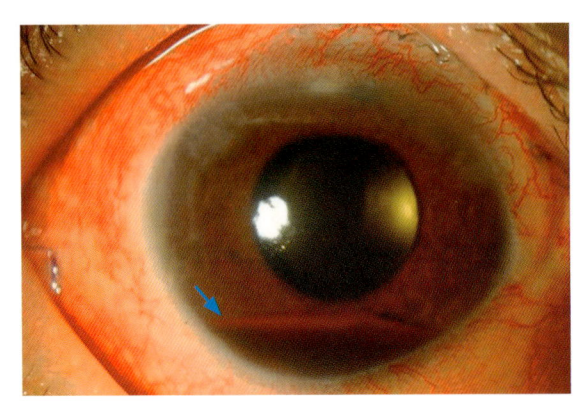

図2　前房出血
前房出血．座位で安静にしていると，しばらくしてニボー（→）を生じることがある．少量の出血で，眼球が動いている場合にはニボーを形成しないこともある

2. 光線による眼障害

紫外線および赤外線による眼障害である．

❶ 紫外線による障害

　紫外線は100〜400 nmの電磁波であり，波長が短いほど生物学的には作用が強い．細胞分裂の抑制や蛋白質合成障害を起こす．最も有害とされる290 nmのUV-Cは角膜で90％以上吸収される．そのため紫外線が最も影響を及ぼすのは角膜である．角膜のなかでも角膜上皮に及ぼす影響が大きく，びまん性表層角膜炎を生じやすい．なお，スキーや登山，海水浴などでみられる太陽光の紫外線で発生する表層角膜炎を雪眼炎といい，太陽光以外（殺菌灯など）でみられる表層角膜炎を電気性眼炎という（図3）．被曝後8〜24時間後に急激な異物感，流涙，眼痛，結膜充血をきたす．病歴聴取で紫外線による障害を疑った場合には，まず点眼麻酔（ベノキシール®）で疼痛を除去し，前眼部観察，フルオレセインで染色し，点状表層角膜炎を呈していることを青色灯で確認する．眼軟膏の点入およびヒアルロン酸点眼（ヒアレイン®）を処方する．通常，角膜上皮がターンオーバーすれば治癒するため2〜3日で治癒する．激しい眼痛はあるが，疼痛除去のために点眼麻酔薬を使用すると，角膜上皮治癒が遷延することがあるため，処方しない．鎮痛のためには内服鎮痛薬（ロキソニン®，カロナール®など）を処方する．角膜上皮障害の治癒を確認するため，翌日または翌々日に眼科を受診するよう勧めるとよい．

❷ 赤外線による障害

　赤外線は波長760 nm〜1 mmまでの輻射線であり，太陽光や溶接光に含まれる．ガラスの加工時などにも生じて強い熱作用を示す．日食などにより長時間太陽を直視した場合には，日光網膜炎と呼ばれる状態が起こることもある．霧視や羞明，光視症を自覚することもあり，他覚的には黄斑浮腫や色素沈着を伴うこともある．日光網膜炎の場合には有効な治療はなく，経過観察と状態把握のため，翌日の眼科受診を勧める．疼痛を伴う場合には内服の鎮痛薬を処方する．

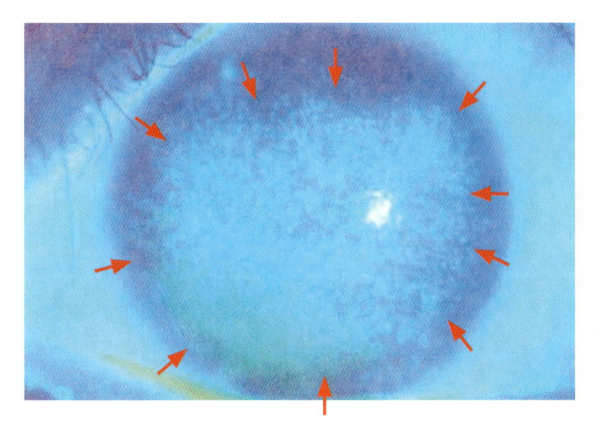

図3 電気性眼炎
電気性眼炎の染色写真．びまん性に角膜上皮障害（→）を認める

表3 化学薬品の例

酸	塩酸，硫酸（バッテリー），酢酸
アルカリ	水酸化ナトリウム（苛性ソーダ），消石灰，アンモニア，乾燥剤（生石灰），セメント，パーマ液，毛染め液，カビとり洗剤

化学外傷を生じる化学薬品の一例

3. 化学外傷

酸やアルカリによる眼外傷である．若年男性に多く，工場や工事現場で発生することが多い．化学外傷の重症度は，薬物の種類，性状，濃度，pH，量，作用時間，病変部位によって異なる．可能な限り原因薬剤の性状を把握することが重要となる．化学外傷を疑う症例の連絡を受けた際にはまず水道水などで徹底的に洗眼するように指示をする（**10分以上**）．酸かアルカリかが不明の際には，原因薬物を持参してもらうよう指示する（表3）．

1 病態

酸は蛋白質変性を引き起こし，凝固させることで組織障害を引き起こす．病態は凝固壊死であり，組織深部へは比較的浸透しにくく，病巣は限局性で非進行性，表在性にとどまることが多い．一方アルカリの場合には細胞膜を鹸化するため融解壊死を引き起こす．そのため深部に浸透し重症化しやすい．特に**アンモニアは瞬時，水酸化ナトリウムは数分で浸透し前房に到達する**とされている．虹彩炎や白内障，緑内障を併発することもある．

2 症状

疼痛，結膜充血，流涙，視力低下を訴える．角結膜は壊死すると白濁し，浮腫状になる．角膜上皮障害も伴うため，十分な洗眼のあとにはフルオレセイン染色で上皮障害を確認する．表4の重症度分類でIII以降なら，緊急眼科コールを行う．

表4　前眼部化学外傷の重症度分類

程度	角膜	結膜	予後
I	上皮障害のみ	虚血を伴わない浮腫	良好
II	角膜混濁はあるが虹彩紋理が明瞭に見える	虚血が輪部の1/3以下	良好
III	全上皮欠損	虚血が輪部の1/3～1/2	視力障害稀に穿孔
IV	白濁，瞳孔が見えない	虚血壊死が輪部結膜1/2以上	不良

文献1より引用

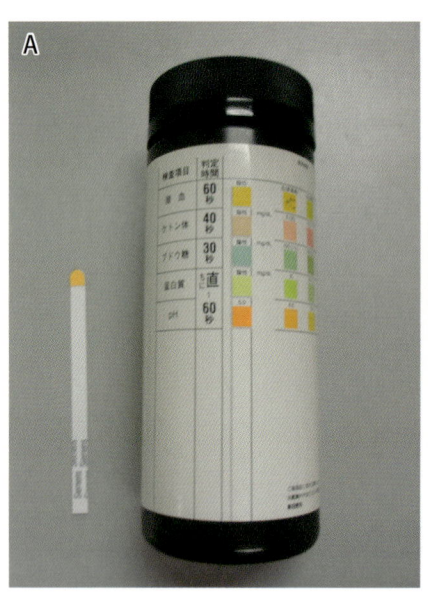

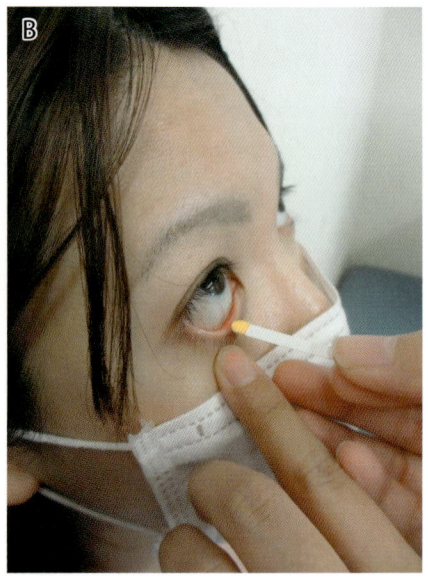

図4　pH検査
A）尿検査用の試験紙，B）pHの部分が端にくるように切り（端を丸くするとよい），眼瞼につけて大まかなpHを測定する．試験紙が眼球に触れないようにする

3 治療

　飛入した薬剤や物質の種類にかかわらず，まずは直ちに洗眼を行うことがきわめて重要である．受傷の連絡があった場合にはその場で水道水（流水）で10分以上洗眼し，直ちに受診を指示する．受診後は点眼麻酔薬などで疼痛除去をした後，できれば開瞼器を用いての洗浄を行う．生理食塩水500～2,000 mLを用いて，時に眼瞼を飜転しながら結膜嚢内まで洗浄する．異物があれば，綿棒などを用いて除去する．原因薬剤が不明な場合には受診後すぐにpH試験紙（尿用のものでよい）を用いて酸性またはアルカリ性を確認するとよい（図4）．必ずpH試験紙を用いてpHが中性化するまで洗浄する．弱酸性などの化学外傷の場合には感染予防のために抗生物質点眼，抗生物質眼軟膏を処方し翌日眼科外来を受診するよう指示するが，判断がつかない場合や強酸，強アルカリの場合，緊急眼科コールとし，眼科医の判断を仰ぐ（図5）．

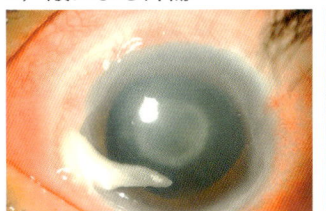

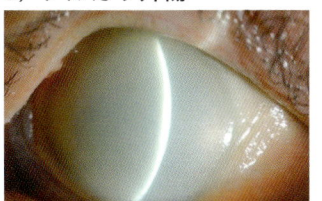

A）酸による外傷　　B）アルカリ外傷

図5　化学外傷

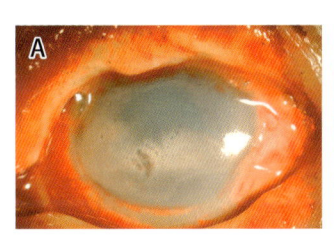

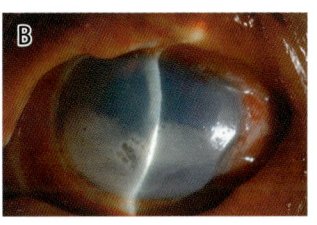

図6　眼球熱傷の前眼部写真
眼球熱傷の前眼部写真．角膜は白色に混濁し，結膜の浮腫や充血がみられる
A）前眼部写真．結膜の浮腫を認める
B）細隙灯顕微鏡写真．角膜の浮腫を認める

4. 熱傷

　加熱された高温の液体や物体，火災によって生じる．具体的には熱湯，料理油，タバコ，マッチ，花火などがあげられる．病歴聴取で原因を把握しておく必要がある．眼部の熱傷は受傷部位によって眼瞼熱傷と眼球熱傷に分けられる．

1 眼瞼熱傷

　眼瞼熱傷は皮膚疾患である．診断に当たっては皮膚熱傷と同様に範囲，深度の把握が必要となる．眼瞼熱傷の場合には顔面熱傷を伴うことが多い．眼瞼のみに注目するのではなく，**気道熱傷の有無**をまず確認する．鼻毛の消失，嗄声などを認めた場合は気道熱傷が疑われるため，まずは気道の確保などの全身管理が必要となる．また，小児で頸部から上の熱傷では浮腫による気道閉塞の可能性もあり，小児科コールが必要である．気道熱傷がないことを確認したら眼瞼熱傷の評価を行う．眼瞼の皮膚は薄いため深達性の熱傷になりやすく，眼輪筋や瞼板も障害されやすい．障害が強い場合には兎眼や眼瞼外反をきたすこともある．

　できるだけ早急に水道水や氷嚢などで局所を冷却する．軽症の場合には感染予防を目的とする抗菌薬の眼軟膏を塗布して湿潤性を保ち翌日眼科受診（日中であればそのまま眼科へ），重症の場合には緊急眼科コールを行う．

2 眼球熱傷（図6）

　一般に受傷時に反射的に閉瞼するため，角膜の熱傷は比較的少ない．急性期には結膜の充血や

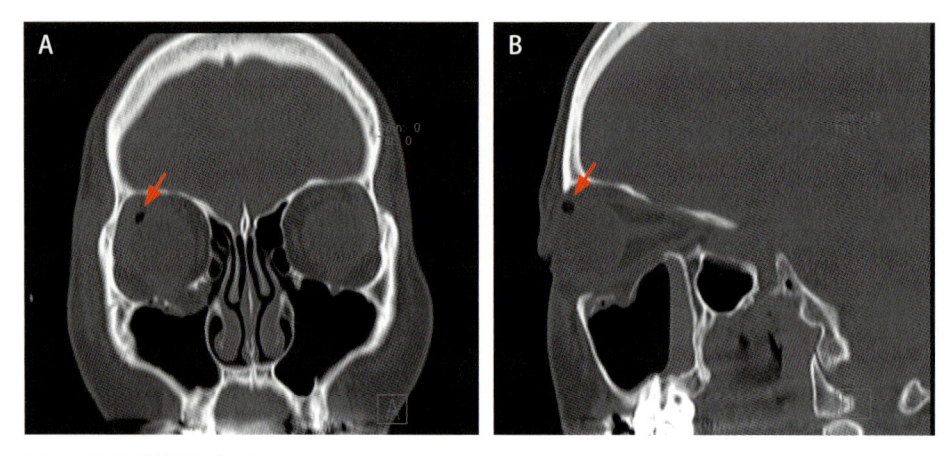

図7 眼窩底骨折（CT）
右眼の眼窩底骨折のCT．冠状断（A）が診断に有用．眼窩気腫（→）も存在する（A，B）

浮腫，角膜混濁を認めることがあるが，その後遷延性の角膜上皮欠損，虹彩炎，続発緑内障を生じることもある．まずは受傷部の冷却を行い，感染予防のための抗生物質点眼，眼軟膏を点入して，翌日眼科受診を指示する．上皮の壊死を伴っている場合には緊急眼科コールを行う．

5. 眼窩底骨折

　眼窩周囲の骨折は，外力による眼窩内圧の上昇が原因となる場合と，骨のゆがみが原因となる場合がある．眼窩下壁および内側は壁が薄いため，骨折の好発部位となるが，主に内圧上昇により骨折片や眼窩軟部組織が骨周囲の上顎洞，篩骨洞方向に吹き抜けるように骨折する．このため眼窩吹抜け骨折（blowout fracture）と呼ぶ．

　眼窩底骨折が生じた場合，複視と眼球陥凹が生じることがある．外眼筋が骨折部から脱出することで生じる眼球運動障害もある．受傷年齢が20歳以上の場合の下壁骨折では骨折片が副鼻腔に変異することが多く，眼球陥凹を生じることもある．一方骨の弾性が高い小児では骨片が副鼻腔に落ち込まず，眼窩軟部組織を挟み込むことがあり，高度な眼球運動障害を生じることがある．

　眼球運動障害，複視，疼痛，皮下出血，眼瞼腫脹を特徴的所見としてみる．**顔面打撲によるため頬骨骨折や鼻骨骨折を合併していることもあるので検索を必要とする**．受傷直後は腫脹が強いため症状が目立たないこともあるので注意が必要である．外眼筋や筋周囲組織が骨折部に絞扼された場合には迷走神経反射による嘔気，嘔吐，徐脈を生じることがあり，頭蓋内圧亢進症状と鑑別の必要がある．

　まずは病歴聴取から，顔面に強い衝撃が加わった可能性がある場合には眼窩底骨折を疑う．最も有用な検査は眼窩CTである（図7）．単純X線（Waters法）も有用ではあるが，CTが可能であれば軟部組織もある程度観察することができる．骨折の好発部位である下壁および内壁を描出するため，必ず冠状断も撮影する．CT冠状断で，一部の筋の描出がない場合には，骨折部への絞扼を示唆する．軟部組織の詳細な観察が必要な場合にはMRIを追加する．筋絞扼所見がある場合

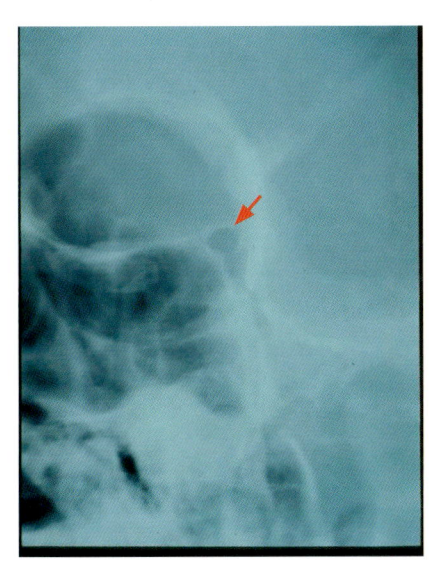

図8 外傷性視神経症
単純X線像，視束管（→）撮影

には緊急眼科コール（もしくは該当科コール）で筋絞扼を解除する．絞扼がない場合には，緊急で施行する処置はないため内服鎮痛薬を処方し，翌日眼科受診を指示する．なお，鼻出血などを伴う場合鼻をかむと空気が副鼻腔を通して眼窩内に侵入し，眼窩気腫を併発する可能性がある．**鼻はかまないように指導する**とよい．

6. 外傷性視神経症，視束管骨折

　外傷性視神経症は，眼窩部を含めた頭部外傷によって視神経障害をきたす疾患である．主に上眉毛部への外傷による視神経管（視束管）骨折か，外傷による二次的な循環障害，浮腫，出血による神経圧迫により生じる．外傷に伴うため，通常は片側性である．

　まずは外傷の有無を確認し，外傷直後からの片眼の視力低下，霧視，視野異常を訴える場合には必ず疑う．ほとんどの症例で視力障害を伴うとされているが，視野障害が主な症状となっている場合もあるため，必ず視野検査も施行する．診断に有用な検査は対光反応である．外傷側の相対的瞳孔求心路障害（RAPD，第1章-1参照）陽性であることを確認する．眼瞼腫脹や飲酒後で検査が困難な場合もあるが，**RAPDの有無と対座法視野検査だけは初診時に必ず一度確認しておくことが必要である**．画像はX線検査（視束管撮影，図8），CT，MRIを考えるが，視束管撮影のX線の場合には必ず左右を撮影して比較する．最も推奨されるのは骨の情報が多いCTであり，眼窩CTの**冠状断**を必ずオーダーする．MRIを施行できる場合には視神経の描出がよい脂肪抑制のSTIR（short T1 inversion recovery）法かT2強調画像で，視神経周囲の出血や視神経の浮腫の有無を見る（視神経の浮腫がある場合には高信号になる）．注意したいのは，画像診断で視神経管の骨折がないからといって，外傷性視神経症を否定できるわけではないということである．先述のように，二次的な視神経損傷の場合もあるため，眉毛部の外傷歴，片眼の急激な視力低下，RAPD陽性であれば，緊急眼科コールが必要である．治療法としては視神経管開放術などの手術

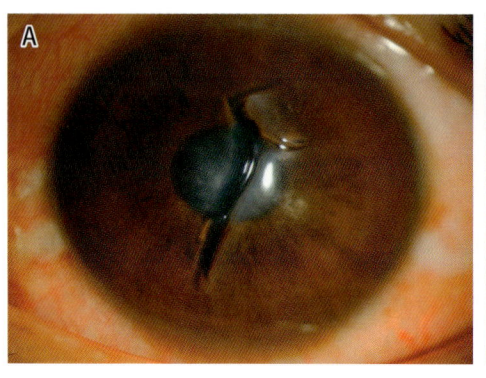

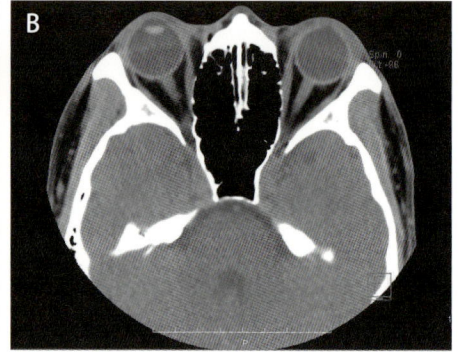

図9 眼球破裂
A）交通外傷による角膜裂傷
B）左眼の水晶体が存在せず，眼球の形状は保たれているが眼球破裂が示唆される
　（白内障手術歴はない）

療法や副腎皮質ステロイドの点滴静注などがあげられるが，現在どちらがよいかは議論の余地があるところである．早急に眼科コールのうえ，眼科医の診察，指示を仰ぐのが望ましい．

7. 眼球破裂

　外傷によって角膜や強膜に破裂が生じることを眼球破裂という（**図9A**）．拳やゴルフの打球，釣り針，転倒などさまざまな原因によって生じるが，眼瞼皮膚を通して打撲が加わった場合に生じることが多い．

　受傷機転や破裂の程度により症状もさまざまであり，眼瞼腫脹による開瞼困難を伴っていることもある．この場合はあまり無理をして眼球の観察をしなくてもよい．病歴聴取でかなり強い圧がかかったと考えられるときには眼球破裂を念頭に検査を勧める．

　白内障の手術をすでに施行している患者の場合には，白内障の術創が破裂していることが多い．病歴聴取では必ず眼手術歴を聴取する．画像検査は，CTが望ましい．**CTで眼球の形が球形をとどめていない場合には破裂がある**．また，水晶体はCTで比較的高輝度に写るため観察しやすいが，白内障手術の施行歴がないのにどのスライスを見ても水晶体が写らない場合，眼球破裂を生じて創部よりすでに水晶体が脱出している可能性もある（なるべく薄いスライスで）（**図9B**）．

　眼球の観察が可能な場合には，眼圧をはかる．眼球破裂の場合には低眼圧を呈していることが多い．この場合にもとにかく**眼球を圧迫しないように**注意が必要である．

　眼球破裂が疑われる場合には緊急眼科コールを行う．やむを得ず，転送が必要な場合には患者やその家族，救急隊含めて眼球を触らないように指示する．ガーゼによる眼帯は眼球を圧迫する可能性があるため，ドーム型の眼帯があれば装着することが望ましいが，ない場合には紙コップで保護し，圧迫を避ける．

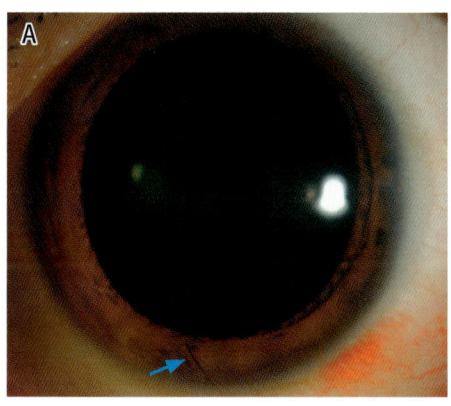

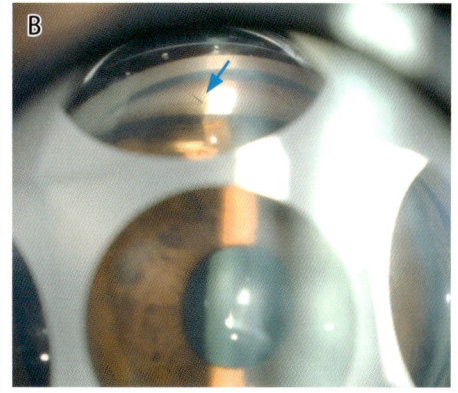

図10　眼毛虫症
　　前房内（A）と，隅角（B）に毛虫の毛（→）がある

8. 眼刺虫症

　眼は昆虫や動物，植物からの侵襲を受けやすい．特に蜂は黒いものを狙う習性があるとされ黒髪の場合には背後から襲われやすい．虹彩の色素が濃い人種では角膜も攻撃対象となりやすい．ハチ毒にはヒスタミンやドーパミンのほか，各種酵素が含まれ，スズメバチではアセチルコリンも含まれており，刺蜂傷では毒素による組織障害と，アナフィラキシーによるアレルギー反応が病態となる．

　患者は眼痛を自覚し，視力低下を訴える．当然ながら，発症した際の状況をよく聴取する．角膜浮腫や角膜上皮欠損を認め，対光反射の減弱や虹彩炎などが生じることもある．副腎皮質ステロイド（リンデロン®）で消炎をはかり，さらに虹彩炎による虹彩後癒着を予防するため，瞳孔管理のための散瞳薬（ミドリン®）投与となる．スズメバチでは視力予後が悪いことも多く，なるべく早期からの治療を必要とする．

　また，毛虫による刺傷の場合には，初診時に毒針が見つからない場合にも時間をおいてからの診察で認められることがある（図10）．眼科での数回の経過観察が必要となるため，異常を訴えなくても必ず翌日の眼科受診を指示する．

　処置は感染予防のための抗菌薬（クラビット®）の点眼，消炎のためステロイド点眼（リンデロン® 4回/日）を処方する．角膜混濁がある場合，結膜充血がひどい場合，視力低下や眼痛がひどい場合には緊急眼科コールが望ましい．

9. 交感性眼炎

　片眼の，ぶどう膜の損傷を伴う穿孔性外傷に続発する，両眼の肉芽腫性の急性汎ぶどう膜炎のことをいう．外傷を受けた眼を起交感眼，受けた眼を被交感眼という．穿孔性眼外傷のみではなく，硝子体手術などに続発して生じることもあるが，組織挫滅が大きいほどよくみられ，男性に多い．眼外傷受傷後2週間〜3カ月程度で，両眼の視力低下，霧視，飛蚊症，羞明感，眼痛を訴える．起交感眼の視力が外傷により著しく低下している場合には，被交感眼でのみ症状を自覚す

ることもある．穿孔性眼外傷の既往があり，上記の症状がある場合には臨床診断が可能である．早期に副腎皮質ステロイドを適切に局所および点滴投与された場合には炎症が徐々に消退し，視機能が比較的良好なことが多いため，病歴聴取で疑わしければ緊急眼科コールを行う．

文献・参考文献
1) Roper-Hall MJ：Thermal and chemical burns. Trans Opthalmol Soc UK, 85：631-653, 1965

プロフィール

能美なな実（Nanami Nomi）
山口大学大学院医学系研究科眼科学
プロフィールは第1章-1を参照．

園田康平（Kohhei Sonoda）
山口大学大学院医学系研究科眼科学

第2章
耳鼻のどの疾患の診かた

章編者より

　私は耳鼻咽喉科を数年専攻した後，福井大学の寺沢秀一先生の著書に出会い，運よく福井大学の救急部で研修させていただく機会を得ました．その際に総合診療の魅力に（寺沢先生の魅力に？）惹かれ，総合医に転身したという変わった経歴の持ち主です（笑）．そのような存在が珍しいためか，今回耳鼻咽喉科の章の編集を担当させていただくという貴重な機会を与えていただきました．

　耳鼻咽喉科医，一般医の両方の立場を経験した者として，一般医の先生が臨床の現場で悩むであろう部分を重点的に説明していただくよう執筆者の先生に依頼させていただきました．

　そのなかでも今回重要視したのは，一般医の診療セッティングで行う診察法や対応法についてです．私自身も現在勤務している病院は耳鼻咽喉科がないため，耳鼻咽喉科には必ずあるようなオージオメータや顕微鏡がない状況で診療を行っております．耳鼻咽喉科を標榜していないので，耳鼻咽喉科疾患はめまいが多いです（咽頭痛も多いです）が，耳痛を訴える患者や顔面神経麻痺の患者さんなども時に来られます．そのようなセッティングで，いかにマネージメントするかというのが，おそらく本書の読者の皆さんが一番知りたいポイントではないかと思います．

　もちろん一般医で可能な初期対応，およびこのようなときには専門医へ相談するべきという部分も重点的に説明していただくよう執筆者の先生方にお願いさせていただきました．

　このような私の無理な依頼にもかかわらず，臨床の最前線で活躍されている執筆者の先生方のおかげで，一般医の先生方にとって実践的な，いわゆる使える書になったと自負しております．

　救急外来や診療所などで，ぜひ手元に置いていただき，活用していただけたら幸いです．

高橋優二

第2章 耳鼻のどの疾患の診かた

1. 一般医が知っておくべき耳鼻咽喉科領域の診察

宮崎浩充

Point

- 携帯用耳鏡を用いて鼓膜所見を正しくとる
- 難聴の分類，音叉を用いた聴力検査を理解し，実施する
- めまい患者の診察方法，眼振所見を理解し，実施する

はじめに

　耳鼻咽喉領域の症状で救急外来を受診する患者は少なくはなく，近年の報告では救急患者全体の9％前後[1, 2]とされている．一般診療，救急室で耳鼻咽喉領域の診察を行う機会は多く，その診察方法を知っておくことは重要である．また耳鼻咽喉関連の救急患者を，診断別に耳・鼻・のどで大きく分けると，そのおよそ半分は耳疾患であるとされる[2, 3]．本稿では，主に耳科診療に関して，初期対応で知っておくべき診察方法を解説する．

1. 携帯用耳鏡を用いて鼓膜所見を正しくとる

1 携帯用耳鏡の持ち方

　めまいを含めて，耳に関連する症状を訴える患者が来院した場合，携帯用耳鏡を用いて鼓膜所見の評価が必要である．携帯用耳鏡の持ち方には「ペンシルグリップ」と「ハンマーグリップ」の2通りあるが[4]，診察者の持ちやすい持ち方でよい．

・ペンシルグリップ（図1A）

　鉛筆を持つ要領で親指と人指し指でつまむように持つ．スペキュラを外耳道に挿入する際は携帯用耳鏡を把持している手の小指を患者の頬に当て，患者が急に動いてもスペキュラが深く入らないように本体を固定する．スペキュラの先端が骨部外耳道まで深く入ってしまうと大変痛く，かつ危険であるため，携帯用耳鏡を持っている手はしっかりと固定する．

・ハンマーグリップ（図1B）

　ハンドル上部を親指と人差し指で支え，金槌を握るようにもつ．外耳道にスペキュラを挿入する場合は，中指と薬指の外側を患者の頬に当てて固定する．

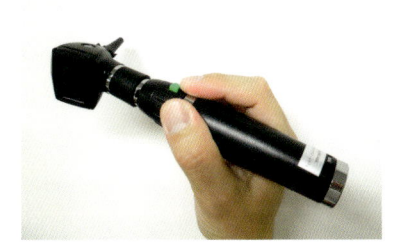

A) ペンシルグリップ　　　B) ハンマーグリップ

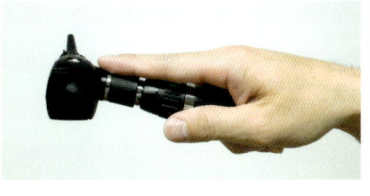

図1　携帯用耳鏡の持ち方

鼓膜弛緩部
ツチ骨短突起
光錐

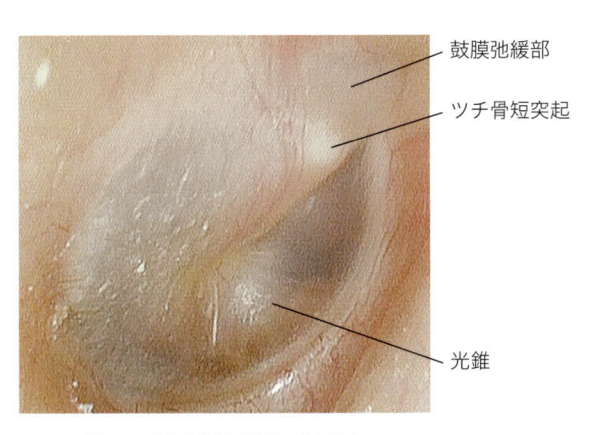

図2　正常鼓膜所見（右耳）

2 挿入の際のポイント

　視野を確保するため，スペキュラのサイズは，患者の外耳道入口部の大きさに合った，なるべく大きいものを選択する．またスペキュラを外耳道入口部に入れる際は，いきなり深く入りすぎないよう，横から自分で見ながら操作する．外耳道は屈曲しており，そのまま耳鏡を挿入しても鼓膜の観察は難しい．耳介を後上方に牽引すると外耳道がまっすぐになり，鼓膜の観察が容易になる．また幼児では耳介を下方（または水平に後方）に牽引すると鼓膜の観察がしやすい．

3 鼓膜所見のとり方

　鼓膜の観察には，まず鼓膜全体の評価を行い，発赤や腫脹，中耳貯留液や異物の有無などを判断するとよい．鼓膜の観察には，**ツチ骨短突起と光錐を指標**とすると，全体の位置関係がわかりやすい．また鼓膜弛緩部は一見，見えにくい部位であるが，真珠腫性中耳炎での鼓膜陥凹の好発部位であり，ここもしっかりと観察する．正常鼓膜所見（右耳）を示す（図2）．

2. 難聴の分類，音叉を用いた聴力検査を理解し，実施する

　耳は外耳，中耳，内耳から構成されており，その障害部位により難聴の性質が異なる．難聴は主に，**伝音難聴**，**感音難聴**〔内耳性難聴，後迷路性難聴（内耳よりも中枢側に原因がある難聴）〕，

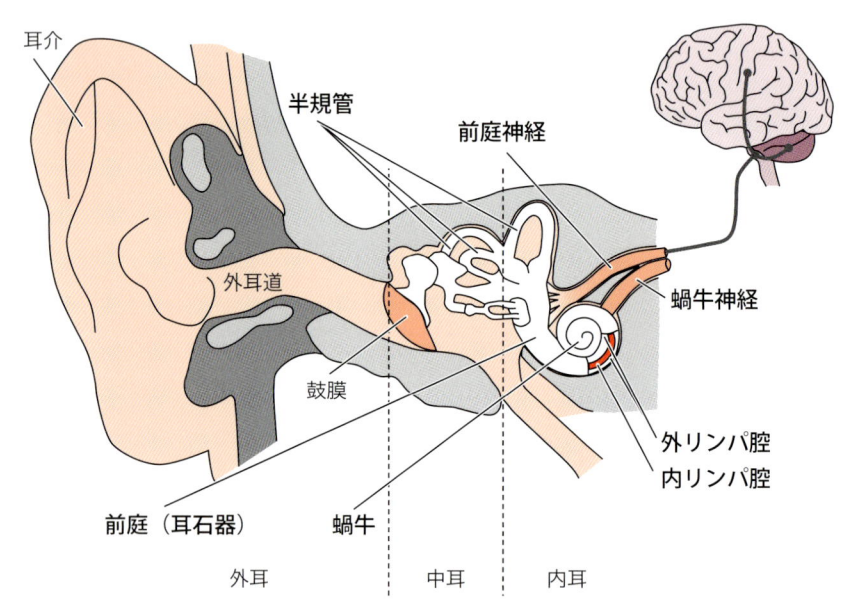

図3　耳の解剖
半規管：体の回転感覚を感じる
前庭（耳石器）：頭の位置や直線加速度を感じる
蝸牛：鼓膜から伝わってきた音を電気信号に変える
前庭神経：半規管および前庭でとらえた感覚を脳に伝える
蝸牛神経：蝸牛でとらえた信号を脳に伝える
外リンパ腔，内リンパ腔：内耳の内側は，内側が内リンパで満たされた内リンパ腔，
　　外側が外リンパで満たされた外リンパ腔という二重構造になっている

　混合難聴（伝音難聴と感音難聴がまじったもの）に分けられるが，これらを理解するには，耳の解剖（図3）と，気導，骨導の理解が必要である．外耳は耳介，外耳道，鼓膜からなり，中耳との境界は鼓膜である．中耳は鼓膜を含む，耳管，鼓室，乳突洞，乳突蜂巣から成り，鼓膜と前庭窓の間に耳小骨（ツチ骨，キヌタ骨，アブミ骨）を含む．内耳は大きく蝸牛，前庭（卵形囊，球形囊），三半規管から成り，鼓室とは前庭窓，蝸牛窓で接する．**外耳，中耳，蝸牛窓，前庭窓のいずれかもしくは複数の部位を原因として音の伝達が障害されると伝音難聴が生じ，また内耳から大脳の聴覚中枢までの経路のいずれかが障害されると感音難聴が生じる**．気導は音が外耳と中耳を通して内耳へ伝えられることであり，骨導は音が頭蓋骨と軟部組織の機械的振動を通して内耳へ伝えられることである[5]．

　聴力閾値や難聴の性質を詳しく評価するには標準純音聴力検査の実施が基本である．しかし，音叉を用いての簡易聴力検査（Weber法，Rinne法）を行えば，伝音難聴と感音難聴の鑑別が可能である．

1 Weber法

　音叉を鳴らし，その柄の部分を前額部正中に立て，音がどちらの耳に偏って聞こえるかを検査する．**一側耳に難聴がある場合，伝音難聴であれば音は患側へ，感音難聴であれば健側に偏って聞こえる**（図4）．

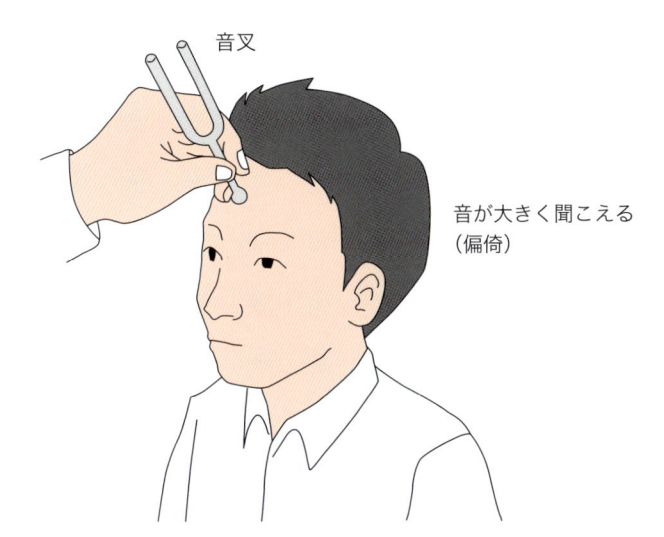

図4　Weber法
伝音難聴であれば患側へ，感音難聴であれば健側に偏って聞こえる

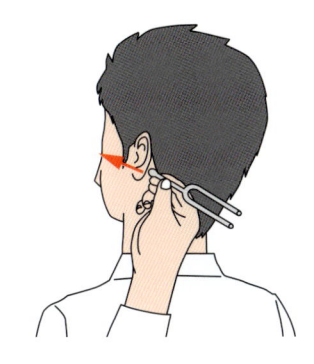

A) 骨導聴力　　B) 気導聴力

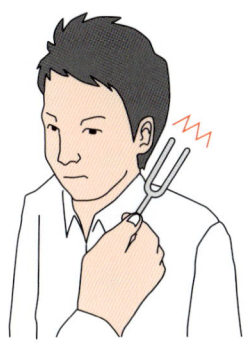

図5　Rinne法
音叉を外耳道入口部に近づけて音が聞こえなければ，Rinne陰性である

2 Rinne法

音叉を鳴らし，その柄の部分を耳介後方にある乳様突起に立て（図5A），骨導が聞こえなくなったらすぐにその音叉の振動端を外耳道入口部付近に近づけ（図5B），聞こえるかどうかを調べる（気導）．**気導が長い場合（音叉を外耳道入口部に近づけて音が聞こえる場合）はRinne陽性，短い場合（音叉を外耳道入口部に近づけて音が聞こえない場合）はRinne陰性**とする．健聴者および感音難聴ではRinne陽性となるが，伝音難聴の場合にはRinne陰性となる．

3. めまい患者の診察方法，眼振所見を理解し，実施する

一般診療，救急を問わず，めまいを主訴として外来を受診する患者は多い．また，めまいは耳鼻科領域以外の原因で生じることも少なくないが，めまい患者の大部分は初診では耳鼻咽喉科以外の科を受診しているとされる．めまい患者の診察は苦手とされることが多いが，その主な理由の1つとして，頻度は少ないものの中枢性めまいが含まれていることが考えられる．慌ただしい外来診療のなかで的確にめまい疾患の鑑別を進めることは，時として難しい場合があるが，末梢

性めまいと中枢性めまいの鑑別を念頭において，稿を進める．

1 病歴聴取

どの疾患においても病歴聴取は重要であるが，めまい疾患の鑑別には丁寧で詳細な病歴聴取がとりわけ重要である．内耳性めまいで主にみられる疾患（良性発作性頭位めまい症，Meniere病，前庭神経炎など）では，疾患ごとに特徴的な症状があり，病歴聴取である程度の鑑別が行える場合もある．また，めまい患者の数％程度は中枢性めまいとされており，特に初診患者の場合には，神経症状の有無や脳卒中のリスクファクターとなるような既往歴の聴取は必須である．

> ●**病歴聴取内容**
> ・どのような性状のめまいか？（回転性，浮動性，気が遠くなりそうな感じなど）
> ・めまいの持続時間はどれくらいか？（数分間，数時間，数日間など）
> ・めまいが起こる誘因はあるか？（特定の姿勢や頭位，その他めまいが起こるきっかけはないか？）
> ・めまいに伴う随伴症状はないか？（難聴，耳鳴り，耳閉感，頭痛，意識消失，手足のしびれ，構音障害，複視，嚥下障害など）
> ・既往歴の確認（脳卒中，糖尿病，脂質異常症，高血圧，心房細動の有無など）

2 診察

めまい患者への基本的な診察として，指標追跡検査，注視眼振検査，Frenzel眼鏡での眼振の観察，ロンベルグ検査・マン検査，頭位眼振検査・頭位変換眼振検査などを行い，初診の場合や中枢性疾患が疑われる場合には，必ず脳神経症状や小脳症状の有無を確認する．

1）指標追跡検査（図6）

検者は被検者の額か顎を軽く抑え，指標を左右にゆっくりと滑らかに動かし，うまく追跡できるかどうかを検査する．これは大脳を含む眼運動系の多くの部位が関与するため中枢の障害で異常を示しやすく，特に脳幹背側部や小脳中部の病変で異常所見が明瞭となる．左右いずれか一方向に動く指標を滑らかに追えない（階段状に追う）場合にはその側の中枢障害が示唆される．

2）注視眼振検査（図7）

眼前約50 cmの指標を左右上下に約30°動かして静止，注視させ，その際に見られる眼振の性状を裸眼で観察する．45°以上の側方注視では生理的眼振が出現する．**中枢性眼振や先天性眼振では注視や固視の際に眼振が増強し，内耳性眼振では注視時に眼振が抑制される傾向**にある．注視方向性眼振は，小脳や脳幹の障害で特徴的に見られる所見である．

3）ロンベルグ検査（図8A）

両足の内側が接するように直立し，1〜2 m先の指標を注視したまま60秒間立った後，閉眼してそのまま60秒間直立する．閉眼時に動揺が見られる場合をロンベルグ陽性とするが，中枢性前庭障害（小脳や脳幹の障害）の場合には，開眼時も閉眼時も動揺が見られる．

4）マン検査（図8B）

両足が一直線になるように一側のつま先と他側の踵をつけて直立する．1〜2 m先の指標を注視した状態で30秒間直立し，そのまま閉眼して30秒間静止する．前後の足を替えても，閉眼時に同一側に倒れる場合は転倒側の末梢前庭障害を，開眼時にも同一側に倒れる場合には，転倒側の中枢性前庭障害を疑う．マン検査は左右に不安定なため，小児や高齢者で行う場合には，転倒

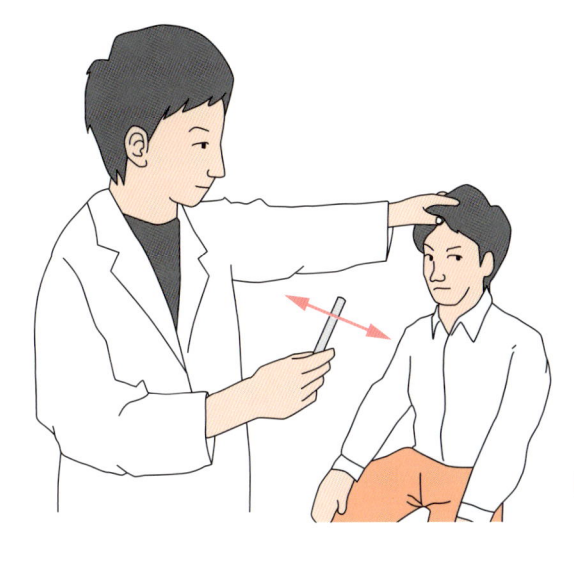

図6　指標追跡検査
指標を左右にゆっくりと動かす（⟷）

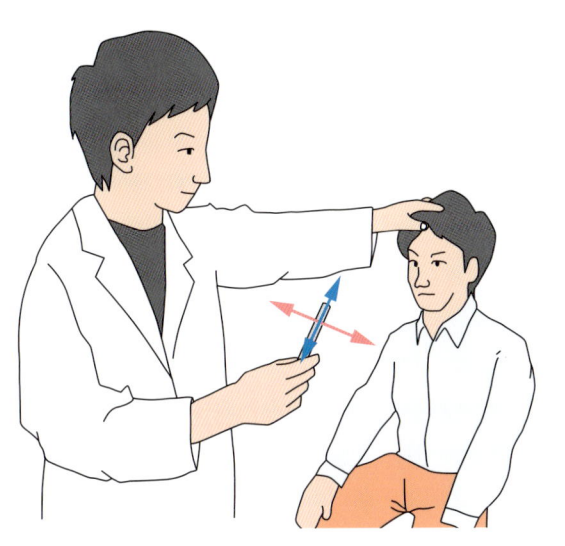

図7　注視眼振検査
左右上下に約30°動かして静止，注視させる
（⟷, ↕）

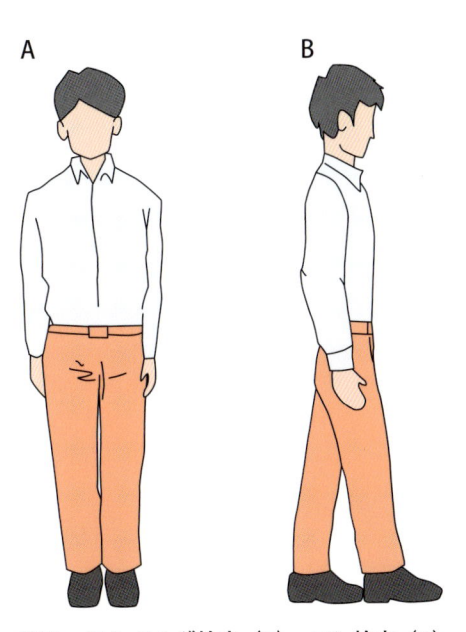

図8　ロンベルグ検査（A），マン検査（B）

しないように注意が必要である．

5）頭位眼振検査・頭位変換眼振検査（図9）

　原則として，非注視下条件（Frenzel眼鏡を装用した状態）で行う．**頭位眼振検査**は，仰臥位および懸垂頭位で，頭をゆっくり左右にまわした位置で眼振の性状を確認する（図9A）．眼振は方向固定性頭位眼振，方向交代性頭位眼振に分けられるが，これらは内耳性めまい，中枢性めまいのいずれの場合でも起こり得る．眼振の向きのほかにも，眼振が出現するまでの時間（潜時）や頭位変化の反復による眼振の減衰（疲労現象）の有無にも注意して観察する．方向交代性眼振には，右下頭位で右向き眼振が，左下頭位で左向き眼振がみられる方向交代性下向性眼振と，右

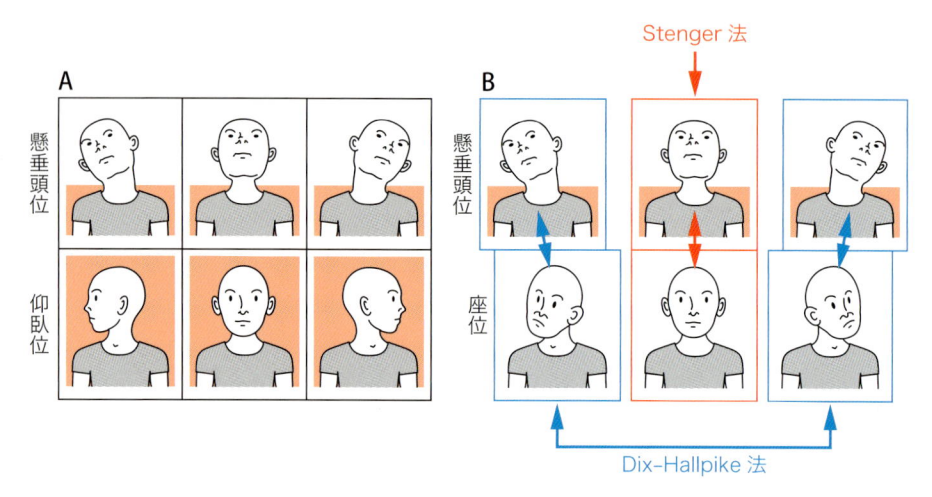

図9　頭位眼振検査（A），頭位変換眼振検査（B）

下頭位で左向き眼振，左下頭位で右向き眼振がみられる方向交代性上向性眼振がある．方向交代性下向性眼振は内耳性めまいで観察されることが多いが，方向交代性上向性眼振は内耳性と中枢性のいずれでもみられるため，中枢性疾患の鑑別が必要である．内耳性（末梢性）の場合には何度かくり返すことによる疲労現象がみられるが，中枢性の場合には疲労現象が乏しく，一定の大きさの眼振が持続する．

　頭位変換眼振検査は，Frenzel眼鏡装用などの非注視下条件で急速に頭位を変化する場合の眼振の性状を観察する．座位正面位と懸垂頭位正面位の矢状面で頭位を変化させるStenger法（**図9B中，赤枠**）と座位と懸垂頭位でそれぞれ左右45°の頸部捻転位で頭位を変化させるDix-Hallpike法（**図9B左右，青枠**）がある．後半規管型良性発作性頭位めまい症が疑われる場合には，患側の評価にはDix-Hallpike法での観察が必要である．

3 眼振の評価と記載法

　半規管に刺激が加わると，前庭動眼反射により眼球は徐々に一方に偏位し（**緩徐相**），この偏位が一定の限度を超えると，そのずれを直そうとする中枢の作用により急速に元の位置に戻る（**急速相**）．眼振とは，この不随意性，律動性の眼球運動のことであり，眼振の向きは急速相の向きで表す．めまいを訴える患者で眼振が観察されないことはしばしば経験するが，眼振の有無とその向きを評価することは，病的状態の客観的裏付けとなるため，重要である．また，一般的には右向き眼振では時計回り，左向き眼振の場合には反時計回りに視界が回って見えるとされており，どのように視界が回っていたかの病歴聴取は眼振の向きの推定に役立つ．眼振および，頭位・頭位変換眼振検査の記載方式を示す（**図10**）．

　また，めまい患者については，筆者が研修医であった頃に上級医から「診察所見に比べて，明らかに具合が悪そうな患者は中枢性めまいを疑え」ということを教えられた．これまでにこの言葉に救われたことが何度かあり，めまい患者の診察の際には，いつも心に留めている．

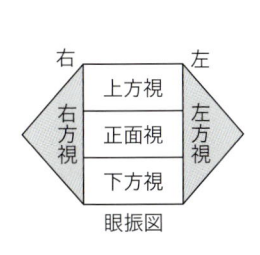

図10 眼振および，頭位・頭位変換眼振検査の記載方式
文献7より引用

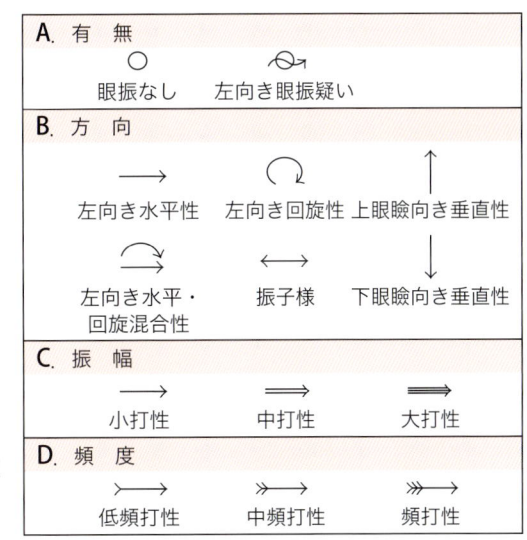

おわりに

　主に耳科診療について，研修医をはじめとする初期対応の先生方も知っておくべきと思われる診察方法を述べた．耳鼻咽喉領域救急のおよそ半分は耳に関連する症状とされている．本稿が読者の先生方の診療の一助になれば幸いである．

　また本稿の作成については，「新耳鼻咽喉科学」[6]と「CLIENT21 めまい・平衡障害」[7]を参考とした．

文献・参考文献

1) 菊地茂：耳鼻咽喉科と救急医療．JOHNS，22：259-264，2006
2) 山川秀致，他：地域大学病院耳鼻咽喉科時間外救急患者の検討－平成19年の二次・三次救急を要した患者の割合について．耳鼻咽喉科臨床，104：905-909，2011
3) 高橋優二：プライマリ・ケアで一生使える耳鼻咽喉科診療．第3回日本プライマリ・ケア連合学会学術大会教育講演ハンドアウト，2012
4) 検眼鏡・耳鏡の使い方ガイド：Welch Allyn
5) 「耳鼻咽喉科学用語解説集」（日本耳鼻咽喉科学会/編），金芳堂，2010
6) 「新耳鼻咽喉科学（改訂11版）」（切替一郎/原著，野村恭也/監，加我君孝/編），南山堂，2013
7) 「CLIENT21 No.8 めまい・平衡障害」（小松崎篤/編），中山書店，1999

プロフィール

宮崎浩充（Hiromitsu Miyazaki）
東北大学病院　耳鼻咽喉・頭頸部外科

第2章　耳鼻のどの疾患の診かた

2. よく遭遇する耳鼻咽喉科領域の症状・疾患への対応

永田理希

●Point●

- その診断に根拠があるのか！？
- その中耳炎＆副鼻腔炎は，抗菌薬の必要な「phase」なのか！？
- その抗菌薬の選択，投与量，投与回数に根拠があるのか！？

はじめに

　プライマリーケア，時間外救急外来などの現場で，「耳痛」「鼻汁・鼻閉」「咽頭痛」の上気道症状は，非常に多く遭遇する主訴である．実は，この領域の専門医である耳鼻咽喉科医ですら，きちんと上記のPointをおさえて，診療できていないというのも現状であり，その鑑別と診断と「phase評価」は実は難しい…．いわゆる「風邪を見極める」ということは，上気道感染の「phase」を見極めるということにある．風邪を含むcommon diseaseを見極めるのが，日常外来の医師の仕事であり，風邪と診断しながら抗菌薬処方では，「診断」していないことになる．「診る」と「見る」は違う．

　本稿では，「耳痛」「鼻汁・鼻閉」に関して，初期治療ができるように解説する．

1. 耳痛を見極める！

表1　耳痛で鑑別すべき10の疾患（2014 Nagata）

1：急性中耳炎	2：急性外耳道炎
3：外耳道異物	4：外耳道癌
5：耳管狭窄症	6：顎関節炎
7：帯状疱疹	8：ムンプス，周囲リンパ節炎
9：三叉神経痛	10：咽頭痛のある疾患（感染症・炎症・腫瘍・う歯）

　「耳痛」を主訴で受診される患者さんの診察の際には表1の鑑別すべき10の疾患を頭におきながら患者さんを「診る」．本稿では，特に小児領域で多くみられ，PRSP（ペニシリン耐性肺炎球菌）やBLNAR（β-ラクタマーゼ非産生インフルエンザ菌）で問題となっている小児急性中耳炎に関して，解説を行う．

1 中耳炎のphaseを評価する！（表2）

表2　小児急性中耳炎診療スコアシート（2013年版）

		重症度分類に用いる症状・所見とスコア			スコア計	重症度
全身所見	耳痛	0 なし	1 痛みあり	2 持続性の高度疼痛	5点以下	軽症
	発熱（腋窩）	0 37.5℃未満	1 37.5℃以上 38.5℃未満	2 38.5℃以上		
	啼泣・不機嫌	0 なし	1 あり			
局所所見	鼓膜の発赤	0 なし	2 ツチ骨柄あるいは鼓膜の一部の発赤	4 鼓膜全体の発赤	6〜11点 点	中等症
	鼓膜の膨隆	0 なし	4 部分的な膨隆	8 鼓膜全体の膨隆		
	耳漏	0 なし	4 外耳道に膿汁があるが鼓膜観察可能	8 鼓膜が膿汁のため観察できない	12点以上	重症
リスク	年齢	0 24カ月以上	3 24カ月未満			

文献1より改変して転載

1）耳漏がある場合

その耳漏が鼓膜穿孔からのものなのか，外耳道の炎症からなのかを見極めて，「診る」ことが重要．

鼓膜穿孔からの拍動性耳漏であれば，痛みや発熱がなくとも急性中耳炎診断での「抗菌薬処方：antibacterial drug phase」と考える．

鼓膜所見が異常がなく，外耳道炎による耳漏であれば，「耳痛」・「外耳道皮膚腫脹」・「外耳道皮膚発赤」・「発熱」などの感染の4徴がないかぎりは，「抗菌薬不要：wait & see phase」であるため，抗炎症効果を目的にステロイド軟膏の塗布だけで治癒しうる．

つまり，その耳漏が出ている状態だけでなく，中耳炎なのか，外耳道炎なのか，またはそれ以外なのかなどを見極めて，「診る」ことが重要．何事も「疾患の正しい診断」ありきである．

2）耳漏がない場合

小児急性中耳炎診療ガイドラインでは，スコア6点以上では「抗菌薬処方：antibacterial drug phase」とされてしまい，実際の現場ではスコアだけで判断すると抗菌薬処方の閾値が低くなることが多い．

表2スコアシートを使って，抗菌薬の使用の有無の「phase」を判断する重要なポイントは，最初の**「耳痛」「発熱」「啼泣・不機嫌」の3つありきでの鼓膜評価をするということ**である．

つまり，感染の4徴といわれる**「発赤」「発熱」「腫脹」「疼痛」**の基本原則を満たしているかの評価が，抗菌薬を使用するべき「phase」であるかどうかの判断につながる．

実際の症例でのphase判断の例3つと正常鼓膜解剖所見を示した（図1〜4）．また，著者が現時点で実際に実施している抗菌薬処方phaseシート（図5）を掲載した．

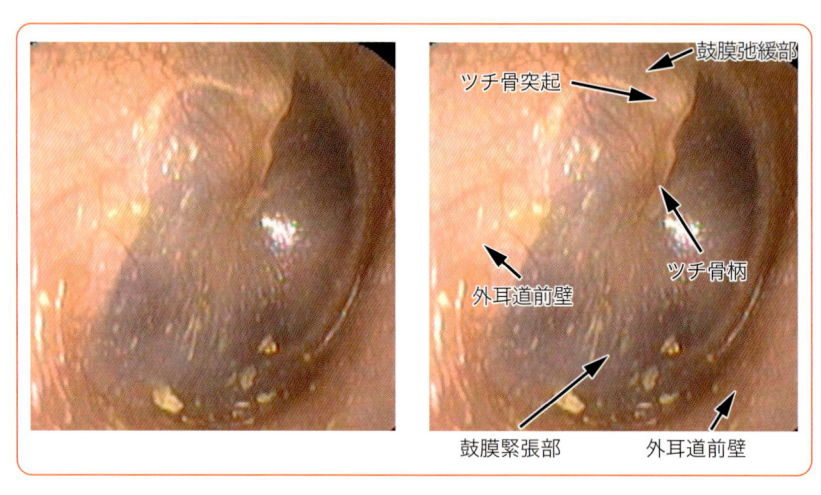

図1　正常鼓膜解剖所見（左鼓膜）

鼓膜弛緩部
ツチ骨突起
ツチ骨柄
外耳道前壁
鼓膜緊張部
外耳道前壁

症例1

1歳6カ月女児，39℃の発熱，水様性鼻汁，機嫌はやや良好（図2）

スコア12点で重症に分類
↓
高熱だが発赤軽度＆機嫌は悪くない！
↓

抗菌薬不要
wait & see phase

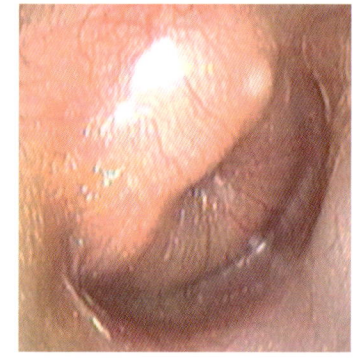

図2　症例1：鼓膜所見

症例2

1歳4カ月男児，38.6℃の発熱，水様性鼻汁，啼泣，不機嫌（図3）

スコア9点で中等症に分類
↓
発熱＆発赤腫脹強く＆機嫌悪い！
↓

抗菌薬処方
antibacterial drug phase

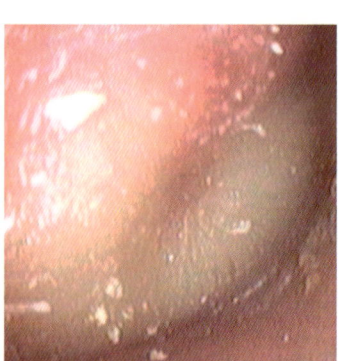

図3　症例2：鼓膜所見

症例3

10カ月男児，38.3℃の発熱，水様性鼻汁，啼泣，不機嫌（図4）

スコア9点で中等症に分類
↓
発熱＆機嫌悪いが，鼓膜所見は発赤のみ
↓

抗菌薬不要
wait & see phase

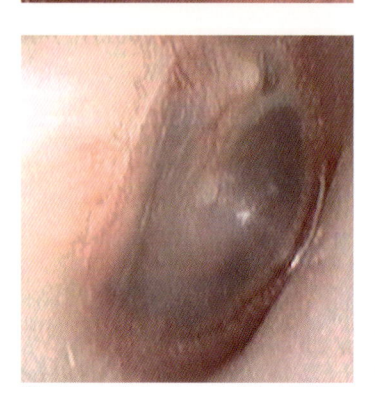

図4　症例3：鼓膜所見

```
                            耳漏あり
    ┌───────────────────────┼───────────────────────┐
鼓膜は正常で外耳道からの耳漏      鼓膜表面からの耳漏のみ      鼓膜穿孔からの拍動性耳漏あり
    ┌──────────┬──────────┐            │                       │
【外耳道炎】   【外耳道炎】          鼓膜炎                  穿孔性中耳炎
発赤・疼痛あり  発赤・疼痛あり
発熱なし       発熱あり
腫脹なし       腫脹あり
    │             │                    │                       │
wait&see      antibacterial        wait&see phase        antibacterial drug phase
phase         drug phase
              CEX
ステロイド軟膏  （L-ケフレックス®）   ステロイド点耳薬       抗菌薬選択シート（表3）へ
```

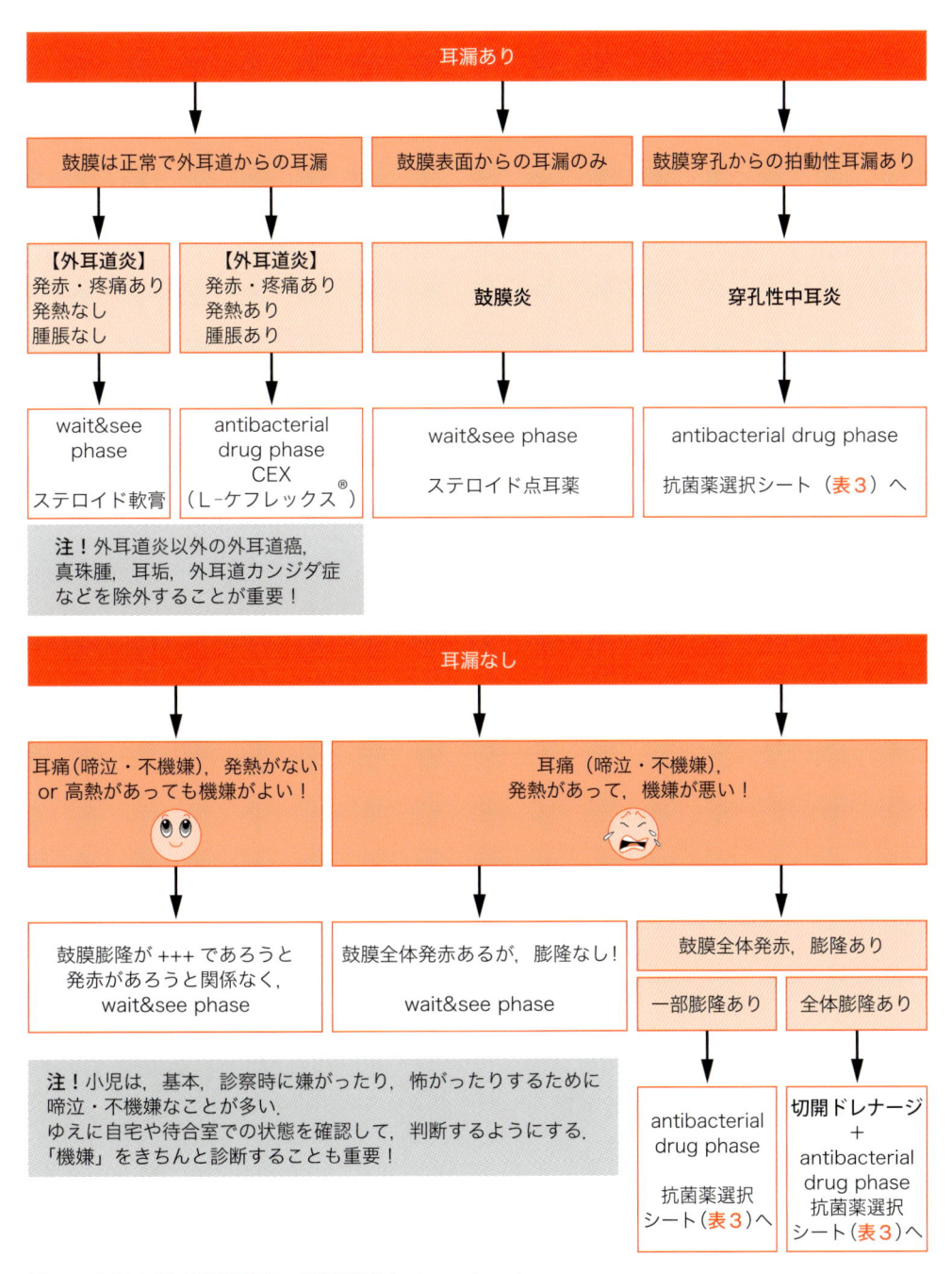

注！外耳道炎以外の外耳道癌，真珠腫，耳垢，外耳道カンジダ症などを除外することが重要！

```
                            耳漏なし
        ┌───────────────────┴───────────────────────┐
耳痛（啼泣・不機嫌），発熱がない          耳痛（啼泣・不機嫌），
or 高熱があっても機嫌がよい！             発熱があって，機嫌が悪い！
        │                    ┌───────────────┬───────────────┐
鼓膜膨隆が +++ であろうと     鼓膜全体発赤あるが，膨隆なし！   鼓膜全体発赤，膨隆あり
発赤があろうと関係なく，       wait&see phase        ┌──────────┬──────────┐
wait&see phase                                     一部膨隆あり   全体膨隆あり
                                                       │            │
                                                  antibacterial   切開ドレナージ
                                                  drug phase      ＋
                                                                  antibacterial
                                                                  drug phase
                                                  抗菌薬選択       抗菌薬選択
                                                  シート（表3）へ   シート（表3）へ
```

注！小児は，基本，診察時に嫌がったり，怖がったりするために啼泣・不機嫌なことが多い．ゆえに自宅や待合室での状態を確認して，判断するようにする．「機嫌」をきちんと診断することも重要！

図5　小児急性中耳炎診療　抗菌薬処方phaseシート
（2014 Nagata）

　どんな疾患であっても，ガイドラインは治療指針を示すマップであって，それが根拠であってはならない．実際の患者さんの状態を医師が評価して，そのガイドラインの根拠となった背景を理解したうえで利用すべきツールであることを理解して，利用すべきである．
　全身所見ありきの局所所見の評価としてスコアシートを利用すると適切な抗菌薬使用につながる．

2 急性中耳炎には抗菌薬は不要？

2000年に入り，米国などで「急性中耳炎には抗菌薬は不要」とする多くの論文が発表されている[2~5]．家庭医が中耳炎を診ている米国の医療制度の違いによるものが背景にあるのだが，日本では中等症～重症は耳鼻咽喉科専門医が最初に診察，もしくは紹介されて治療し，プライマリーケア医や小児科医の診る中耳炎では軽症～中等症となることがほとんどである．

また，抗菌薬処方 phase である重症例を多く診ることで臨床経験を積む耳鼻咽喉科医は，軽症～中等症例と重症例の phase を見極める訓練が乏しく，安易な抗菌薬処方をする医師も多いのも現実でもある．

ウイルス性か細菌性かを判断するというよりは，抗菌薬適応とする「phase」かどうかということが重要になる．そこが医師の診断能力の腕の見せ所でもある．

●ここがポイント

「抗菌薬不要：wait & see phase」 or「抗菌薬処方：antibacterial drug phase」を見極める

3 「抗菌薬処方：antibacterial drug phase」症例の場合には，どうするか？

中耳炎の2大起炎菌としては，肺炎球菌とインフルエンザ菌があるが，最初に戦うべきは何よりも「**肺炎球菌**」である．耳漏のある場合には，抗菌薬投与前に耳漏培養と上咽頭培養とそれぞれのグラム染色を実施し，起炎菌を推定しながら，抗菌薬を選択し，反応不良の際の必要な情報を確保しておくべきである．

肺炎球菌ワクチンの接種の有無は，PRSPが起炎菌となり得るリスクの可能性を判断し，治療方針や治療経過予測の必要な情報となるので必ず病歴聴取で確認することが重要である[6, 7]．

一般に中耳および上咽頭は骨組織に囲まれている解剖学的な特異性から，抗菌薬の薬剤移行性が低く，血中濃度の1/10しか，つまり10％しか到達しないとされ[8]，適切な抗菌薬を選択したとしても治療には十分量を投与しないと治療失敗に終わるリスクが高い．重症度に応じて，抗菌薬量を変えることは不要であり，**最初から高用量で投与開始すべき**と考える．2011年8月にペニシリン系抗菌薬であるAMPC細粒10％（サワシリン®細粒10％，パセトシン®細粒10％），2012年2月にAMPC細粒20％（ワイドシリン®細粒200）が1日最大量として，90 mg/kg/日がようやくわが国でも承認された（**表3**）．

肺炎球菌ワクチンがわが国で定期接種として導入される前は，今以上にPRSPが小児急性中耳炎の治療において問題となっており，それを打破すべく，2006年1月，AMPC 90 mg/kg に β-ラクタマーゼ阻害薬CVA 6.4 mg/kg とが配合されたシロップ用AMPC/CVA（クラバモックス®小児用配合ドライシロップ）が発売されている．

肺炎球菌ワクチンが定期接種になっている現在では，ワクチン未接種でハイリスクの患者さんでの高度耐性肺炎球菌を想定する場合と，わが国では米国に比べるとかなり少ない β-ラクタマーゼ産生耐性インフルエンザ菌（BLPAR）に対してのみ，AMPC/CVAを選択となり得る．

高度耐性肺炎球菌の場合に β-ラクタマーゼ阻害薬であるCVAを配合する理由は，一緒に存在する*M(B). Catarrhalis* が β-ラクタマーゼを産生してAMPCを分解してしまう（間接的病原菌：indirect pathogen）ため，それを排除するためである．

しかし，これも乱用によりクラバモックス®に耐性の β-ラクタマーゼ産生 AMPC/CVA 耐性インフルエンザ菌（BLPACR）が報告されてきているので，やはり，適正使用が重要である．

表3　小児急性中耳炎（抗菌薬処方：antibacterial drug phase）の処方シート

（2014 Nagata）

肺炎球菌ワクチン接種症例	肺炎球菌ワクチン未接種症例
AMPC　60～75 mg/kg/日　1日3～4回	AMPC　90 mg/kg/日　1日2回
AMPC　90 mg/kg/日　1日2回	CVA/AMPC　96.4 mg/kg/日　1日2回

Advanced Lecture

■ 小児に高用量を内服してもらうために！

高用量の薬を小児にコンプライアンスよく内服してもらうには，できるだけ総量を減らしてあげることが重要でもあるため，同じAMPC細粒であれば，力価が倍であるAMPC細粒20％（ワイドシリン®細粒200）を処方する方がよい！

●処方例
　AMPC細粒20％（ワイドシリン®細粒200）
　ピンク色の細粒，ミックスフルーツ風味

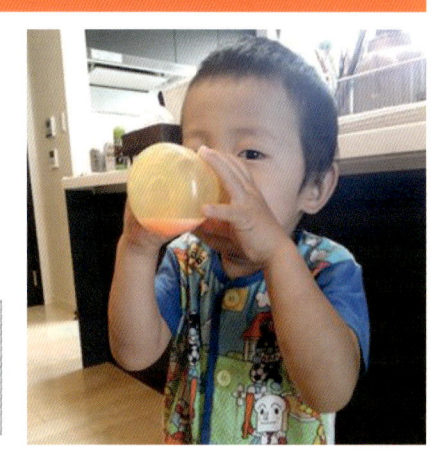

保育園によっては，昼の抗菌薬を内服させてくれないところもある．そういった場合には，総量を増やして1日2回で朝・夕とするのも選択肢である．

しっかり内服してもらって，ナンボの抗菌薬の効果です！

4 CDTR-PI（メイアクトMS®小児用細粒10％），TBPM-PI（オラペネム®小児用細粒10％）は，効くの？

まず，耐性肺炎球菌の視点からみると，2010年2月に肺炎球菌ワクチン（PCV-7）のわが国での接種開始，2013年11月からPCV-13に変更のうえでの定期接種継続となってきてから，導入前に比べ，PRSPによる中耳炎で臨床現場はあまり困ることがなくなってきた．これが導入される前は，難治性あるいは反復性中耳炎の患児が多く，入院点滴したり，鼓膜チュービングをしたりなどそれらを治療する耳鼻咽喉科医師たちは，非常に苦労してきた．

また，薬物動態や薬力学のPK/PDの概念も浸透してきたため，AMPC高用量も公的に承認されるようになり，underdoseによる治療失敗や耐性誘導のリスクもかなり減ったように思える．この時点で，非常にワイドスペクトルでかつ生命にかかわる重症感染症での「ジョーカー：切り札」的な役割をもつカルバペネム系抗菌薬であるTBPM-PI（オラペネム®小児用細粒10％）を日常外来でcommon diseaseに使う必要性は，全くなくなったと言ってよいかと思われる．ここは「効く」「効かない」の論議ではなく，**カルバペネム耐性の肺炎球菌を誘導させるリスクを考えるとほかの手段がある時点で選択すべき薬剤ではない．**

BLNARは，日本独自といってもいいような耐性インフルエンザ菌であり，米国などではほとんど存在しない．米国などでは，BLPARであり，耐性機序がそもそも違う．BLNARは非常にやっかいな耐性菌で，上気道細菌感染症において非常に問題となっている．AMPC高用量（60～90

mg/kg/日）でもCVA/AMPC（クラバモックス®小児用配合ドライシロップ）でも戦えない…．

　MICがどの薬剤のなかでも一番低いという理由で，セフェム系抗菌薬であるCDTR-PI（メイアクトMS®小児用細粒10％）の高用量がガイドラインなどにもあげられていると思われるが，ペニシリン系抗菌薬に比し，セフェム系抗菌薬は臨床効果を発揮するのに非常にハンデがある．つまり，50〜70％以上のtime above MIC（TAM）を確保できないとセフェム系抗菌薬では，臨床効果を期待できない…．

●**臨床効果に必要とされるβ-ラクタム系抗菌薬のTAMの割合**
- ペニシリン系抗菌薬：30〜35％以上 **増殖抑制**，45〜50％以上 **最大殺菌作用**
- セフェム系抗菌薬　：40〜50％以上 **増殖抑制**，60〜70％以上 **最大殺菌作用**

　また，内服薬であるため腸管からの吸収能が重要となり，その指標を「バイオアベイラビリティ（bioavailability）」と呼ぶが，この数値が95〜100％で，消化管機能が正常であれば，経口薬でも点滴（静脈注射）とほぼ同等の効果が期待できると考える．

●**バイオアベイラビリティの比較：AMPC vs CDTR-PI**
- AMPCまたはCVA/AMPC　　　：バイオアベイラビリティ　90％
- CDTR-PI（第3世代セフェム）：バイオアベイラビリティ　14％

　さらに問題となっている**耐性肺炎球菌（PRSP），BLNAR**は，第3世代セフェム誘導の耐性遺伝子変異を有しているので，第3世代セフェムの不適切な使用は耐性誘導を容易に起こさせる原因となりうる．

　上記の理由から，CDTR-PI（メイアクトMS®小児用細粒10％）は，いくらほかの抗菌薬に比しMICが低かろうと，倍量ぐらいでは，効果は乏しいのではないかと私は考える．また，この薬剤は，ピボキシル基を有するため，2次性低カルニチン欠乏症の発症のリスクもある．

　BLNARが起炎菌のため，治療失敗に終わってしまうような症例の場合には，**TFLX（オゼックス®細粒小児用15％）かCTRX（ロセフィン®）の点滴**を考慮する必要性が出てくる．また，忙しい外来診療のなか，2歳未満の小児に外来点滴をすることはなかなか現実的ではなく，日本でも早くCTRXの筋注の適応認可が求められる．しかし，これも最終手段とし，ペニシリン系抗菌薬を適切に十分量を使用することが基本である．

5 点耳薬（タリビッド®耳科用液）は，効くの？

　耳漏のない発赤や腫脹のみの急性中耳炎では，鼓膜穿孔がない状態であるため，感染の本体である中耳腔には，点耳薬そのものが入りようがなく，効果は期待できない…．また，穿孔が非常に小さい場合にも表面張力で中耳腔に薬液が入ることもない．

　反対に耳漏が多いとそのままでは細菌と免疫が戦ったあとの死滅した残骸の膿にいくら抗菌薬をふりかけても意味はない．ゆえに，外耳道内に貯留した耳漏すなわち膿を徹底して洗浄（耳浴）したうえで鼓膜が鼓膜換気チューブと同じ程のサイズであれば，耳珠を数回圧迫するパンピングをすれば点耳薬が中耳腔に入ることを期待できるかもしれない．

　つまり，点耳薬は鼓膜穿孔を有する急性中耳炎，鼓膜換気チューブ挿入例の急性中耳炎に対し，外耳道内にあふれる膿である耳漏をきれいに洗浄したあとにパンピングをすれば効果が期待でき

る．赤いだけ，腫れているだけの中耳炎には，点耳薬は効果はない…[9〜13]．

6 鼓膜切開は，効くの？

膿瘍感染の基本原則は，ドレナージ（排膿）である．

急性中耳炎における鼓膜切開は，鼓膜発赤，膨隆，強い耳痛，高熱を伴う重症例の場合に，患者さんの痛みを即座に軽減する目的と中耳の菌量を処置しやすく減量し，患部に抗菌薬が移行しやすくすることを目的に実施するものである．ゆえに軽症〜中等症の中耳炎には必要となる手技ではないが，重症例には必須な手技である[14]．

7 外耳道内に消毒やガーゼを入れておくことは，効果があるの？

そもそも中耳炎の感染の本体は中耳腔である．外耳道に消毒をしたり，消毒液や抗菌薬をつけたガーゼを留置しても何の効果も期待できない．そもそも，創部に消毒自体がよくないというのが今の常識であり，ガーゼそのものが感染源にもなり得ることあり，デメリットになることがあってもメリットはないと考えられる．

2. 鼻汁・鼻閉を見極める！

表4　鼻汁・鼻閉で鑑別すべき10の疾患（2014 Nagata）

1：急性鼻炎	2：急性副鼻腔炎
3：アレルギー性鼻炎	4：血管運動性鼻炎
5：肥厚性鼻炎	6：鼻前庭炎
7：異物	8：鼻副鼻腔腫瘍・癌
9：上咽頭腫瘍・癌	10：鼻中隔彎曲症

「鼻汁・鼻閉」を主訴で受診される患者さんの診察の際には**表4**の鑑別すべき10の疾患を頭におきながら患者さんを「診る」．本稿では，抗菌薬を必要とするかどうかのphaseを見極めることが重要となる**表4** 1，2の急性鼻副鼻腔炎に関して，解説を行う．

1 急性鼻副鼻腔炎のphaseを評価する！

細菌性鼻副鼻腔炎を診断する優れた感受性と特異性を有する診断基準は現時点では存在していないため，診断の正確性を高める付加基準として，種々の論文などを総合して臨床の現場に即して，私が日々の診療で実践している診断基準を**表5**に示す[15〜17]．

●ここがポイント
当たり前だが，汚い鼻（膿性鼻汁）＝蓄膿症（細菌性副鼻腔炎）ではない！

表5　急性鼻副鼻腔炎の「抗菌薬処方：antibacterial drug phase」診断基準 (2014 Nagata)

1. 症状の持続期間に関係なく，強い片側性頬部痛（前額部），頭を下げると頭痛悪化徴候，発熱がある（副鼻腔内やその入口である自然口は通常では見えない場所にて，発赤・腫脹の評価は困難）．
2. 鼻炎症状が10日以上継続し（10days-rule），再度症状が悪化する場合〔double sickening（worsening）〕．
3. 上記の2点があった症例で，X線や内視鏡などで副鼻腔の膿汁を示唆する所見がある（乳幼児のようなX線撮影困難な患者の場合には，副鼻腔も未熟であることも含め，必須ではない）．

2 急性鼻副鼻腔炎には抗菌薬は不要？

→詳細は，本稿1-2でのテーマと同じ．

急性鼻副鼻腔炎の98%は「抗菌薬不要：wait & see phase」で，2%が「抗菌薬処方：antibacterial drug phase」とされる．水様性鼻汁だけの急性鼻炎も含めた，急性鼻副鼻腔炎という枠で全体でみたとき表5の診断基準で診断していくと大体，耳鼻咽喉科クリニックとしても頻度は似たようなものになると思われる．大人は，鼻炎ぐらいではすぐ医者にかからないので，受診される患者さんだけでみたら，抗菌薬処方が10%未満ぐらいあるのかもしれない．

3 急性鼻副鼻腔炎の診断に画像検査は必要か？

副鼻腔の未発達な小児や安静にできない乳幼児の画像検査は，メリットの方が少ない[18]．しかし，成人において，上顎洞陰影が片側性か両側性かの診断はメリットが多く，片側性の場合には，
① 歯性上顎洞炎
② 真菌性上顎洞炎（上顎洞真菌症）
③ 悪性腫瘍（上顎洞癌・鼻腔癌）
④ 易片側性上顎炎（OMC：ostiomeatal complex．解剖学的に自然口が狭い，鼻中隔が極度に弯曲している）
などを推定していくことが可能となる．

ただし，あくまで急性鼻副鼻腔炎の「抗菌薬処方：antibacterial drug phase」診断基準ありきでの画像検査の併用実施は診断に有用であると考え，画像所見のみで臨床症状なしでは，急性鼻副鼻腔炎の診断にはならない．

これは肺炎と同じように考えてよく，副鼻腔炎だから画像検査は不要ということではない．副鼻腔X線を撮影できる環境にあれば，鑑別や後々のことを考え，実施すべきである．

4 「抗菌薬処方：antibacterial drug phase」症例の場合には，どうするか？

詳細は，本稿1-4でのテーマと同じで，1stに戦うべきは肺炎球菌とし，選択抗菌薬を決定する（表6）．ムコイド型肺炎球菌は，成人の肺炎に多くみられ，これは莢膜が非常に厚いうえに病原性は高いが，高度耐性肺炎球菌（PRSP）の報告はほとんどない．しかし，セフェム系抗菌薬で誘導されているとされるpbp2xという遺伝子変異を有することが多く，この遺伝子変異で明らかになっているセフェム耐性は，現状の臨床感受性試験では「感性あり」と報告されてしまい，治療失敗に終わることが多い．

そういう意味でも肺炎球菌に関しては，上気道炎の起炎菌としてはペニシリン系の高用量投与で戦うべきである！〔小児鼻副鼻腔炎（表7）は，基本，中耳炎と同じにて詳細は本稿1-3を参照とする〕

表6　成人急性鼻副鼻腔炎（抗菌薬処方：antibacterial drug phase）の処方シート（2014 Nagata）

起炎菌	肺炎球菌（PSSP, PISP） インフルエンザ菌（BLNAS, BLPAR） 嫌気性菌	インフルエンザ菌（BLNAR）
選択抗菌薬	AMPC（サワシリン®，パセトシン®）1回500 mg　1日3回 AMPC（サワシリン®，パセトシン®）1回600 mg　1日3回 ＋ CVA/AMPC（オーグメンチン®）1回125 mg/250 mg　1日3回	LVFX（クラビット®） 500 mg　1錠 1日1回 注：結核が除外された場合のみ

表7　小児急性鼻副鼻腔炎（抗菌薬処方：antibacterial drug phase）の処方シート（2014 Nagata）

肺炎球菌ワクチン接種症例	肺炎球菌ワクチン未接種症例
AMPC　60〜75 mg/kg/日　1日3〜4回	AMPC　90 mg/kg/日　1日2回
AMPC　90 mg/kg/日　1日2回	CVA/AMPC　96.4 mg/kg/日　1日2回

5　見逃してはいけないケース

　視力異常が出ているような眼窩内・周囲の合併症があるケースや頭蓋内に膿瘍や感染が波及しているケースは，手術によるドレナージが必須となることが多い．また，糖尿病などを背景とした浸潤型副鼻腔真菌症などの非常に予後の悪く，致死率の高い症例もあり，症状が強かったり，悪化傾向がある場合にも迷わず専門医に紹介すべきである．

　また，病歴聴取による「鼻汁・鼻閉」の訴えやX線などの画像検査だけで診断をしていると悪性腫瘍を見逃すことになり，非専門医で風邪，アレルギー性鼻炎，細菌性副鼻腔炎として経過をみてしまっているケースも時々みられる．きちんと患部である鼻内をのぞき，「診る」ことは当然のことながら，重要である．

おわりに

　重症疾患や稀な症例，難しい手術も1つの医師としてのやりがいですが，よくある症例をきちんと根拠をもって，診断し，治療方針を決めていくことができないと重症な疾患を治療することはできません．日常診療のなかで，感染・非感染を見極める，抗菌薬の適応などを根拠をもって，理論的に治療していく，これも最先端の医療だと私は思います．専攻する科，所属する施設によって，経験の多い領域，浅い領域，さまざまです．誰がいい，悪い，誰が優秀，非優秀ではなく，何科であろうと医師である限り，ともに日々研鑽し，互いにインプットしたことはアウトプットしていきましょう！　イノベーションを起こすのは「カリスマ」ではなく，それぞれの「当事者意識」なのです！

文献・参考文献

1) 「小児急性中耳炎診療ガイドライン2013年版（第3版）」（日本耳科学会，日本小児耳鼻咽喉科学会，日本耳鼻咽喉科感染症・エアロゾル学会/編），金原出版，2013
2) Damoiseaux RA, et al：Primary care based randomised, double blind trial of amoxicillin versus placebo for acute otitis media in children aged under 2 years. BMJ, 320：350-354, 2000
3) Rosenfeld RM, et al：Natural history of untreated otitis media. Laryngoscope, 113：1645-1657, 2003
4) Jacobs J, et al：Homeopathic treatment of acute otitis media in children：a preliminary randomized placebo-controlled trial. Pediatr Infect Dis J, 20：177-183, 2001
5) Venekamp RP, et al：Antibiotics for acute otitis media in children. Cochrane Database Syst Rev, 1：CD000219, 2013

6) Shea KM, et al : Modeling the decline in pneumococcal acute otitis media following the introduction of pneumococcal conjugate vaccines in the US. Vaccine, 29 : 8042-8048, 2011
7) Grijalva CG, et al : A second-generation pneumococcal conjugate vaccine for prevention of pneumococcal diseases in children. Curr Opin Pediatr, 23 : 98-104, 2011
8) 生方公子:肺炎球菌とインフルエンザ菌についての免疫学的考察. Jap J Antibiotics, 54 : 72-79, 2001
9) Rolnad PS, et al : Topical ciprofloxacin/dexamethasone otic suspension is superior to ofloxacin otic solution in the treatment of granulation tissue in children with acute otitis media withotorrhea through tympanostomy tubes. Otolaryngol Head Neck Surg, 130 : 736-741, 2004
10) Klein JO, et al : The use of topical ofloxacin for otic diseases in infants and children. Summary and conclusions. Pediatr Infect Dis J, 20 : 123-125, 2001
11) Roland PS, Kreisler LS, Reese B : Topical ciprofloxacin/dexamethasone otic suspension is superior to ofloxacin otic solution in the treatment of children with acute otitis media with otorrhea through tympanostomy tubes. Pediatrics, 113 : e40-46, 2004
12) Schmelzle J, et al : Acute otitis media in children with tympanostomy tubes. Can Fam Physician, 54 : 1123-1127, 2008
13) van Dongen TM, et al : A trial of treatment for acute otorrhea in children with tympanostomy tubes. N Engl J Med, 370 : 723-733, 2014
14) 宇野芳史:小児急性中耳炎に対する鼓膜切開術の現状とその有用性について. 小児耳鼻, 29 (3) : 226-235, 2008
15) Rosenfeld RM, et al : Clinical Practice guideline : Adult sinusits. Otolaryngol Head Neck Surg, 137 : S1-S31, 2007
16) Fokkens W, et al : European position paper on rhinosinusitis and nasal polyp 2007. Rhinol Suppl, 20 : 1-136, 2007
17) Thomas M, et al : EPOS primary care guidelines : Europeans position paper on the primary care diagnosis and managemnet of rhinosinusitis and nasal pplyps 2007-a summary. Prim Care Respir J, 17 : 79-89, 2008
18) American Academy of Pediatrics Subcommittee on Management of Sinustits and Committee on Quality Improvement : Clinical practice guideline : management of sinusitis. Pediatrics, 108 : 798-808, 2001

プロフィール

永田理希（Riki Nagata）

- ながたクリニック　耳鼻咽喉科（感染症・アレルギー疾患）頭頸部外科（腫瘍・がん・外傷）院長
- 加賀市民病院　感染制御＆抗菌薬適正指導顧問
- 感染制御専門医
- 抗菌化学療法認定医
- 新しい創傷治癒・熱傷治癒　実践指導医
- ダイビングドクター（DDNET登録医）
- 耳鼻咽喉科専門医
- 医学博士（成人・小児におけるPRSP・BLNARに関する耐性遺伝子変異）
- 感染症倶楽部シリーズ　統括代表
  season 1：感染症倶楽部 in 金沢（ICIK：アイシック）第1～9期
  　　　　　～感染症予備校：土壌を改善し，種を蒔くために！～
  season 2：感染症倶楽部 on line（ICOL：アイコール）
  　　　　　～いつでもどこでも学べる場：ともに土壌を改善し，種を蒔こう！～
  season 3：Infection Control Team 『梁山泊』（ICT梁山泊）
  　　　　　～全国で孤軍奮闘するICTメンバーの情報共有・相談の場：集結せよ！～
  season 4：北陸感染制御コンソーティアム strategists（HICCS）
  　　　　　～北陸に埋もれた軍師を探せ！プロジェクト！～

　頭頸部外科・耳鼻咽喉科疾患，感染症一般，ワクチン，皮膚外傷＆熱傷，ダイビング疾患などは専門性を生かし，現場医療の最前線である地域医療で日々診療しながら，病院での感染制御・抗菌薬適正指導に顧問として関わり，年5～6回シリーズ（全20～24回）の「感染症予備校」を来年，いよいよ北陸新幹線の開通する石川県金沢市で9年前より開催しております．
　また，遠方であったり，産休・育休などで現場から離れている…，日々，感染症に関して相談できる仲間がいない…などの方のためにFacebookにて，「感染症倶楽部on line：ICOLアイコール」を開設しております．ご興味のある方は是非，ご参加・ご登録ください！
　ともに日本の感染症の土壌を改善し，種を蒔きましょう！エイエイオーなのです！
　（ちなみに検索サイトで「ながたクリニック」を検索し，右上のアイコンをクリックして頂ければ，専用サイトに入れます（^_^）v）

第2章 耳鼻のどの疾患の診かた

3. 顔面神経麻痺への対応

吉田尚弘

● Point ●

・顔面神経麻痺が中枢性か末梢性かを判断する

・顔面神経麻痺の評価を行う

・Bell麻痺，Hunt症候群では発症後3日〜1週間の悪化を防ぐ早期治療が重要

はじめに

「口から水が漏れる」，「片側の顔面の動きが悪くなった」と気づかれ外来を受診されることが多い．治療のポイントは，
① 急激な発症か，緩徐な麻痺の進行か，反復性か
② 中枢性か末梢性か
③ 原因疾患の診断
④ Bell麻痺，Hunt（Ramsay Hunt）症候群では早期の治療開始
である．

1. 発症様式：顔面神経麻痺は急激に生じたか？ 緩徐か？

「目が閉じなくなった」「水を飲もうとしたら口角から漏れた」「片側の顔が動かない」などの自覚症状で受診される．まず，発症時期，急な発症で気付いたのか，週，月単位で徐々に進行したかを聴取する．急性の発症機転をもつ感染症，Bell麻痺，Hunt症候群などでは，発症後数日間で症状が進行するのが一般的である．月単位で緩徐に進行した場合は，腫瘍浸潤や顔面神経鞘腫などによる麻痺を第一に考える．反復性の場合も腫瘍性を疑う．

2. 顔面神経麻痺重症度の評価

顔面神経が支配する表情筋の麻痺の程度を評価する．顔面神経麻痺の評価（表情筋運動スコア）は日本では，①安静時非対称，②額のしわ寄せ，③軽い閉眼，④強い閉眼，⑤片目つぶり，⑥鼻翼を動かす，⑦頬のふくらませ，⑧イーと歯を見せる，⑨口笛，⑩口をへの字に曲げる，の10項

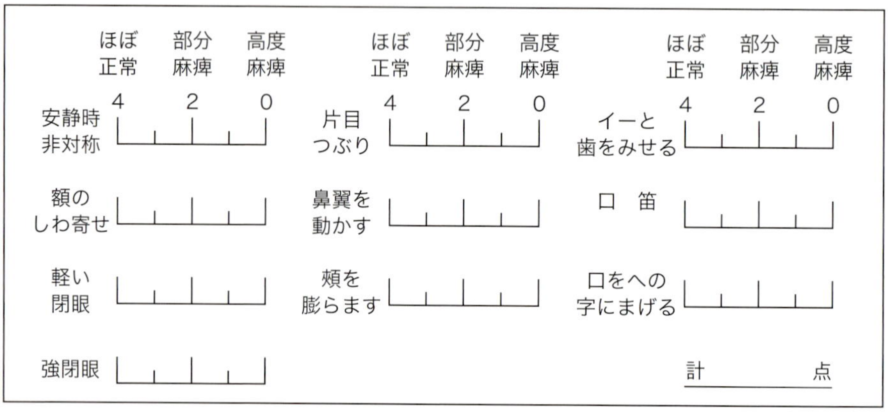

```
              ほぼ  部分  高度          ほぼ  部分  高度          ほぼ  部分  高度
              正常  麻痺  麻痺          正常  麻痺  麻痺          正常  麻痺  麻痺
       安静時   4   2   0    片目    4   2   0    イーと    4   2   0
       非対称  ├──┼──┤      つぶり  ├──┼──┤    歯をみせる ├──┼──┤

       額の          ├──┼──┤    鼻翼を  ├──┼──┤    口笛    ├──┼──┤
       しわ寄せ                動かす

       軽い          ├──┼──┤    頬を    ├──┼──┤    口をへの ├──┼──┤
       閉眼                    膨らます          字にまげる

       強閉眼        ├──┼──┤                          計      点
```

4点：左右差がない，または，ほとんどない（ほぼ正常）
2点：明らかに左右差があるが，患側の筋収縮がみられる（部分麻痺）
0点：筋収縮が全くみられない（高度麻痺）

図1 顔面神経麻痺の表情筋運動スコア（40点法）
文献1より改変して転載

目について各項目4点満点，合計40点で評価を行う（**40点法**）（**図1**）[1]．原則として0（高度麻痺），2（部分麻痺），4点（ほぼ正常）で評価し，1，3点はつけない．正常では40点満点となる．**0〜8点を完全麻痺，10点以上を不全麻痺，10〜18点を中等症，20点以上を軽症とする．**主観的な検査であるが評価者による大きな差異は出にくい．一方，欧米では，House-Brackmann grading scale を用いることが多い．主として聴神経腫瘍，小脳橋角部腫瘍摘出術前後の機能評価として用いられることが多く，個々の神経枝の運動評価よりも全体としての機能，後遺症に重きがおかれている．40点法と House-Brackmann grading scale とはほぼ点数に相関があり，grade Ⅰは40点，grade Ⅱは32〜38点，grade Ⅲは24〜30点，grade Ⅳは16〜22点，grade Ⅴは8〜14点，grade Ⅵは0〜6点に相当する．そのほか，Sunnybrook facial grading system もある．病的共同運動，後遺症の評価項目があり，リハビリテーション中の回復を評価できるスコアリングシステムである．

3. 顔面神経麻痺の診察，病歴聴取のポイント

表1に顔面神経麻痺の診察，病歴聴取のポイントを示した．中枢性か末梢性顔面神経麻痺かの判断は額部の麻痺の有無，中枢性神経症状の有無で判断する．顔面神経の大脳皮質からの走行を示す（**図2**）．額部の動きは橋顔面神経核上の両側の大脳皮質からの神経支配を受けるため，この神経路が出血，梗塞などにより障害されて生じた場合には額部の動きのみ保たれ中枢性顔面神経麻痺と診断される．また，橋の顔面神経核周囲には，前庭神経核が位置しこの部位での障害では，額部を含めた顔面神経麻痺にめまい，難聴などを合併する．顔面神経は，脳幹から内耳道，顔面神経管，頸乳突孔，耳下腺の浅葉と深葉の間を走行，分枝し耳下腺前端より表情筋へと分布する．顔面神経麻痺と随伴症状から原因疾患，障害部位を考える．中枢性神経症状を伴う場合には，MRI検査を行う．

末梢性顔面神経麻痺の障害部位診断は，救急外来受診の場合は翌平日以降に専門医（耳鼻咽喉

表1 顔面神経麻痺患者の診察, 病歴聴取のポイント

①発症様式
急激か, 緩徐か, 反復性か
②随伴症状, 理学所見
1) 顔面神経麻痺の評価
・額部の動きに左右差があるか:中枢性か末梢性かの鑑別 ・40点法での評価 　　(ほかに評価法としてHouse-Brackmann grading scale, Sunnybrook facial grading system)
2) 耳症状・所見:外耳道, 鼓膜を耳鏡で観察する
・耳痛 ・耳介の皮疹:水疱があればHunt症候群疑う ・耳漏 ・中耳炎 (真珠腫性中耳炎, 慢性中耳炎の治療歴の有無) ・めまい:眼振を確認. Hunt症候群での多脳神経炎 ・難聴:Hunt症候群での多脳神経炎, 腫瘍
3) 全身所見
・発熱, 全身炎症所見
4) 顔面の知覚鈍麻:三叉神経障害の有無
5) 口腔, 咽頭, 喉頭所見
・嚥下障害:軟口蓋麻痺, カーテン徴候:仮性球麻痺の有無 ・嗄声:反回神経麻痺の有無 ・口腔内粘膜疹の有無
6) 耳下腺腫脹, 腫瘍:患側の耳下腺の硬結, 腫瘍がないかも触診する
7) 外傷の有無

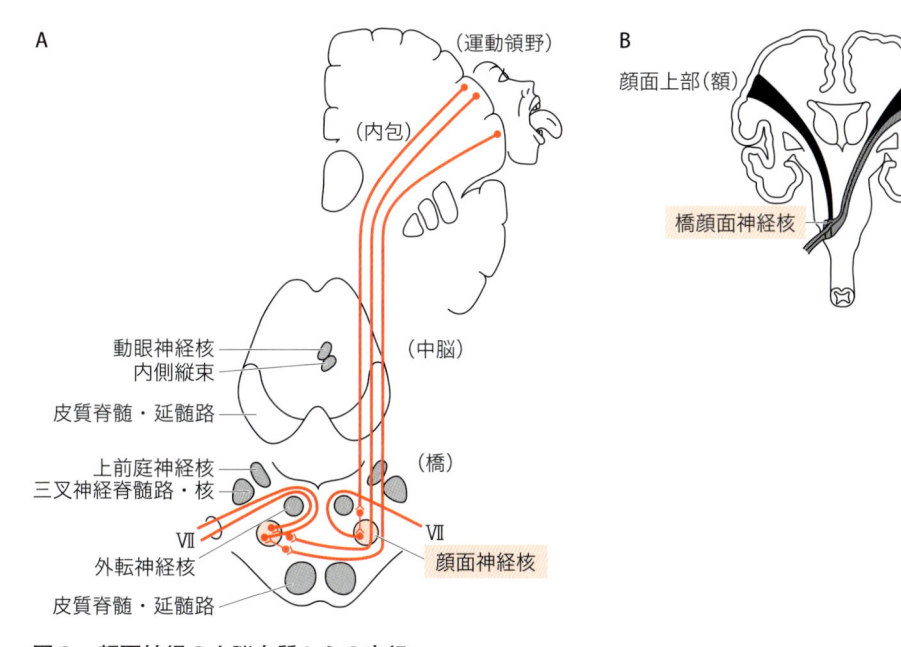

図2 顔面神経の大脳皮質からの走行
　　B) 文献2より改変して転載

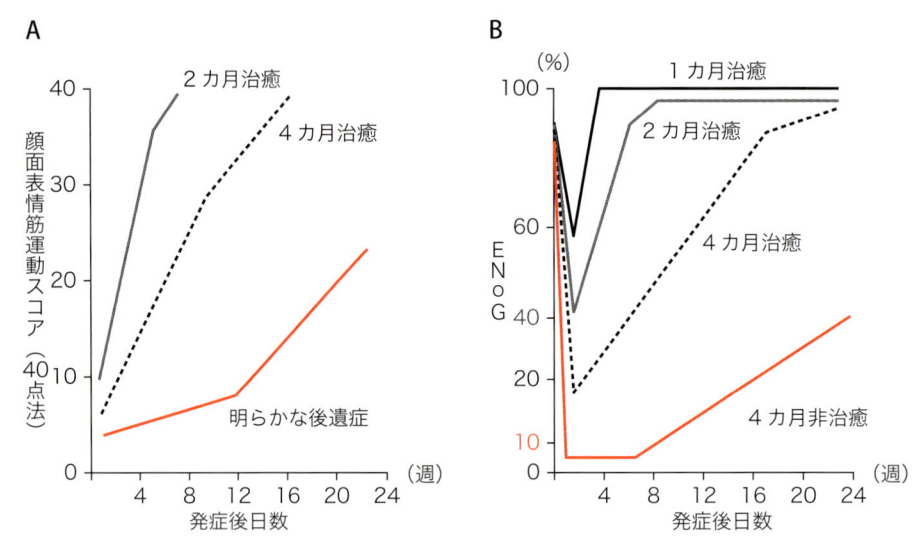

図3　顔面表情筋運動スコアとENoGの関係

科）受診し検査依頼するのでよい．末梢性神経麻痺の障害部位は流涙検査，あぶみ骨筋反射，味覚検査を用いて診断する．流涙検査は，シルマー法を用いる．あぶみ骨筋反射は，顔面神経の枝であるあぶみ骨神経があぶみ骨筋を支配し，強大音によりあぶみ骨筋が収縮し鼓膜の可動性を変化させるためティンパノメトリーで検出する．高度難聴がある場合には音刺激が十分でないためあぶみ骨筋反射が生じないことがあるので注意が必要である．

誘発筋電図検査（electroneurography：ENoG）は，顔面神経機能評価には有用である．ENoGは健側との比較でおおよそどの程度の神経束が残っているかを評価することができる．また，40点法の表情筋運動スコアとENoG測定値は相関がみられるため，正確な40点法の表情筋運動スコアの評価は重要である．顔面神経は平均1日1mm伸長するため，一般的に残余神経の多い方が早く，また末梢側に近い部位での障害の回復が早いこととなる（図3）．

4. 原因疾患の診断の要点と治療，専門医への紹介のタイミング

顔面神経麻痺の原因疾患としては，
① 感染・ウイルス再活性化・炎症：急性中耳炎からの炎症波及，真珠腫性中耳炎，稀にANCA関連血管炎性中耳炎など，Hunt症候群，Bell麻痺
② 腫瘍：聴神経腫瘍，小脳橋角部腫瘍，顔面神経鞘腫，耳下腺腫瘍（悪性，稀に良性）
③ 外傷：側頭骨骨折
④ 全身疾患：糖尿病
などがある（表2）．

急性中耳炎からの炎症波及による顔面神経麻痺は乳幼児に多く，通常耳痛，耳漏，発熱を伴う．鼓膜所見で発赤，腫脹がみられ中耳炎からの炎症波及が疑われる場合には専門医にすぐに紹介する．急性中耳炎による顔面神経麻痺では鼓膜切開，排膿，鼓膜チューブ留置，入院による抗菌薬

表2　顔面神経麻痺を生ずる主な疾患

①感染，ウイルス再活性化，炎症
・急性中耳炎からの炎症波及，真珠腫性中耳炎の進展
・自己免疫疾患（ANCA関連血管炎性中耳炎）
・Hunt症候群（Ramsay Hunt syndrome）
・Bell麻痺（Bell's palsy）
②腫瘍
・聴神経腫瘍
・小脳橋角部腫瘍
・顔面神経鞘腫
・耳下腺腫瘍（悪性，良性）
③外傷
・側頭骨骨折
④全身疾患
・糖尿病　　など

投与が行われる．真珠腫性中耳炎では真珠腫母膜が顔面神経管の骨破壊をきたし顔面神経麻痺を発症する．鼓膜所見での骨破壊，耳漏，耳鼻咽喉科受診歴を確認する．初期は軽症から中等症の麻痺であることが多い．めまいがなければ抗菌薬，ステロイドを内服させ，早めの手術加療を予定する．

　末梢性神経麻痺で多い疾患は，Bell麻痺，Hunt症候群である．内訳はBell麻痺が約70％，Hunt症候群は約30％である．Bell麻痺は単純ヘルペスウイルス（herpes simplex virus：HSV），Hunt症候群は水痘・帯状疱疹ウイルス（varicella zoster virus：VZV）の既感染により顔面神経節に潜伏していたそれぞれのウイルスが再活性化することで，顔面神経浮腫をきたす．顔面神経は顔面神経管骨によりほぼ隙間なく囲まれているため神経の浮腫により絞扼をきたし血流障害を生ずると考えられている．小児では顔面神経と顔面神経管の間に大人よりも隙間があるため，Bell麻痺やHunt症候群も大人と比べて回復しやすいと考えられている．Bell麻痺では顔面神経麻痺以外の症状はない．一方でHunt症候群では耳痛，耳介に皮疹を伴い，難聴や仮性球麻痺などほかの神経症状を伴うことがある．多神経炎を生じている場合は入院のうえ加療を行う．一部の水痘・帯状疱疹ウイルスによる顔面神経麻痺では，耳介の皮疹を伴わず耳痛のみ伴うことがあり，zoster sine herpeteと呼ばれBell麻痺として治療されることがあるので注意する．Hunt症候群はBell麻痺と比して予後が悪く，Hunt症候群の治療による治癒率は約70％，Bell麻痺は90％である．

　Bell麻痺，Hunt症候群では発症後3日〜1週間，顔面神経麻痺が炎症，浮腫，変性により悪化する．

●ここがポイント
早期治療の目的は，副腎皮質ステロイドと抗ウイルス薬により，この顔面神経管内の顔面神経浮腫をなるべく減らし神経へのダメージを最小限にとどめることである．したがって，治療を早期に開始することが大切で，また治療をしても麻痺はある程度進行する旨を本人家族に説明しておく．

　Hunt症候群では，プレドニン®を経口で体重1 kgあたり1 mgを漸減投与し，あわせてバルト

レックス®3,000 mg/日を1週間内服する．Bell麻痺ではバルトレックス®の量を単純ヘルペスの治療に準じて1,000 mg/日とすることが多い．副腎皮質ステロイド（プレドニン®）使用にあたり，感染症，胃潰瘍，結核，糖尿病，肝炎の既往や将来の大腿骨頭壊死の危険性，他の内服薬の服用歴も問診，説明したうえで投与する．完全麻痺に対して顔面神経減荷術を行う施設もある．

側頭骨骨折による即時型の顔面神経麻痺は，早期の緊急手術の適応となるため専門医に紹介する．一方，受傷後数日してから生じた顔面神経麻痺は保存的に治療される．

5. 後遺症とリハビリテーション

Hunt症候群，Bell麻痺では，早期に治療を開始しても完全に回復しないこともあり，特に発症後ENoGで完全麻痺と判断された症例では回復が難しい症例が多くなる．このような中等度から完全麻痺では，麻痺後のリハビリテーションも重要である．低周波のマッサージや強い表情筋力運動は，顔面神経束の誤支配を生じやすくなるため禁忌である．安静時はほぼ改善しても病的共同運動，顔面神経痙攣を生ずるようになると日常生活での不都合が大きいので留意する．

おわりに

顔面神経麻痺は，Bell麻痺，Hunt症候群以外の原因で起きることもある．発症様式，理学所見をもとに病態，障害部位を考えて治療することが大切である．

文献・参考文献

1) 村上信五：B．顔面神経麻痺の診断　III顔面神経麻痺の評価，「顔面神経麻痺診療の手引き」（日本顔面神経研究会／編），pp29，金原出版，2011
2) 池田　稔：A．顔面神経麻痺診療の基礎知識　II顔面神経，顔面表情筋の解剖，「顔面神経麻痺診療の手引き」（日本顔面神経研究会／編），pp2，金原出版，2011

プロフィール

吉田尚弘（Naohiro Yoshida）
自治医科大学附属さいたま医療センター耳鼻咽喉科　准教授
顔面神経は頭蓋底から側頭骨，耳下腺を走行するため耳鼻咽喉科領域疾患の治療では特にかかわりのある脳神経です．耳鼻咽喉科領域，内視鏡下手術，神経耳科，頭蓋底外科手術，涙道・眼窩内手術など他科との合同手術・治療は現在興味ある分野です．

第2章 耳鼻のどの疾患の診かた

4. 突発性難聴への対応

梅木 寛

● Point ●

・中耳炎などによって難聴をきたす場合もあるので，鼓膜の観察を行うこと
・めまいを伴う難聴もあるので，常に難聴の有無を確認すること
・外リンパ瘻などめまいが後から出現する疾患もあるので，症状の変化も観察すること

はじめに

　突発性難聴の主訴として最も多いのはもちろん難聴だが，それ以外にもめまい，耳鳴，耳閉感（耳が詰まった感じ）などさまざまな訴えを呈する場合がある．本稿では，耳鏡，音叉といった最低限の器具しかない状況での突発性難聴の診断・治療とそれ以外の鑑別疾患をまとめている．

1. 突発性難聴の診察

　マクロビューなどの鼓膜の観察ができる拡大耳鏡などがあれば鼓膜の診察は容易だが，なければ耳介下方を牽引し外耳道を観察して，耳垢が外耳道に詰まってないか確認する．突発性難聴は正常の鼓膜所見を呈する．ほか鑑別疾患としてあげられるMeniere病，外リンパ瘻，ムンプス難聴なども同様に正常鼓膜所見を呈する．耳漏を伴う中耳炎などあった場合には，内耳炎の併発による感音性難聴が考えられる．

　難聴の精密な診断には純音聴力検査など精密な検査が必要であるが，音叉でも感音性難聴，伝音性難聴の簡便な検査は可能である．音叉の検査としてはWeber法（Weber Test），Rinne法（Rinne Test）がある．**Weber検査**は音叉を鳴らして頭頂部や前額部の中央に立てて，音の偏在を調べる検査である（第2章-1 図4参照）．片方の耳に難聴がある場合，伝音性難聴なら難聴側（患耳）に，感音性難聴なら正常側（健耳）に音叉の音が大きく聞こえる．もし難聴がなければ左右差は認めない．**Rinne検査**は音叉を鳴らして検耳の耳介後方の頭蓋骨に触れる皮膚（乳様突起）に立てて音（骨導聴力）が聞こえなくなったときに，耳孔に近づけて音（気導聴力）が聞こえるか尋ね，気導と骨導のどちらがよく聞こえるか調べる検査である（第2章-1 図5参照）．気導聴力が骨導聴力よりよく聞こえる場合はRinne陽性であり，正常耳か感音性難聴と推測される．その逆の場合にはRinne陰性となり，伝音性難聴と推測される．両検査も対側が正常の耳であると仮定したうえでの検査であり，実際には高齢者で理解力が乏しく，また加齢に伴う老年性

難聴もある場合にはかなり困難であることが多い．もし**突発性難聴**であれば，鼓膜所見は正常であり，Weber検査は正常の耳側に強く聞こえ，Rinne検査はRinne陰性となる．

2. 突発性難聴の治療

実際の臨床では突発性難聴の治療は，鑑別診断の除外も含めて早めの耳鼻咽喉科への紹介がよいと思われる．もし困難であれば耳鼻咽喉科紹介受診までステロイド経口薬の投薬を行う．薬物療法に関しては単剤でエビデンスを得られた治療薬はない．実際の臨床では，ステロイド，ビタミンB_{12}製剤（メチコバール®など），アデノシン三リン酸二ナトリウム製剤（アデホスコーワなど）などを組合わせた複数の薬剤が処方されることが多い．糖尿病患者へのステロイドの投与を行う場合には，インスリンでの血糖管理を必要とする場合があるので，糖尿病専門医への紹介も必要である．

●処方例
①プレドニゾロン（プレドニン®錠5 mg）30〜60 mg/日　1日1，2回（朝食後または朝昼食後）3日ごとに5 mgずつ漸減
　　または
　ベタメタゾン（リンデロン®錠0.5 mg）3〜4 mg/日　3日ごとに1 mgずつ漸減
※ステロイドは夕方以降に内服すると，高齢者は不眠になる可能性があるので，服用時間を考慮すること．
②アデノシン三リン酸二ナトリウム製剤（アデホスコーワ顆粒）
　　1回1.0 g　1日3回（朝昼夕食後）
③ビタミンB_{12}製剤（メチコバール®錠　1回500 μg　1日3回（朝昼夕食後）
④テプレノン（セルベックス®細粒10％）1回0.5 g　1日3回（朝昼夕食後）
※②・③・④は①の日数分処方する．④はプレドニン®による胃酸亢進に対する胃粘膜保護目的．

---

3. 突発性難聴の鑑別診断

症例1

65歳女性．夕食後，めまいが突如出現し，嘔吐も激しいため，救急外来を受診した．頭部CTを行ったが，脳出血を疑う所見は認めなかった．鼓膜所見は正常，眼振は僅かに右向き眼振認めた．「良性発作性頭位変換めまい症」として入院となった．入院して2日経過し，めまい・嘔吐は消失したが，浮遊感，右耳鳴，右耳閉感があったため，耳鼻咽喉科に紹介した．耳鼻咽喉科の診断は「右突発性難聴」であり，耳鼻咽喉科に転科となった．

表1　突発性難聴の主な鑑別疾患

メニエール病 ※初回発作時に難聴を伴う場合もあり鑑別が困難な場合もある
聴神経腫瘍 ※約10％は初発症状として難聴の場合がある
外リンパ瘻 ※初期はめまいを伴う突発性難聴との鑑別が困難な場合もある
ウイルス性内耳炎（ムンプス難聴, Ramsay-Hunt症候群など）
多発性硬化症・多発神経炎
心因性難聴など

文献2より改変して転載

1 突発性難聴

- 突然発病する突発性感音性難聴で，原因は内耳の血流障害，ウイルス感染説などさまざまな病態が考えられている．
- 症状としては，難聴，耳鳴，めまいである．突発性難聴の約4割にめまいを併発するとされている．めまいの原因としては，内耳を栄養する内耳動脈は細い終末血管であり，蝸牛動脈，前庭動脈に分岐しているため，突発性難聴をもたらした血流障害の影響により半規管などのバランスが崩れるためと考えられている．
- 基本的には一度改善した難聴が再度増悪することはない．再発したり対側に難聴をきたす場合にはメニエール病，聴神経腫瘍などのほかの疾患を考慮し，耳鼻咽喉科に紹介した方がよい．
- 鑑別診断としては，メニエール病，聴神経腫瘍，内耳窓破裂（外リンパ瘻），ムンプス難聴・Ramsay-Hunt症候群などのウイルス性内耳炎などがある（表1）．
- 治療は安静・休養，薬物療法，高圧酸素療法などがある．
- 予後を左右する因子としては治療開始時期・重症度・聴力型・めまいの有無・発症年齢などがあるが，早期診断・早期治療が大原則であり，耳鼻咽喉科へ1週間以内の紹介が困難であれば，薬物治療を先行させることも重要である．

症例2

56歳男性．夕食後，右耳閉感と耳鳴が出現し，一晩様子をみたが改善ないため，救急外来を受診した．鼓膜所見は正常であり，Weber検査は左に偏在していた．頭部CT検査では脳出血などの所見を認めなかった．「右突発性難聴」と診断し，ステロイド内服などを処方し，後日耳鼻咽喉科へ紹介とした．その後数週間して病院の廊下で紹介した耳鼻咽喉科医師と出会った際に「先日右突発性難聴で紹介してもらった患者さんだけど，難治性だったので，頭部MRIを行ったら聴神経腫瘍だったよ」と告げられた．

2 聴神経腫瘍

- 基本的には難聴は徐々に進行するが，時に突然難聴が出現する場合もある．初発症状の約10％が難聴といわれている．その原因としては腫瘍の増大により周囲の血管を圧迫するためといわれている．
- 聴神経腫瘍は内耳道内の第8神経のSchwann鞘より発生する神経鞘腫である．聴神経には聴

覚を司る蝸牛神経と平衡感覚を司る前庭神経があるが，ほぼ前庭神経から発生する．
- 症状は突発性難聴と同様に難聴，耳鳴，めまいである．顔面神経も聴神経のそばを平行に走行するが，顔面神経麻痺で初発することは稀である．
- 聴神経腫瘍と診断された症例の多くは脳ドックでの頭部MRI検査で見つかることが多い．また突発性難聴と診断され治療を行うも，難治性のため頭部MRI検査を行った際に発見されることもある．
- 頭部MRI造影検査では数mmの大きさの腫瘍も検出できるが，耳X線検査（Stenvers法），頭部CT検査では困難である場合が多い．
- 聴神経腫瘍は良性腫瘍であるため，まずは画像で経過観察を行い，増大傾向があれば手術または放射線治療が選択される．緊急疾患ではないが，難治性またはくり返す難聴があれば他鑑別疾患と同様に早期に耳鼻咽喉科に紹介した方がよい．

症例3

37歳女性．約3日前の咽頭痛の後に膿性鼻漏が著明であった．鼻をかんだときに左耳にパチッと音がした後に左難聴，めまいが出現した．そのまま耳鼻咽喉科開業医受診し，「左突発性難聴」と診断された．ステロイド内服などを処方され帰宅し家事を行っていたところ，徐々にめまい激しくなり，救急外来を受診した．鼓膜所見は正常，左向き頭位にて眼振を認めるが眼振の方向は不規則であった．耳鼻咽喉科に紹介したところ，「外リンパ瘻」として入院となった．

3 外リンパ瘻

- 外リンパ瘻は内耳の前庭窓，蝸牛窓などから外リンパが中耳に漏れ出すことによって生じる疾患である（図）．
- 原因としては，①先天性奇形，②中耳手術，頭部外傷，鼻を強くかむ・飛行機・ダイビングなどの気圧変動による外傷性，③力仕事・分娩・嘔吐・咳き込みなどによる髄液圧上昇，④原因に全く自覚がない特発性の4つに分けられている．
- 難聴，耳鳴，耳閉感，めまいを主訴とするが，初期にはめまいを自覚しない場合がある．
- めまいの性状も激しいめまいというよりフラフラ感といった平衡障害を訴えることがある．
- 発症初期はめまいを伴った突発性難聴との鑑別は困難であることが多い．また難聴の程度も日々変化することもある．
- 厚生労働省研究班からの診断基準（表2）も示されているが，確定診断には手術を必要とすることもあり，外リンパ瘻の診断は困難である．現在，中耳腔からchochlin-tomoprotein（CTP）の検出検査による外リンパ瘻診断の研究が進められているが，実際の臨床ではまだ行われていない．
- 治療には保存的療法と外科的療法がある．保存的療法は瘻孔の自然閉鎖を目的として，入院のうえ，髄液圧上昇を抑え外リンパの漏出を消失させるためベッド上で頭を30°上げた状態で約1週間安静を保つ方法である．入院中は髄液圧や内耳圧の上昇を抑えるため，めまいがあればドンペリドン（ナウゼリン®）などの制吐薬，便秘があれば酸化マグネシウム（マグミット®）などの緩下薬を用いる．ステロイドについては瘻孔の自然閉鎖を遅らせるという理由で賛否両論がある．安静によって聴力改善やめまい消失のない場合や安静解除によって再び症状が再燃

A

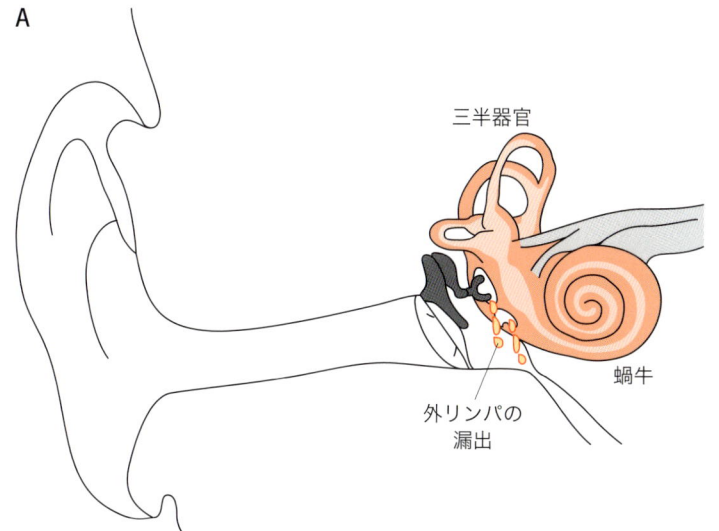

三半器官
蝸牛
外リンパの漏出

B 蝸牛の断面図

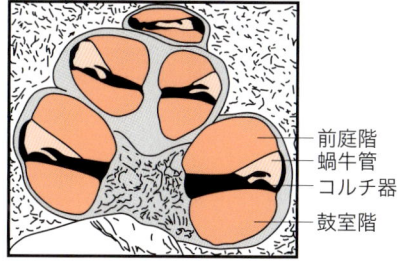

前庭階
蝸牛管
コルチ器
鼓室階

C 蝸牛の外リンパ腔模式図

耳小骨
前庭窓
外リンパ
鼓膜
蝸牛窓

前庭窓（卵円窓）：蝸牛への音の入口
蝸牛窓（正円窓）：蝸牛からの音の出口

図　外リンパ瘻

表2　外リンパ瘻診断基準（案）

1. **確実例**
   下記項目のうちいずれかを満たすもの
   1) 顕微鏡，内視鏡などにより中耳と内耳の間に瘻孔を確認できたもの
      瘻孔は蝸牛窓，前庭窓，骨折部，microfissure，奇形，炎症などによる骨迷路破壊部などに生じる
   2) 中耳から cochlin-tomoprotein（CTP）が検出できたもの

2. **疑い例**
   下記項目の外リンパ瘻の原因や誘因があり，難聴，耳鳴，耳閉塞感，めまい，平衡障害などが生じたもの
   1) 側頭骨骨折などの外傷，中耳および内耳疾患（真珠腫，腫瘍，奇形，半規管裂隙症候群など）の既往または合併，中耳または内耳手術など
   2) 外因性の圧外傷（爆風，ダイビング，飛行機搭乗など）
   3) 内因性の圧外傷（はなかみ，くしゃみ，重量物運搬，力みなど）

3. **参考**
   1) 明らかな原因，誘因がない例（idiopathic）がある
   2) 下記の症候や検査所見が認められる場合がある
      ① 「水の流れるような耳鳴」または「水の流れる感じ」がある
      ② 発症時にパチッなどという膜が破れるような音（pop音）を伴う
      ③ 外耳，中耳の加圧または減圧でめまいを訴える．または眼振を認める
      ④ 画像上，迷路気腫，骨迷路の瘻孔など外リンパ瘻を示唆する所見を認める
      ⑤ 難聴，耳鳴，耳閉塞感の経過は急性，進行性，変動性，再発性などであるが，聴覚異常を訴えずめまい・平衡障害が主訴の場合がある

文献4より改変して転載

する場合には，耳鼻咽喉科医によって外科的療法（鼓室開放術）が選択される．
・外リンパ瘻の診断は困難であり，また治療の選択も難しいため，もし疑う場合には早期に耳鼻咽喉科へ紹介した方がよい．

● **ここがピットフォール**
突発性難聴の患者が，めまいによる嘔気・嘔吐にて入院して，嘔気・嘔吐が治まった後に難聴を訴える場合もあるので，めまいの患者でも音叉などによる簡易的な聴力検査を行うことが重要である．

文献・参考文献

1) 「ENTONI No.100　耳鼻咽喉科外来　薬の選び方・使い方・投与期間」（本庄　巖, 市川銀一郎/編集主幹, 夜陣紘治/編集企画）, 全日本病院出版会, 2009
2) 「新　図説耳鼻咽喉科・頭頸部外科講座1　内耳」（八木聰明/編）, メジカルビュー社, 2000
3) 日本めまい平衡医学会：めまい診断基準化のための資料（http://www.memai.jp）, 1988
4) 池園哲郎：難聴・めまいのバイオマーカーCTPの新展開. Otol Jpn, 22 (5)：911-917, 2012

プロフィール

梅木　寛（Hiroshi Umeki）
沖縄県立中部病院耳鼻咽喉科・頭頸部外科
沖縄県立中部病院は沖縄本島の真ん中うるま市にあります．その位置関係から沖縄県中北部の救急医療の中心であり，離島支援の中核的役割も果たしています．古くからの臨床研修指定病院でありながらも，若々しい活気に満ちあふれた病院です．その中で日々研修指導を行いつつ，実地の耳鼻咽喉科診療に励んでいる毎日です．

5. 鼻出血，異物（鼻・耳），鼓膜損傷への対応

梅木　寛

●Point●

- 鼻出血は慌てず，まずは圧迫止血を試みる
- 鼻・耳異物は無理に除去せず，早めに耳鼻咽喉科に紹介する
- 鼓膜損傷はめまいがなければ慌てる必要はない

はじめに

　本稿では鼻出血，鼻と耳の異物，鼓膜損傷と，救急室で遭遇する耳鼻咽喉科救急疾患を取り上げているが，救急室で処置可能な耳鼻咽喉科救急疾患は限られる．各疾患に対する初期の対応と専門医に紹介するポイントを本稿にまとめている．

1. 鼻出血

症例1
　34歳女性．台所で食器洗い中に左鼻出血あり．ティッシュを詰めて上を向くが，のどに血が流れ込んでくるので，救急外来を受診した．

1 診察・処置

　まずは慌てないこと．止まらない鼻出血で患者は興奮している状態であり，診察する医師が慌てると，さらに不安になる．出血が持続している場合には，血液を飲み込まないように下へ顔を向かせる．臥床する場合には横を向かせる．次に片方または両方の小鼻（鼻翼）を押して圧迫止血（ピンチング）を行う（図1）．前方からの出血であれば，5〜10分間の圧迫（ピンチング）で止血できる場合もある．最近は少なくなったが，時に鼻血が出たときにちり紙を詰めて上を向いている患者も認める．ちり紙は細かい遺残物になりやすく，また乾燥して傷口に貼り付いている場合には除去した際に再度出血する可能性が高い．救急外来に受診したときにすでに止血している症例も多いが，先ほどの対処法を指導することも大切である．出血が少量または止まっていれば，**出血の程度（量）と頻度，誘因（原因），基礎疾患の有無，ワーファリンなどの抗凝固薬内服の有無，その他治療既往の有無，薬剤アレルギーの有無**を聴取する．聴取後，鼻用摂子，耳鏡，

A）片鼻のピンチング　　B）両鼻のピンチング

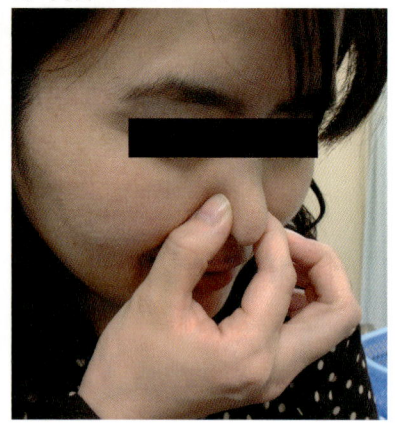

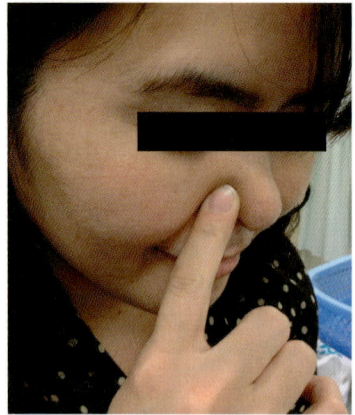

図1　圧迫止血（ピンチング）

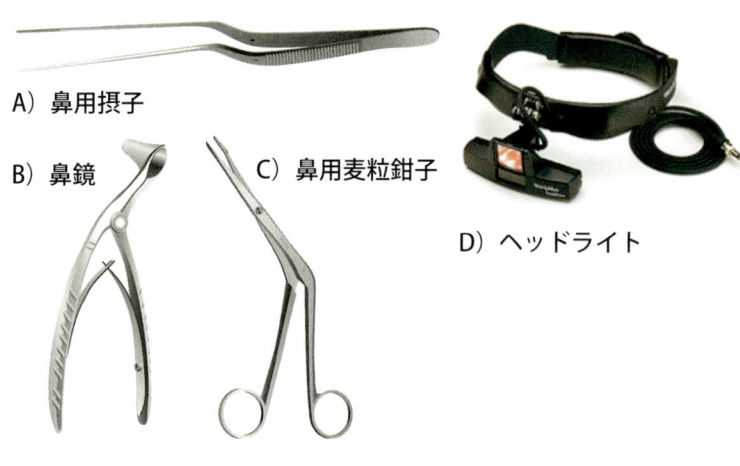

A）鼻用摂子
B）鼻鏡
C）鼻用麦粒鉗子
D）ヘッドライト

図2　一般的な耳鼻咽喉科診察器械
　　A～C）文献5より転載
　　D）文献6より転載

　ヘッドライトなどの一般的な耳鼻咽喉科診察器械（図2）がある場合には，器械を用いて鼻の診察を行う．のどへの血液の流れ込みが多い場合には，Kiesselbach部位以外の鼻腔後方から出血していると想定できる．鼻腔後方からの出血は止血困難であることが多く，輸血，入院，全身麻酔下の止血術を必要とする場合がある．その場合には，まずバイタルチェック，採血（検血・生化学・凝固），静脈ルート確保を行うこと．

2 鼻出血の好発部位（図3）
① Kiesselbach部位（Little部位）：前篩骨動脈・大口蓋動脈・蝶口蓋動脈の吻合部
② 鼻中隔前上部：前篩骨動脈
③ 鼻腔後方：下鼻甲介後端周囲の蝶口蓋動脈

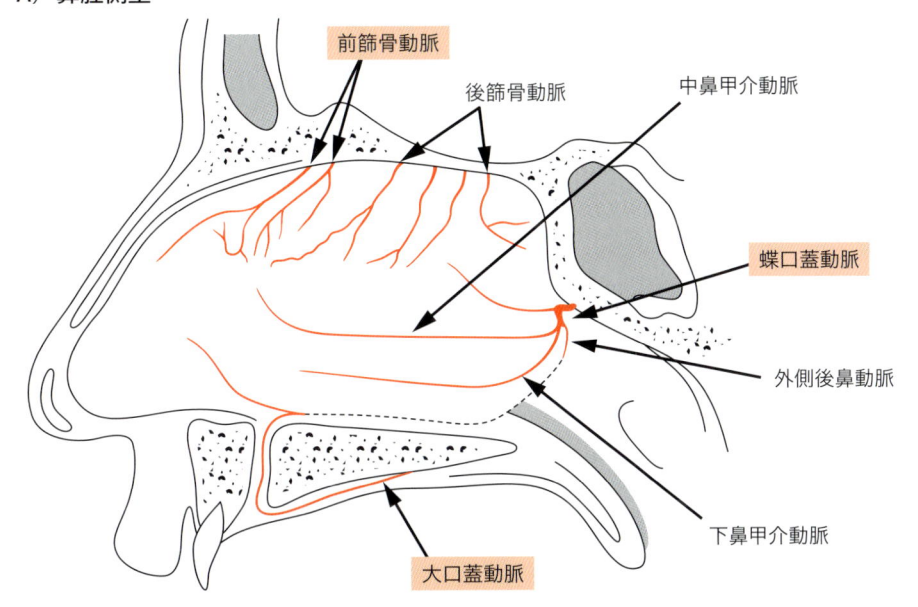

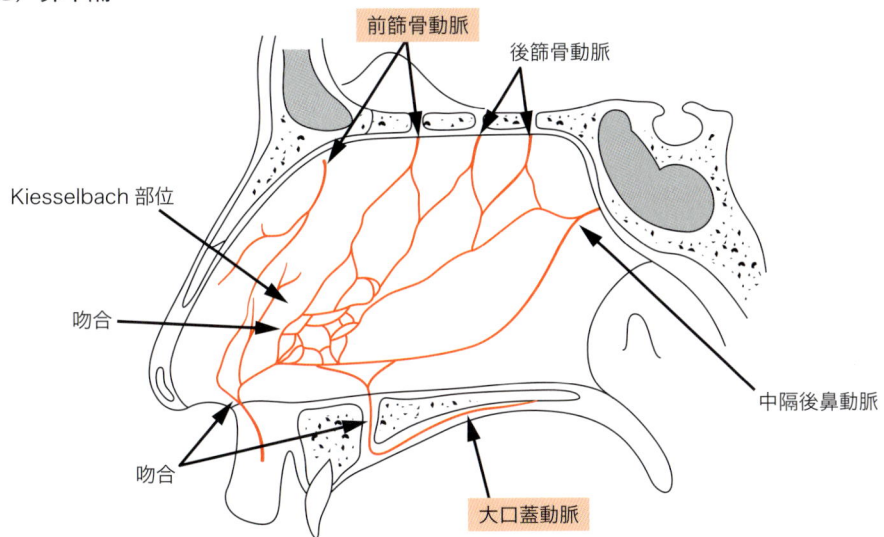

図3　鼻腔の支配血管
文献7より引用

3 誘因（原因）

① 局所：外傷，鼻副鼻腔炎，鼻中隔弯曲症，腫瘍（悪性を含む）
② 全身：高血圧，動脈硬化，慢性肝炎・肝硬変，血液疾患
③ 抗凝固薬：脳梗塞などの血栓症予防としてワルファリン（ワーファリン），アスピリン（バイアスピリン®）などの抗凝固薬・抗血小板薬，脂質異常症に対する治療として抗血小板薬でもあるイコサペント酸エチル（エパデール）を内服している場合もある．

A) 折り畳んだタンポンガーゼ

縦2.5cmの長さ50cmのガーゼを折り畳んで18cmに

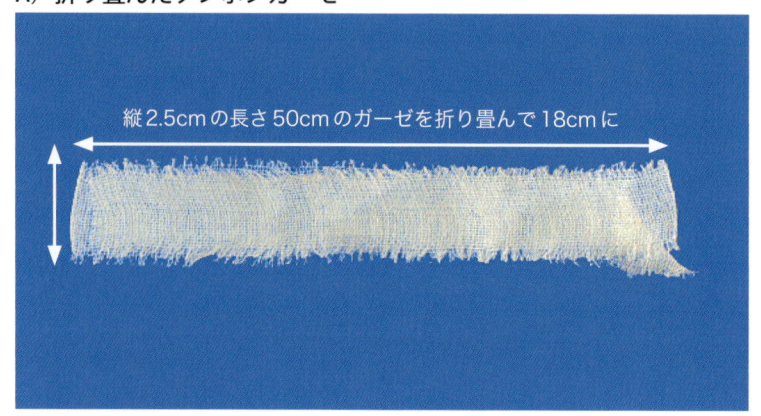

B) 綿球を細く延ばして代用

消毒用小綿球を細く延ばして使う

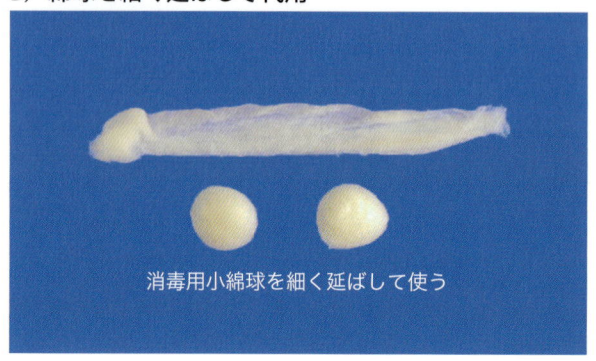

図4　止血に用いる鼻腔タンポンガーゼ

Advanced Lecture

　鼻用摂子，鼻鏡，ヘッドライトなど一般的な止血用器械があれば，もう一歩進めた止血術を試みることが可能である．

1 鼻腔タンポンガーゼ留置による止血

　圧迫止血にて止まらない鼻出血に対しては機械的な圧迫止血である鼻腔タンポンガーゼ留置を行う．当院では縦2.5cmの長さ50cmの細く長いガーゼを約18cmに折り畳んだタンポンガーゼを使用している．適したタンポンガーゼがない場合には，ガーゼを切って作製する．消毒用の綿球を細く延ばして代用することも可能だが，ちぎれる可能性もあるので注意が必要である（図4）．鼻腔タンポンガーゼ留置の前処置として**タンポンガーゼに4％リドカイン（キシロカイン®）とアドレナリン外用液（ボスミン® 外用液0.1％）を9：1の割合で混合**した液に浸して軽く絞った前処置タンポンガーゼを作製する．前処置ガーゼを鼻腔内に挿入し，5〜10分間経過をみて出血部位を観察する．アドレナリンを混合することにより，血管および鼻粘膜を縮小させ止血させる効果とリドカインの作用延長の効果がある．キシロカイン® 液4％の代わりにキシロカイン® ポンプスプレー8％でも代用可能だが，含まれている揮発剤による粘膜刺激が若干ある．ボスミ

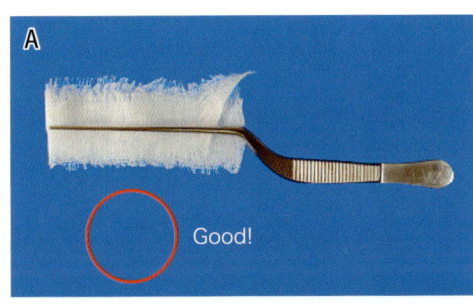

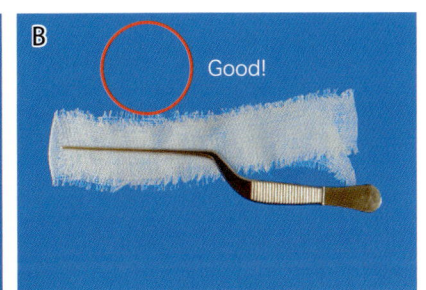

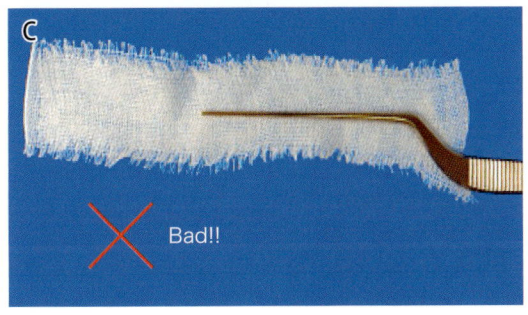

図5　適切なガーゼの挟み方

ン®外用液0.1％の代わりにボスミン®注1 mgでも代用可能である．アドレナリン入りの局所麻酔用各種リドカイン注射液もアドレナリンを含んでいるが1 mL中に0.01 mgしか含まれていないため，止血効果は弱いことに留意すること．出血が続く場合には2，3度と前処置ガーゼの挿入をくり返す．挿入をくり返すことによって，鼻腔が拡大して出血部位に前処置ガーゼが当たり圧迫止血が可能となる．上手に詰めるコツは，ガーゼの先端を鼻用摂子で挟むこと（途中で挟んだ箇所より前方のガーゼがたわんで詰めにくい可能性があるため），可能であれば鼻腔下方から鼻用摂子で上方に押し上げて隙間無く詰めていくことである（図5）．鼻中隔の弯曲がある場合には，無理に挿入せず，隙間に少しずつ挿入し拡げていくことも重要である．前処置での止血後もアドレナリンの効果が消失したときに再出血することが多い．止血を確実にするためには，出血部位の血管凝固を目的として鼻腔タンポン留置を最低でも3日間は行った方がよい．留置する場合にはtoxic shock syndrome（TSS：毒素性ショック症候群）予防と抜去の際の癒着防止のために，先ほどの前処置ガーゼにゲンタマイシン軟膏（ゲンタシン®）やテトラサイクリン軟膏（アクロマイシン®）など抗生物質の軟膏を塗っておくことが重要である．アモキシシリン（サワシリン®）などの抗生物質の内服を抜去まで行っておくことも大切である．

2 バルーンによる止血

　鼻腔タンポンガーゼ留置による止血が困難な大量出血で，鼻腔後方からの出血が予想される場合や耳鼻咽喉科の処置が緊急で行えない場合にはバルーンによる止血術を試みる．鼻出血止血用の専用バルーン（高研耳鼻科用バルーン）もあるが，安価で入手しやすいフォーリーカテーテルでも代用可能である．
① 14Frフォーリーカテーテルの先端にリドカイン（キシロカイン®）ゼリーを塗布して，鼻腔前方から総鼻道に沿って挿入する．
② 口腔から観察して，カテーテルの先端が咽頭腔に見えたら，空気または蒸留水を8〜12 mLほ

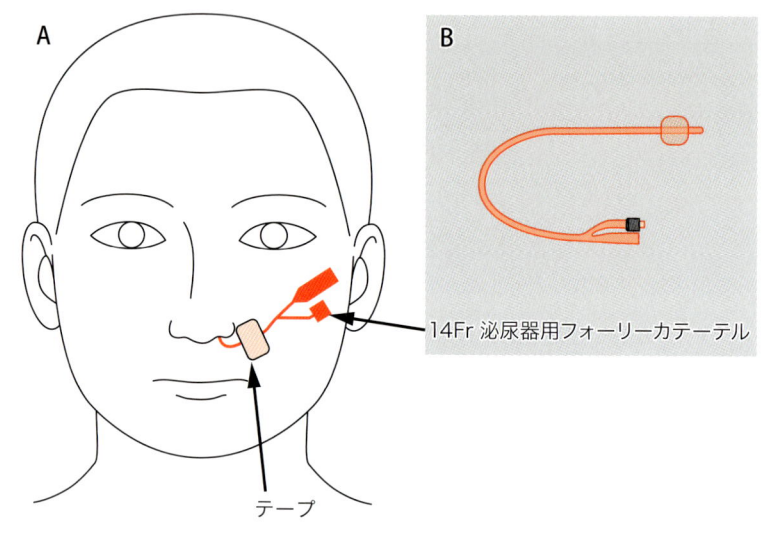

図6　シャフトの固定方法

A：（顔面図、テープ）
B：14Fr 泌尿器用フォーリーカテーテル

ど注入して先端のバルーンを膨らませる．14Frカテーテルの規定注入量は5 mLとなっているが，12 mL注入しても破裂することはない．5 mLの注入量では後鼻孔および上咽頭を閉鎖するには不十分であり，隙間から漏れる可能性がある．
③シャフトを引っ張り固定されていることを確認した後に，シャフトを顔面にテープで固定する（図6）．固定位置を油性ペンでマークして緩まないように随時確認する．
④鼻腔前方の隙間にタンポンガーゼを詰めて前鼻孔も閉鎖する．

14Fr以外のカテーテルでも可能であるが，ある程度の太さがないと硬さが弱いため，挿入が難しい場合がある．止血が確認できたら，最低でも3日留置が必要である．しかし，バルーンを留置した場合には鼻呼吸ができないため呼吸困難を訴えることがよくある．患者の呼吸困難の訴えが多い場合には早めに抜去することも考慮すること．またテープの固定が不十分だと，緩みによるバルーン落下による下咽頭・喉頭閉塞もあり得るため，マークの確認は頻回に行うことが重要である．

●ここがポイント
・鼻腔後方からの出血は止血困難であることが多く，輸血，入院，全身麻酔下の止血術を必要とする場合がある．
・鼻腔にタンポンガーゼやバルーンを留置する場合には，toxic shock syndrome 予防のために，ゲンタマイシン軟膏（ゲンタシン®）やテトラサイクリン軟膏（アクロマイシン®）など抗生物質の軟膏を塗っておくこと，アモキシシリン（サワシリン®）などの抗生物質の内服を抜去まで行っておくことが大切である．

3 毒素性ショック症候群

毒素性ショック症候群（toxic shock syndrome）は稀な疾患だが，致死的な状態を引き起こす全身性の細菌中毒である．黄色ブドウ球菌の外毒素やtoxic shock syndrome toxin-1（TSST-1）

によって引き起こされる．原因として，以前は女性用高吸収性タンポンの誤った使用（長期間の使用，取り忘れなど）が多かったが，最近は手術，熱傷，産褥による軟部組織からの感染が増加している．急激に始まる四肢の疼痛から始まり，発症後数時間以内に軟部組織壊死，多臓器不全へと進行する．死亡率は数％と言われている．

2. 異物（鼻・耳）

> **症例2**
> 3歳女児．夕食後に右鼻痛を訴え，膿性鼻漏を認めるため，救急外来を受診した．診察しようとするも暴れて診察困難であったため，急性鼻炎として消炎鎮痛薬，抗生物質を処方し，翌日耳鼻咽喉科受診を勧めた．翌日，耳鼻咽喉科医師より電話があり，鼻腔異物が右鼻腔にあったことを伝えられ，以後鼻腔異物の可能性も考慮するように依頼があった．

1 鼻異物

- 鼻腔異物は小児において前鼻孔から自ら挿入したものがほとんどを占める．稀に成人例で治療によって鼻内に詰められたガーゼの残存や鼻涙管チューブなどの医原性異物がある．
- 異物の種類としてはBB弾などのプラスチックの玉やビーズ，おもちゃの部品などの玩具，鉛筆や消しゴムなどの筆記具やボタン，豆類，小石，ちり紙など多岐にわたる．一般的に緊急性は伴わないが，ボタン型電池は緊急処置が必要となる．ボタン型アルカリ電池は近年，カメラ，電卓などに多用され，日常容易に幼児の手の届くものになっており，この電池の形状は円形で，径は11 mm前後，厚さは4 mm前後と鼻腔異物となるには好都合な大きさである．その内容は重金属と強アルカリ液であり，この内容液が漏出したり，低電圧放電が起これば数時間内に重大な組織傷害を起こす可能性があり，鼻腔閉鎖や鼻中隔穿孔などの後遺症が残ってしまうことがあり得る．
- **ボタン型電池を挿入している可能性があれば摘出を行った方がよい**が，小児の場合には暴れて摘出が困難であれば，早急に耳鼻咽喉科にコンサルトした方がよい．ほかの異物に関しては，除去できなければ，耳鼻咽喉科へのコンサルトは後日でもよい．

1）診察・処置

- 小児の一側性の悪臭を伴う持続性の膿性鼻汁は異物の存在を疑う．
- 異物を摘出処置によって鼻腔の奥に押し込んでしまうと気管へ誤嚥してしまう恐れがあるので注意が必要．
- ボタン型電池は緊急性があるので，疑われた時点で，直ちに耳鼻科にコンサルトする．時間があれば，鼻X線（Water位，頭部側面）を撮影して異物を確認する．
- 鼻用摂子，鼻用麦粒鉗子，鼻鏡，ヘッドライトを使用する（図2）．
- 球形の滑る異物は鉗子では摘出困難である．柔らかい吸引カテーテルの先端を側孔がなくなる箇所で切って単孔にして吸い出す方法（図7）もあるが，小児で暴れている場合には押し込む可能性がある．
- 海外では小児の鼻腔異物を除去する"mother's kiss"といわれている方法も提唱されている．母親または信頼できる大人が，異物のない片方の鼻孔を指で閉じて，子供の口から人工呼吸の

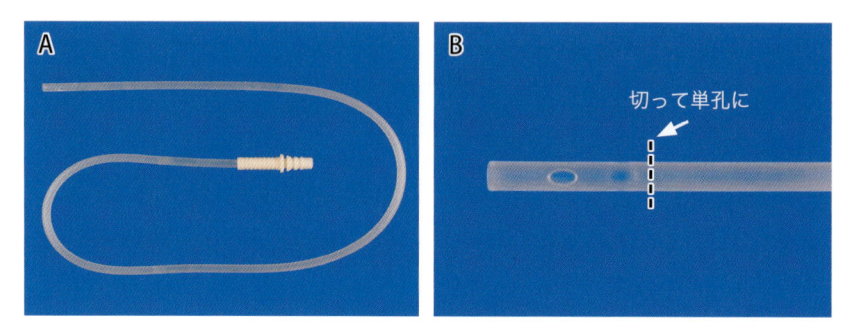

図7　吸引カテーテルで球形異物を吸い出す

要領で息を吹き込むことによって鼻腔異物が圧に押されて排出される方法である．この方法の欠点はタイミングを誤ると，子供の吸気時に異物が後方に移動し誤嚥してしまう点や非協力的な小児の場合は施行不可能な点である．

2）治療

ボタン型電池以外で取れない場合には，アモキシシリン（サワシリン®）などの抗生物質の内服を投与して，翌日耳鼻科受診でもよい．

> ● **ここがポイント**
> ・ボタン型電池が疑われる場合には患者を待たせないこと．挿入後数時間以内に摘出しないと，鼻中隔穿孔などの後遺症を残す可能性がある．
> ・球形の異物は早めに摘出を諦めて耳鼻科医に紹介する．
> ・後日耳鼻咽喉科で診療困難となるので，泣き叫び暴れる小児を押さえつけて無理を重ねるのは避けること．

2 耳異物

- 成人では，昆虫，爪楊枝や綿棒の軸など，小児ではBB弾，ビーズ玉，おもちゃの部品などが多い．
- 救急室では外耳道深部の処置は困難なので無理をしないこと．

1）診察・処置

・耳用摂子，耳垢鉗子（図8），ヘッドライトを使用する．

・外耳道は解剖学的に屈曲しており，そのままでは直視困難である．耳介を後方に牽引することによって，外耳道が真っ直ぐになるので観察しやすくなる．

・球形の滑る異物は鼻同様に鉗子では摘出困難である．図7の加工した吸引カテーテルで吸い出す方法も有効だが，鼻同様に暴れている小児では困難である．

・昆虫は一般的に外耳道にオリーブ油，サラダ油あるいはリドカイン（キシロカイン®ポンプスプレー8％）を注入し，昆虫が死亡後に摘出する．臥位で昆虫が迷入した耳を上に向けて，オリーブ油，サラダ油，リドカインを外耳道を満たすぐらいに注入して，昆虫を窒息させるのがよい．窒息した昆虫を摘出するのは困難であり，吸引で除去できなければ，後日耳鼻咽喉科に紹介する．

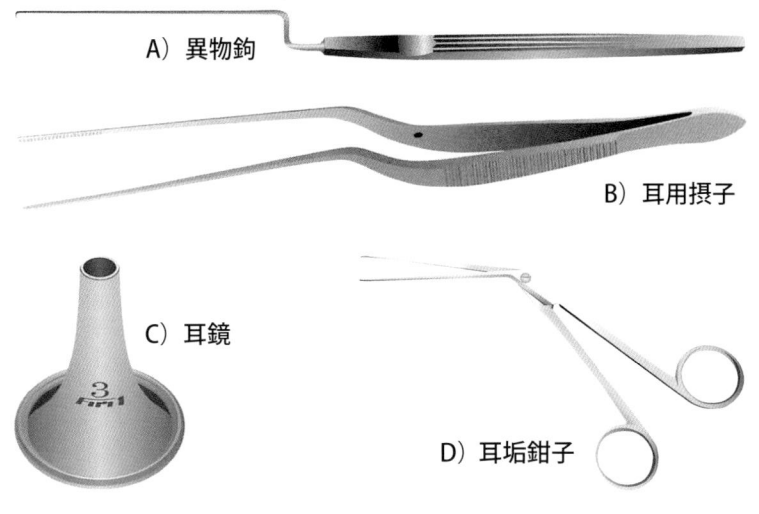

図8 耳異物の診察に用いる器械
A）異物鈎
B）耳用摂子
C）耳鏡
D）耳垢鉗子
文献5より転載

- 鼓膜が確認できるぐらいの小さなビーズなどの異物であれば，耳洗浄も有効である．10 mLまたは20 mLの注射器に留置針の外筒を装着し，水圧で押し流す．ただし外耳道に嵌頓している異物の場合は奥に押し込んでしまう可能性もある．洗浄水は水道水でよいが，温度によってはめまいを引き起こす可能性もあるので**常温**で行うこと．体位は仰臥位で行い，耳介を後方に牽引して，外耳道と異物の位置を確認してから注入を行う．先ほどのオリーブ油などを注入した後に洗い流す場合にも適している．

2）治療

摘出できない場合には，アモキシシリン（サワシリン®）などの抗生物質，アセトアミノフェン（カロナール®）などの鎮痛剤，オフロキサシン（タリビッド®耳科用液0.3％）を処方して，耳鼻咽喉科に紹介する．

●処方例
- アモキシシリン（サワシリン®）成人1回250 mg　小児1回20～40 mg（1日あたり最大90 mg/kg）　1日3回（朝昼夕食後）
- アセトアミノフェン（カロナール®）疼痛時　1回成人500 mg　小児10 mg/kg
- オフロキサシン（タリビッド®耳科用液0.3％）　臥位で患側耳を上にして1回5滴点耳して10分間そのまま耳浴する　1日2回

> ● ここがポイント
> ・球形の異物は早めに摘出を諦めて耳鼻科医に紹介する．
> ・異物用の耳用異物鉤もあるが，不慣れな者が使用した場合，外耳道損傷をきたす可能性が高いので使用しないこと．
> ・後日耳鼻咽喉科で診療困難となるので，泣き叫び暴れる小児を押さえつけて無理を重ねるのは避けること．

3. 鼓膜損傷

> **症例3**
> 38歳男性，左耳掃除をしているときに子供がぶつかってきた．耳痛，耳出血，難聴があったため，救急外来を受診した．当直医が観察したところ，左外耳道は凝血塊で塞がれており鼓膜の観察ができなかった．

■ 鼓膜損傷

- 耳掃除によるもの外傷性鼓膜穿孔がほとんどであり，そのほかには殴打・スポーツによる圧外傷，側頭骨骨折などがある．
- 初診時の自覚症状としては難聴が7割を占める．その他耳閉感，耳鳴，耳出血，耳漏，めまいなどの症状を認める．
- 鼓膜穿孔は自然治癒が高率に認められるので，緊急性はないが，めまい，顔面神経麻痺，味覚障害の症状がある場合には外リンパ瘻などの内耳障害や顔面神経障害が考えられるため，早めに耳鼻咽喉科に紹介することが重要である．

1）診察・処置
・耳介下方を牽引し外耳道を観察する．マクロビューなどの拡大耳鏡などがあれば容易に外耳道・鼓膜を観察できる．
・耳出血に対してタンポンガーゼを詰めることは toxic shock syndrome を引き起こす可能性もあるので避ける．激しい耳出血があったとしても，外耳道は狭いため自然止血するため，出血による汚染が気になるのであれば，外耳道孔入り口に綿球を当てるぐらいで問題ない．

2）治療
治療に関しては耳異物の処方例と同様である．

> ● ここがポイント
> 異物と同様に泣き叫び暴れる小児を押さえつけて無理を重ねるのは避けること．

文献・参考文献
1）「ENTONI No.98 外来ですぐに役立つ鼻出血の処置」（鈴木秀明/編），全日本病院出版会，2009
2）「ENTONI No.96 異物ー初期対応から摘出までー」（土井勝美/編），全日本病院出版会，2008

3) Cooks S, et al：Efficacy and safety of the "mother's kiss" technique：a systematic review of case reports and case series. CMAJ, 184（17）：E904-E912, 2012
4) 「OCH初期研修ERマニュアル改訂第2版」（沖縄県立中部病院卒後臨床研修管理委員会/編），医療文化社，2012
5) 「総合カタログ/一般外来関連機器」第一医科株式会社
6) ウェルチアレン社HP　http://welchallyn.jp/product/lighting/LumiView.html
7) 「ENTONI No.4　鼻疾患救急処置マニュアル」（本庄　巖，他/編），全日本病院出版会，2001

プロフィール

梅木　寛（Hiroshi Umeki）
沖縄県立中部病院耳鼻咽喉科・頭頸部外科
プロフィールは第2章-4を参照．

第2章　耳鼻のどの疾患の診かた

6. 危険な咽頭痛

宗　謙次

> **●Point●**
> ・危険な咽頭痛の存在を常に意識すること
> ・普段から舌圧子の使い方を意識し，正しく咽頭所見をとるように
> ・正常所見を知らなければ異常の判断はできない
> ・疑えば積極的に．オーバートリートメントを恐れるな

はじめに

　咽頭痛を主訴に外来を受診する患者は耳鼻咽喉科に限らず数多く訪れる．そのなかには少数ではあるが見逃すと危険な状態になりうる疾患が存在する．初期研修医の皆さんは当直などで初期対応をし，後期研修医の皆さんは自分の力のみで患者を診断，治療しなくてはならない場面が出てくるが，その際に見逃してはいけない「危険な咽頭痛」について私なりのポイント，コツをここに示すので，日々の臨床の参考にしていただければ幸いである．

1. 疾患

症例1

　50歳男性．これまで扁桃炎をくり返していた既往がある．

　○月15日頃より感冒罹患，徐々に咽頭痛が強くなるも仕事が忙しく受診できず，飲水もできなくなったため○月24日当科を受診した．強い咽頭痛を訴え，38.6℃の発熱，ふくみ声（こもったような声），開口制限などを認めた．開口制限のため咽頭所見をとりづらかったが，口蓋垂の左への偏倚および右口蓋扁桃周囲の腫脹を認めた（図1）．

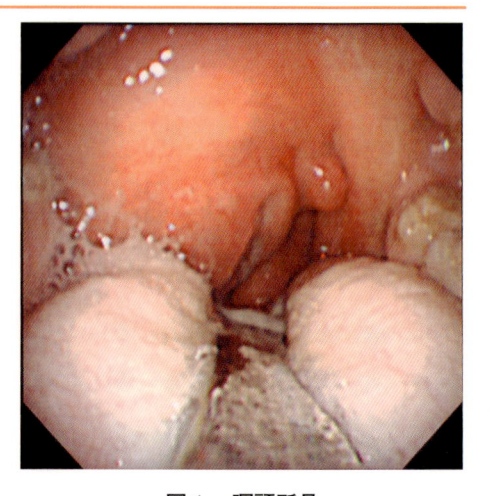

図1　咽頭所見

1 扁桃周囲膿瘍

1）扁桃周囲膿瘍の概要

口蓋扁桃炎に続発するものが多く，炎症が扁桃被膜外側に波及し膿瘍を形成したものである．遭遇頻度の高い疾患ではあるが，より重症度の高い深頸部膿瘍や降下性壊死性縦隔炎にいたることがあり，的確な診断と対応が必要である．

2）診断

咽頭痛に加え，ふくみ声，開口制限などがあれば本疾患を疑い，診断は口蓋垂の偏倚を認めることから比較的容易である．しかし，開口制限や強い嚥下時痛のための唾液貯留などで咽頭所見がとりづらいことがあり，舌圧子で舌の奥をしっかり押さえ，口蓋垂の偏倚を確認することが大事である．木製の舌圧子では舌の圧迫が不十分で十分に観察できないことがある．その際は金属製の舌圧子やフレンケル氏舌圧子を用いるとよい．

造影CTは必須であり，膿瘍の進展範囲などを確認する．また，喉頭浮腫がないかなども併せて確認する．

●ここがポイント

舌圧子の使い方を心得よ．普段の診療のときから反射を起こさせないよう意識して舌圧子を使うように．

症例1　続き

造影CTを施行したところ右口蓋扁桃周囲に膿瘍形成を認めた（図2）．

膿瘍を穿刺し嫌気培養に提出後，切開排膿した（図3）．その後抗菌薬の投与を開始し，咽頭痛，開口障害などの症状は排膿後比較的すみやかに改善し，切開後6日目に退院した．培養では *Streptococcus anginosus* が検出された．

約2カ月後両側口蓋扁桃摘出術を施行した．膿瘍を形成していた右口蓋扁桃は癒着が高度であった．

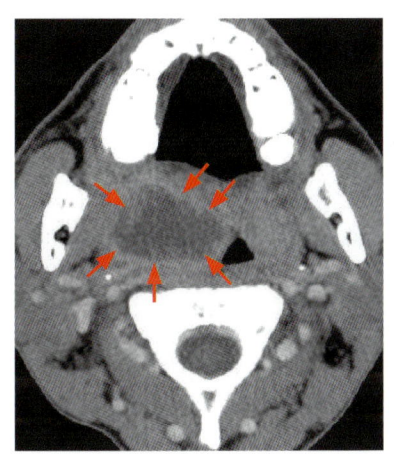

図2　造影CT
右口蓋扁桃周囲に膿瘍形成を認める（→）

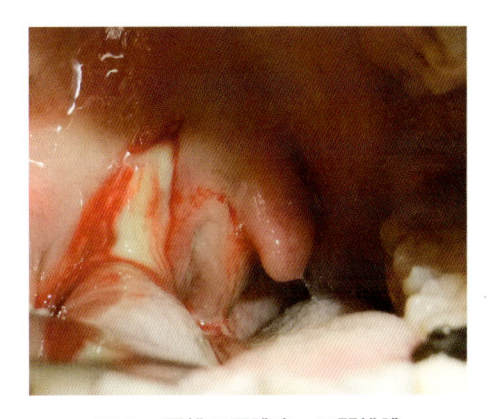

図3　扁桃周囲膿瘍：切開排膿

3）治療

抗菌薬投与，穿刺・切開排膿が基本となる．穿刺と切開については治療効果に優位性がないが，切開の方が症状の緩和を早めることができる可能性があるといわれている[1]．

膿瘍腔が小さい場合は抗菌薬のみで治癒することもあり，著者は径1 cm程度の膿瘍であれば保存的に治療することもある．青井[1]は40例中5例が保存的治療のみで治癒しており，いずれも膿瘍径が2 cm以下であったと報告している．

検出菌は口腔内常在菌が多く，その他のStreptococcus属，A群β溶連菌などのグラム陽性球菌，Peptostreptococcus属，Prevotella属，Fusobacterium属などの嫌気性菌が検出される[2]．これらの起因菌を考慮しグラム陽性球菌と嫌気性菌をカバーできる薬剤を選ぶ．

膿瘍径が小さく，かつ耳鼻咽喉科へのコンサルトが難しい場合は，下記処方などで経過をみてもよい．ただし，適宜フォローCTで膿瘍の拡大や喉頭浮腫がないかを確認し，必要に応じコンサルトを検討する．

●処方例（成人）
SBT/ABPC（ユナシン®-S） 1回1.5 gまたは3 g　1日4回　6時間ごと　（保険適応外）

Advanced Lecture

■ 穿刺・切開の実際

Thompson点，Chiari点などが知られているが，著者は提示症例のように最も膨隆している部分を穿刺したのち切開している．

具体的には，

① 局所に4％や8％リドカインスプレーを噴霧する

② 2.5 mLシリンジ，23G針を用いアドレナリン含有1％リドカイン（キシロカイン®注射液1％エピレナミン含有）で膨隆している部分の粘膜表面とやや深部を麻酔する．この際膿汁が引けることもある．

③ 2.5もしくは5 mLシリンジ，22G針で穿刺し膿汁を吸引する．検体は嫌気状態のまま培養に提出する（ケンキポーターなどを使用）．

＊膿瘍腔の位置が確認できたら排膿を行う．

④ 穿刺排膿の場合，5もしくは10 mLシリンジ，18G針を用いる．

⑤ 切開排膿の場合，11番メスなどのメスで粘膜切開を行うが，膿瘍壁まで切開しようとせず粘膜のみの切開にとどめ，モスキートペアンなどで膿瘍壁を穿破し開放する．このときに膿瘍壁を破る「プチッ」という感覚があり，膿汁が流出してくる．

＊内頸動脈が中央側に大きく蛇行していることがあり（特に高齢者で注意する），必ずCTで走行を確認し，また，穿刺の際は針を外側に向けないよう意識する．

＊慣れないうちは必ず上級医の指導の下で行う．

● **ここがピットフォール**

嫌気性菌の検出も多いため，培養の際は抗菌薬投与前に扁桃周囲膿瘍を穿刺し，嫌気状態のまま培養提出を心掛ける．

症例2

　6歳女性．○月8日より発熱，咽頭痛があり11日近医受診し当科紹介となった．発熱，咽頭痛のほか，左頸部痛の訴えがあり，左咽頭後壁の腫脹，左頸部腫脹および圧痛を認めた（図4）．

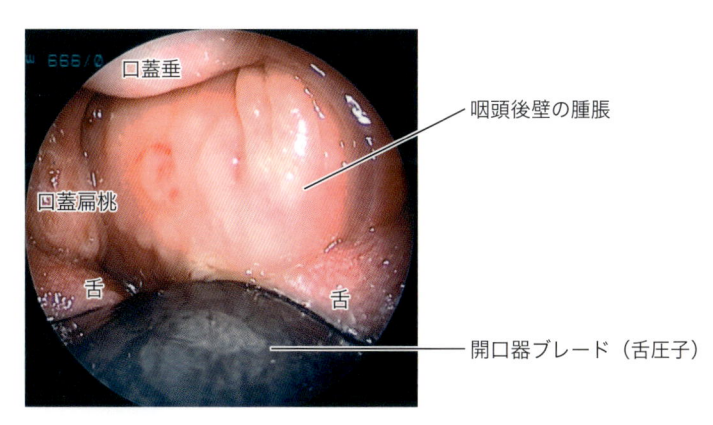

図4　咽頭所見
術中写真を上下反転させ掲載

2 深頸部膿瘍

1）深頸部膿瘍の概要

　深頸部膿瘍は深頸部感染症の1つで，頸部の筋膜間隙内の炎症が深頸部蜂巣炎であり，膿瘍を形成したものが深頸部膿瘍である．膿瘍を形成した部位により，咽後膿瘍，副咽頭間隙膿瘍，扁桃周囲膿瘍などと呼ばれる[3]．

　その原因は，急性咽頭炎，扁桃炎，抜歯や歯性感染症，異物などであり，合併症としては縦隔炎，壊死性筋膜炎，内頸静脈血栓症，敗血症などがあげられ，早期に的確な診断と治療を要する危険な疾患である．扁桃周囲膿瘍も深頸部膿瘍に含まれるものではあるが，遭遇頻度が多いため別項（前述）とした．

2）診断

　症状としては，発熱，咽頭痛，嚥下時痛・嚥下困難，頸部腫脹などがあり，咽後膿瘍の場合は本症例のように咽頭後壁の腫脹を認めることが多い．なかでも頸部腫脹は42％〜半数以上にみられることもあり[3]，**強い咽頭症状に加え頸部腫脹を認める**場合は本疾患を疑う．

　膿瘍形成の有無，その局在などの確認には造影CTが優れており，本疾患を疑えば必須の検査といえる．また，本疾患でもCTで喉頭浮腫の有無などを確認し，疑いがあれば喉頭内視鏡が必要である．

● **ここがポイント**
強い咽頭症状に加え，咽頭後壁の腫脹や，頸部腫脹を認める場合は深頸部膿瘍を疑う．

症例2　続き

図4の所見から咽後膿瘍を疑い造影CT施行したところ咽頭後間隙に膿瘍形成を認め，即日入院のうえ全身麻酔下に経口法で膿瘍切開術を施行した（図5，6）．

術中，膿瘍を穿刺し嫌気培養に提出後MEPMを開始し，咽頭後壁を切開排膿した．術後，自覚症状はすみやかに改善し，術後7日で退院となった．

培養では*Eikenella corrodens*, *Fusobacterium* sp., *Streptococcus* sp., *Peptostreptococcus* sp. が検出された．

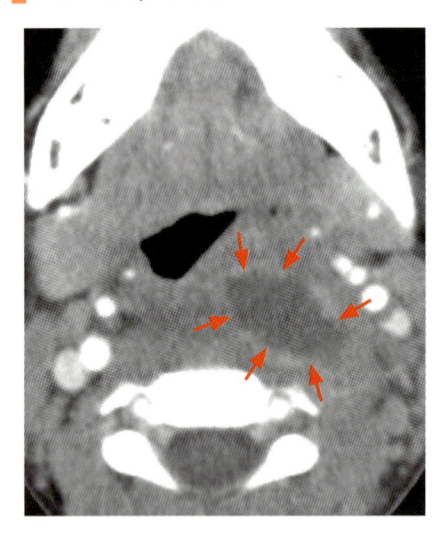

図5　造影CT
咽頭後間隙に膿瘍形成を認める
（→）

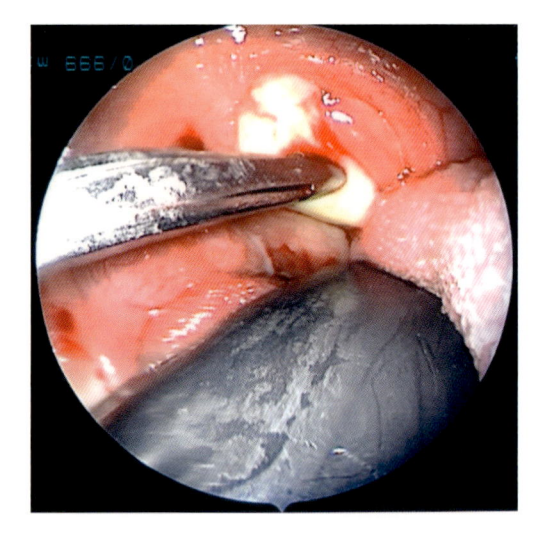

図6　咽後膿瘍：切開排膿

3）治療

蜂巣炎にとどまらず膿瘍形成にいたれば抗菌薬のみで治すことは難しく，市村[3)]は膿瘍を抗菌薬のみで制御できる率は20％程度と推測している．膿瘍にまでいたっていない場合や，膿瘍が小範囲に限局しておりかつ耳鼻咽喉科へのコンサルトが難しい場合は抗菌薬による治療を試みてもよいが，治療は排膿が原則であり，診断がつけば早急に耳鼻咽喉科にコンサルトすべきである．また，夜間休日でコンサルトが難しい場合は同じく抗菌薬の投与を行い，可能になり次第コンサルトする．

検出菌は好気性菌では連鎖球菌が多く，なかでもA群β溶連菌が多いとされ，嫌気性菌ではPeptostreptococcus属，Bacteroides属などが多く検出されている[3)]．著者は，SBT/ABPC（ユナシン®-S）（保険適応外）を主に使用しており，より重症例，ハイリスク症例では当初よりカルバペネム系抗菌薬を使用することもある．

●処方例（成人）
・SBT/ABPC（ユナシン®-S）　1回3g　1日4回　6時間ごと（保険適応外）
・MEPM（メロペン®）　1回1g　1日3回　8時間ごと（重症例，ハイリスク症例など）

症例3

60歳男性．○月21日より咽頭痛があり翌22日昼過ぎに近医受診し，抗菌薬，鎮痛薬などの処方を受けた．しかし咽頭痛が急速に増悪したため当日午後当院を受診した．

土曜日であったため内科当直医が初診したところ，咽頭には軽度浮腫所見認めるも発赤は軽度であったが，ややこもったような声をしていた．喉頭高圧側面X線を撮像したところ図7の所見であった．

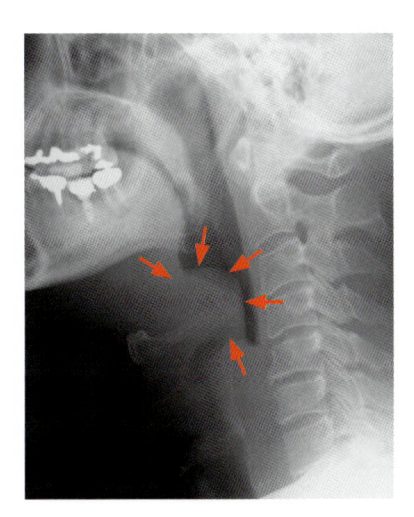

図7　喉頭高圧側面X線
thumb sign（→）を認める

3 急性喉頭蓋炎

1）急性喉頭蓋炎の概要

言わずと知れた気道緊急の代表的疾患である．喉頭蓋に炎症をきたし喉頭蓋が腫脹することにより，時として**急激な気道狭窄により致命的となりうる**危険な疾患である．迅速かつ的確な診断と，気道確保の判断がポイントである．

2）診断

何より疑うことが大事である．そのポイントは**咽頭所見の割には症状が強い**ことであり，症状としては咽頭痛，嚥下時痛，流涎，ふくみ声，呼吸困難などがある．そして，疑った時点で上級医に相談すべきであり，呼吸困難がある場合は，耳鼻咽喉科医，麻酔科医にもコンサルトする．

検査としては喉頭高圧側面X線撮影を行う．本疾患ではいわゆるthumb signを認める．場合によりCTでもよいが，すでに呼吸困難を訴えている場合はCT施行中に窒息にいたった際に対応が遅れるため避けた方がよい．

いずれの検査にせよ本疾患を疑った場合は，必ず緊急気道確保の準備をしたうえで検査に同行するように．診療所などから搬送が必要な場合も同様である．

● **ここがピットフォール**
咽頭所見のみで安易に帰さないこと．

● **ここがポイント**
・咽頭所見の割に症状が強い場合，本疾患を疑う
・正常喉頭側面像に慣れておく．正常所見像を救急外来においておくとよい
・疑えば迷わず上級医に相談．そしてエキスパートにコンサルトする
・時間単位で急激に増悪する場合があるので要注意
・検査の際にも緊急気道確保の準備を（輪状甲状間膜穿刺・切開の準備を含む！）

症例3 続き

X線でthumb signを認めたため耳鼻咽喉科当番医がコールされた．まずヒドロコルチゾンコハク酸300 mg静注を依頼．その後刺激による咳嗽をきたさないよう慎重に内視鏡を行ったところ，喉頭蓋は喉頭面まで腫脹しており声門の確認ができない状態であった（図8）．

呼吸状態は比較的安定していたため，手術室で気管切開術を行うこととしヒドロコルチゾンコハク酸200 mgを追加投与．手術室で半座位で局所麻酔下に気管切開術を施行した．気管切開後の造影CT所見を示す（図9）．

入院後はSBT/ABPCで加療し軽快した．咽頭ぬぐい液からは*Staphylococcus aureus*が検出された（図10）．

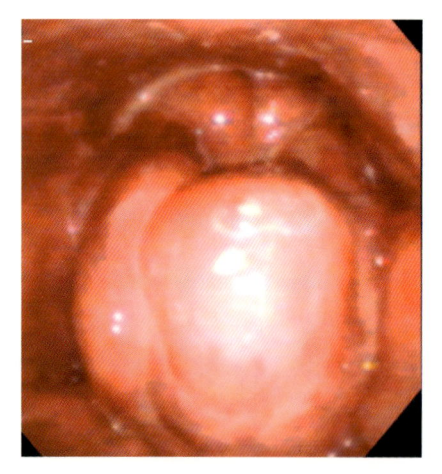

図8 喉頭内視鏡所見
喉頭蓋が喉頭面まで腫脹している

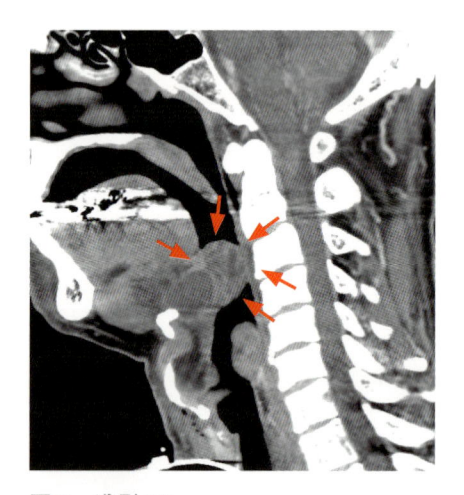

図9 造影CT
喉頭蓋腫脹（→）を認める

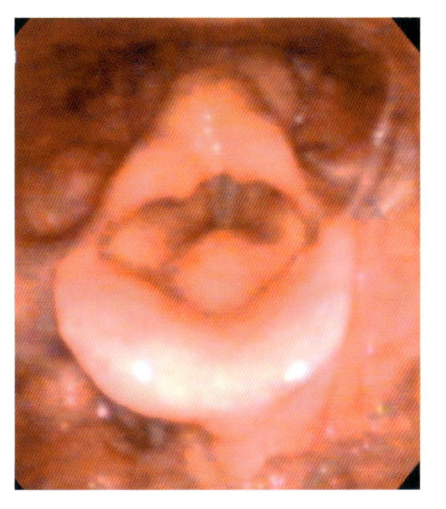

図10 喉頭内視鏡所見
治療後

3）治療

　本疾患は窒息を回避すれば予後はよく，とにかく気道確保の判断が重要である．その判断については後述するが，**迷った場合は気道確保を行う．**

　気道確保の手段として初期・後期研修医で最も経験があるのは気管挿管であろう．しかし，呼吸困難を訴え起坐呼吸となっている場合は，仰臥位がとれず気管挿管の難易度は著しく上がる．また，そのような状況下では，挿管に失敗すると急激に窒息にいたる可能性があるため，必ず輪状甲状間膜穿刺・切開の準備をしたうえで気管挿管を行う．そして，気管挿管，気管切開，輪状甲状間膜穿刺・切開，どの手段をとるにせよ，できるだけ人を集め，またER，ICU，手術室など，できるだけ環境がよい場所で試みるべきである（図11）．

　保存的治療としてはステロイド投与，抗菌薬投与がある．小児では*Haemophilus influenzae* type bが主な起因菌とされており[4]，成人では，α溶連菌，*Haemophilus influenzae*，Neisseria属などが検出されている[5, 6]．また，膿瘍形成例では嫌気性菌の関与も考えられる．著者は，SBT/ABPC（ユナシン®-S）（保険適応外）やCTRX（ロセフィン®）などを使用し，ぎりぎりの判断で気道確保を回避する場合などではMEPM（メロペン®）を使用している．

●処方例（成人）
- ヒドロコルチゾンコハク酸（ソル・コーテフ®）300 mg　静注（気道確保前，もしくはしない場合）
- SBT/ABPC（ユナシン®-S）　1回3g　1日4回　6時間ごと（保険適応外）
- CTRX（ロセフィン®）　1回2g　1日2回　12時間ごと

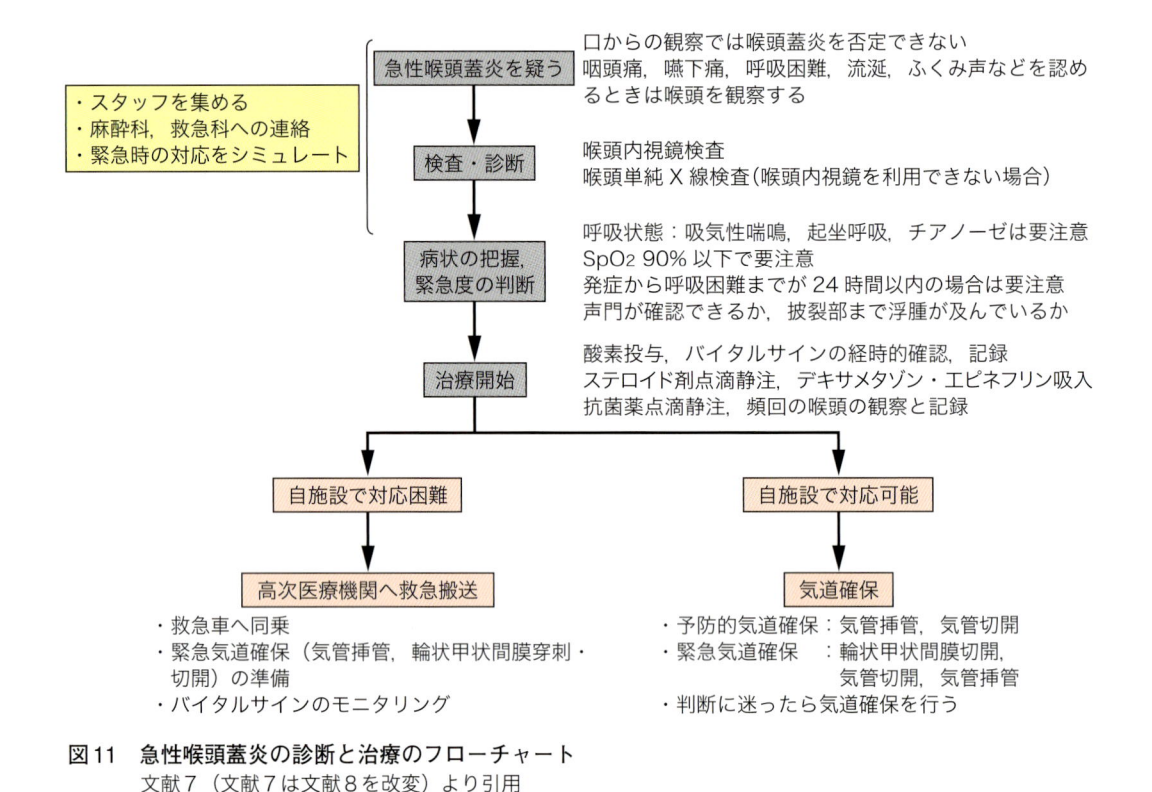

```
                    ┌─ 急性喉頭蓋炎を疑う    口からの観察では喉頭蓋炎を否定できない
                    │         ↓             咽頭痛，嚥下痛，呼吸困難，流涎，ふくみ声などを認め
・スタッフを集める   │                       るときは喉頭を観察する
・麻酔科，救急科への連絡
・緊急時の対応をシミュレート
                    │      検査・診断        喉頭内視鏡検査
                    │         ↓             喉頭単純X線検査(喉頭内視鏡を利用できない場合)
                    │
                    │     病状の把握，      呼吸状態：吸気性喘鳴，起坐呼吸，チアノーゼは要注意
                    │     緊急度の判断      SpO₂ 90％以下で要注意
                    │         ↓             発症から呼吸困難までが24時間以内の場合は要注意
                    │                       声門が確認できるか，披裂部まで浮腫が及んでいるか
                    │
                    │      治療開始         酸素投与，バイタルサインの経時的確認，記録
                    └─       ↓             ステロイド剤点滴静注，デキサメタゾン・エピネフリン吸入
                                            抗菌薬点滴静注，頻回の喉頭の観察と記録
              ┌──────┴──────┐
     自施設で対応困難      自施設で対応可能
              ↓                    ↓
     高次医療機関へ救急搬送         気道確保

・救急車へ同乗                    ・予防的気道確保：気管挿管，気管切開
・緊急気道確保（気管挿管，輪状甲状間膜穿刺・   ・緊急気道確保  ：輪状甲状間膜切開，
  切開）の準備                                    気管切開，気管挿管
・バイタルサインのモニタリング    ・判断に迷ったら気道確保を行う
```

図11 急性喉頭蓋炎の診断と治療のフローチャート
文献7（文献7は文献8を改変）より引用

Advanced Lecture

■ 気道確保する？ しない？

　急性喉頭蓋炎の診断となれば原則入院とするが，すべての症例に気道確保が必要なわけではなく，わが国ではおよそ10％の症例で気道確保が行われている[9]．

　喘鳴を伴う呼吸苦があり，起坐呼吸となっているような場合は気道確保をためらうことはないだろう．では，呼吸状態が安定している場合の予防的な気道確保はどうするか．明確な基準は存在しないが，須小ら[10]の提唱する基準が参考になるのでここに示す．

① 喉頭蓋の腫脹のみでなく披裂喉頭蓋ひだや披裂部，また仮声帯や声帯にまで浮腫状腫脹が及ぶ場合
② 咽頭痛出現から呼吸症状まで2日以内
③ 炎症が活動期で顕著な症例（末梢血白血球数が高値）
④ 糖尿病や肺疾患などの基礎疾患合併症例

などでは予防的気道確保が必要であるとしている．喉頭内視鏡所見が最も重要ではあるが，内視鏡ができない場合は②〜④の所見をもって判断する必要があり，つまりX線像やCT所見を考慮しつつ，短時間での増悪傾向，強い炎症所見，増悪因子となりうる基礎疾患の合併などを総合的に判断し予防的気道確保を行う．

● ここがポイント
・迷ったら気道確保．オーバートリートメントを恐れてはいけない
・しかし，1人で気道確保しようとはせずに応援を呼ぶ！

4 急性声門下喉頭炎（図12）

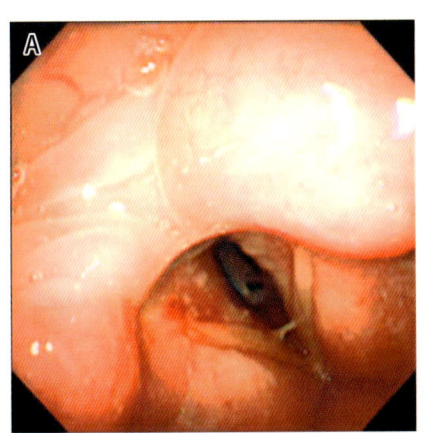

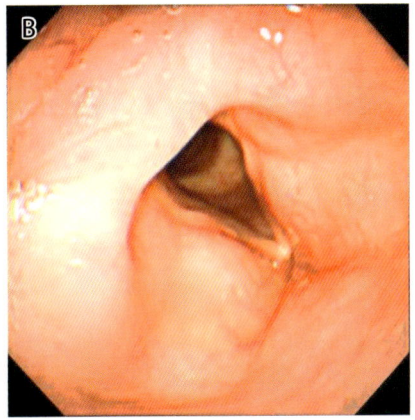

図12 急性声門下喉頭炎
88歳女性．呼吸苦を主訴に受診．声門下の発赤・腫脹を認める（ミニトラック®挿入後）

1）概要

炎症により声門下部が腫脹することにより呼吸困難をきたす救急疾患である．症状は犬吠様咳嗽，吸気性喘鳴，嗄声，呼吸困難などで，一般的には小児に多く成人では稀とされているが，成人例も決して稀ではなく[11]，犬吠様咳嗽など特徴的な症状をきたす場合は本疾患を念頭に置くように．

2）診断

喉頭内視鏡により声門下の腫脹を確認すれば診断がつく．内視鏡ができない場合は喉頭高圧正面X線像でsteeple signを確認するが慣れないと診断は難しい（図13）．

3）治療

小児ではパラインフルエンザウイルスなどのウイルス感染が原因とされているが[12]，成人では細菌による2次感染も原因として考えられている[13]．場合により気道確保を要することもあるため[14]，成人の場合は原則入院とし，ステロイド投与，抗菌薬投与，ネブライザーなどを行う．抗菌薬は急性喉頭蓋炎に準じて投与する．

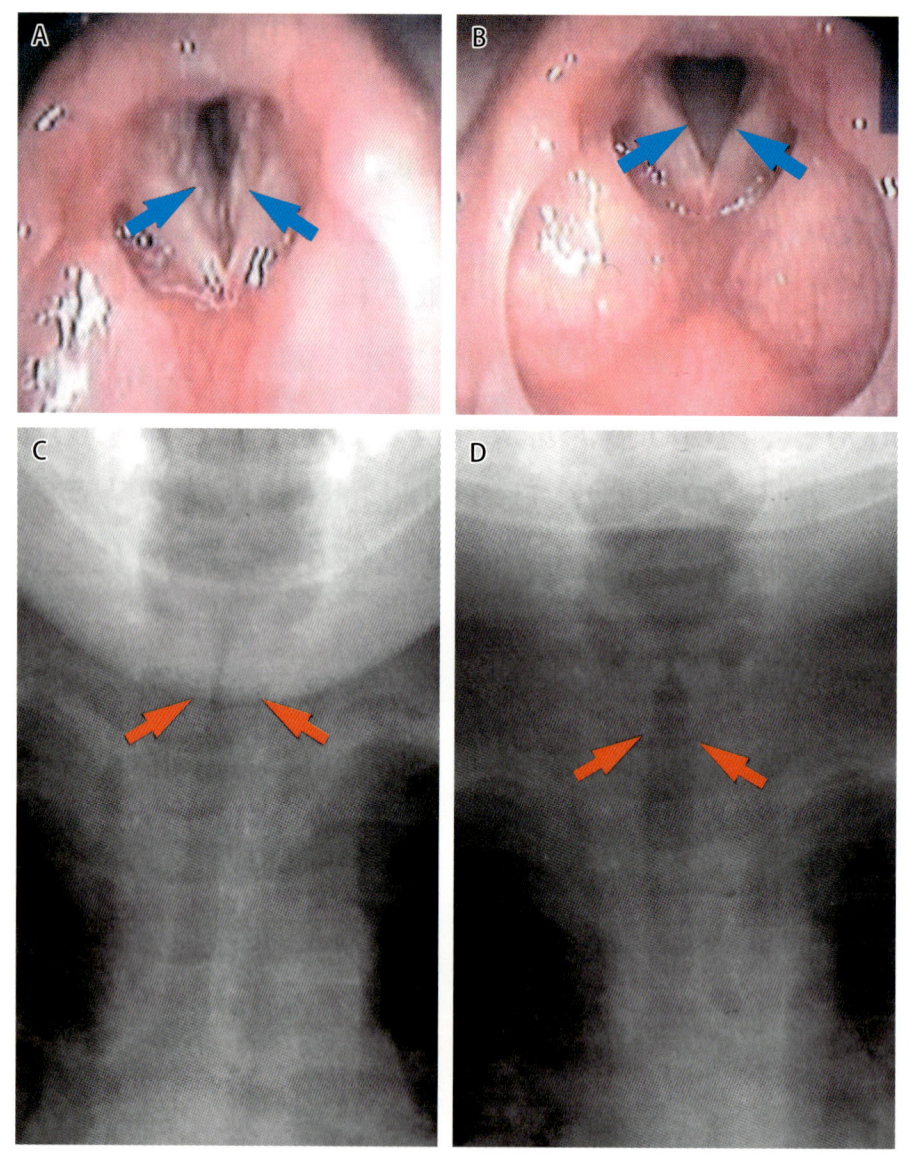

図13 急性声門下喉頭炎（治療前と治療後）
A）声門下腫脹（→），C）steeple sign（→），
B，D）声門下腫脹改善
文献12より転載

- ●処方例（成人）
  - ・ヒドロコルチゾンコハク酸（ソル・コーテフ®）300 mg　静注
  - ・デキサメタゾン（デカドロン）1〜2 mL（0.4〜0.8 mg）　┐
    アドレナリン（ボスミン®外用液0.1％）0.1 mL（0.1 mg）　├吸入
    生理食塩水　5 mL　　　　　　　　　　　　　　　　　┘
  - ・SBT/ABPC（ユナシン®-S）　1回1.5 gまたは3 g　1日4回　6時間ごと（保険適応外）
  - ・CTRX（ロセフィン®）　1回1 gまたは2 g　1日2回　12時間ごと

おわりに

　日頃から積極的に数多くの症例を経験し，危険な咽頭痛を見逃さない嗅覚をぜひ鍛えていただきたい．提示4疾患のうちでも特に緊急性が高い疾患は急性喉頭蓋炎である．咽頭痛を診る際に常に鑑別にあげるように．

　そして，気管挿管や外科的治療は経験がとにかく大事である．

　挿管は研修中に必ず経験するが，輪状甲状間膜穿刺・切開，気管切開や扁桃周囲膿瘍穿刺・切開などはなかなかその機会はないと思われる．経験できる機会があればぜひ積極的にかかわり，経験値を上げていただきたい．

文献・参考文献

1) 青井典明：扁桃周囲膿瘍：穿刺および切開排膿の適応と限界．日本口腔・咽頭科学会会誌，26：1-6, 2013
2) 鈴木賢二，他：第4回耳鼻咽喉科領域感染症臨床分離菌全国サーベイランスの結果報告．日本耳鼻咽喉科感染症研究会会誌，26：15-26, 2008
3) 市村恵一：深頸部感染症の臨床．耳鼻咽喉科臨床，97：573-582, 2004
4) 原　浩貴：急性喉頭蓋炎．「小児耳鼻咽喉科診療指針（第1版）」（日本小児耳鼻咽喉科学会/編），pp.294-297, 金原出版，2009
5) 橋本大門，他：急性喉頭蓋炎237例の臨床的検討．日本気管食道科学会会報，55：245-252, 2004
6) 森山宗仁，他：当科における急性喉頭蓋炎135例の症例検討．日本耳鼻咽喉科感染症研究会会誌，30：107-110, 2012
7) 松見文晶，大森孝一：急性喉頭蓋炎．耳鼻咽喉科・頭頸部外科，85：216-220, 2013
8) 「耳鼻咽喉科診療 私のミニマム・エッセンシャル」（本庄　巌，市川銀一郎/編），全日本病院出版会，2011
9) 原　浩貴，山下裕司：急性喉頭蓋炎に対する治療のEBMとは？「EBM耳鼻咽喉科・頭頸部外科の治療2010-2011」（池田勝久，他/編），pp.293-298, 中外医学社，2010
10) 須小　毅，鈴木正志：急性喉頭蓋炎における気道確保の適応と方法．ENTONI, 40：48-55, 2004
11) 馬場　均：呼吸困難．ENTONI, 44：30-35, 2004
12) 安達のどか：急性声門下喉頭炎の治療はどうするか？．JOHNS, 28：484-486, 2012
13) 浦田　純，川崎一輝：急性喉頭気管炎．「小児耳鼻咽喉科診療指針（第1版）」（日本小児耳鼻咽喉科学会/編），pp.298-301, 金原出版，2009
14) 尾股丈夫：当科で経験した7例の急性声門下喉頭炎．耳鼻咽喉科・頭頸部外科，67：850-854, 1995

プロフィール

宗　謙次（Kenji So）
北九州総合病院耳鼻咽喉科
この病院は研修医（定員9名）がほぼ全員耳鼻咽喉科ローテートをしてくれるので，研修医とともに日々楽しく臨床をしています．

第3章
皮膚疾患の診かた

章編者より

　他科の医師からみて，皮膚科はとかく理解しにくい学問だと思います．私が皮膚科の医局に入局したとき，まずは教授の外来でSchreiber（ドイツ語で書記の意）をすることから研修が始まりました．皮膚症状の記載を詳細にすることによって，皮膚の中で何が起こっているか組織学的な変化を想像し，臨床診断をつけます．これが皮膚科の診断過程です．もちろん，臨床像のみで診断が困難な場合は，実際に皮膚生検を行って検討をします．皮膚科の診断能力を身につけるには，ある一定以上の経験・修行が必要となるため，他科の医師からみると皮膚科の診断過程は，どうしてもブラックボックスに感じてしまうのではないかと思います．

　また，個体の表層に位置する臓器である皮膚のトラブル，特に慢性的な皮膚疾患は生活習慣に起因することも多く，患者ごとの生活背景や皮膚症状の発生状況を考える必要があります．マニュアル的に何らかの処方を出せばおしまいと，簡単にいかないことも多いので，医師によって治療方針が違うことが，しばしばあります．

　そうは言っても，救急外来には皮膚疾患の患者はたくさん来ます．また，病棟ではちょっとした皮膚トラブルで患者から気軽に相談を受けると思います．緊急性のなさそうな疾患は，「翌日に皮膚科へ」でもよいかと思います．しかし，そのなかには落とし穴も隠れています．今回の企画では，わかりにくい皮膚疾患をなるべくわかりやすく，各分野のエキスパートに解説していただきました．まず，「よく遭遇する皮膚科領域の症状・疾患への対応」を，開業医として，多数の患者を真摯に診察されている袋秀平先生にお願いしました．次に，時に致死的になり得る疾患であり，プライマリケア医の初期診断が重要な「熱傷」および「薬疹」について，それぞれの分野で臨床・研究をリードしている東京女子医科大学形成外科医局の山本有祐先生と杏林大学皮膚科医局の平原和久先生，塩原哲夫先生に書いていただきました．さらに，診断が必ずしも容易ではない疾患である「発熱を伴う発疹への対応」について，自分と同年代ですぐれた臨床医と尊敬している古田淳一先生と箭原弘典先生にお願いしました．最後に，「壊死性軟部組織感染症」について私が解説させていただきました．

　教科書的ではない実践的な知識が学べると思います．明日からの診療に少しでも役立てていただければ幸いです．

盛山吉弘

第3章 皮膚疾患の診かた

1. よく遭遇する皮膚科領域の症状・疾患への対応

袋　秀平

> ● Point ●
> ・全診療科共通のことではあるが，正確な診療が一番大事
> ・皮膚科は「見てわかる」診療科であるが，病歴聴取も重要
> ・患者が認識する患部はごく一部であることがあり，全身を診る必要がある

はじめに

　外来，病棟，ERで遭遇することの多い皮膚科領域の疾患への対応についてまとめた．紙幅の都合から各項目の詳細について網羅することはできず，また教科書的な知識は極力省き，そのまま現場で役に立つと思われる内容にするよう努力した．

1. 蕁麻疹

> ●ここがポイント
> ・「蕁麻疹が出た」という患者は多いが，違うことも多い．
> ・膨疹や紅斑の出没（必ず短時間で一度消失するはず）を確認する．
> ・原因を特定できない場合が多い．

1 はじめに

　蕁麻疹はきわめてありふれた疾患であり頻度も高く遭遇することが多いと思われる．かゆみが強く我慢できないほどの場合もあるため救急外来にもよく訪れることであろう．基本的には皮膚浅層の浮腫であり，紅斑や膨疹（図1）を呈するが，赤みの色調や膨隆の程度，個疹の大きさなどはさまざまである．蕁麻疹との鑑別が必要な疾患は多数あるが，紅斑または膨疹が24時間以内に消失することが確認されれば蕁麻疹の診断自体は難しくない（ただし血管性浮腫など一部は例外であり，2～3日皮疹が持続する）．

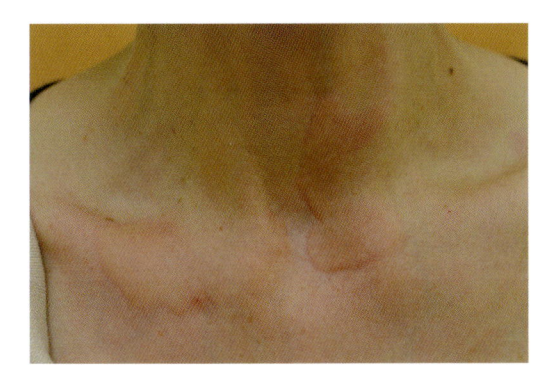

図1　上胸部の膨疹
患者が「水疱」と表現することがあるが，一過性のもので必ず消失する

2 病型

　蕁麻疹においては多くの病型が存在し，診療の際にある程度の知識が必要となる．詳しくは蕁麻疹診療ガイドライン[1]を参照されたい．一般外来診療では特発性の急性・慢性（単純に発症後の経過が1カ月以内かそれ以上かで分類する）蕁麻疹が多数を占める．患者からは内臓疾患によるのか，食事が原因かの2点をしばしば尋ねられるが，ほとんどは原因を特定することができない．また「蕁麻疹が出た」と言って受診する患者も多いが，実際は別の皮膚疾患であることも多いため，患者の主訴が「蕁麻疹」であっても先入観をもたずに診察に当たる必要がある．比較的頻度が高い，いくつかの重要な病型についてのみ個別に述べる．

1）コリン性蕁麻疹

　運動・入浴など，発汗を促す刺激が加わった際に生じる．個々の発疹は小さめ（小豆大まで）で癒合傾向がないことが特徴で，かゆみとともにピリピリした痛みを伴うことが多い．

2）血管性浮腫

　通常の蕁麻疹よりも深部に浮腫が生じ，数日持続する．顔面，特に口唇や眼瞼に好発する．気道浮腫を伴う場合があり，注意を要する．特発性のものもあるが，C1-INH（C1 esterase inhibitor）の先天的あるいは後天的減少によって生じる場合がある．

3）食物依存性運動誘発アナフィラキシー（food dependent exercise induced anaphylaxis：FDEIA）

　原因食物摂取後の運動（通常の歩行程度でも発症することがある）によって誘発される．問診を詳細に行って原因食物を同定し，その摂食を避けるか，摂食後2～3時間以内の運動を禁止する．疲労や薬剤（NSAIDsが多い）などの増悪因子の影響がある．原因食物としてはわが国では小麦，甲殻類，軟体類（イカなど），果物が多い．

3 治療

　治療は，**抗ヒスタミン薬**が第一選択となる．最近は鎮静性の低い第2世代の抗ヒスタミン薬が好んで使用される．奏功しない場合は他剤へ変更したり，可能なものは増量する．抗ヒスタミン薬単剤で効果が不十分であればさらに別の抗ヒスタミン薬や，H2ブロッカー，抗ロイコトリエン薬，抗不安薬などが併用されたり，ステロイド内服が必要となる場合もある．内科の診療で，初診からセレスタミン®が処方されるケースをよく目にする．気道浮腫を伴う場合はステロイドの投与は必要と思われるが，感染症に起因する蕁麻疹などもあるため，原因がはっきりしない通常の蕁麻疹に対して皮膚科医が最初からセレスタミン®を投与することは，あまりない．ERなどで

症状が強く，気道浮腫の症状がある場合についてはステロイドの点滴の適応と思われる．外用治療について，ステロイド外用薬は意味がない．抗ヒスタミン作用のある外用薬については，ある程度の効果はあると思われる．

Advanced Lecture

■ 抗ヒスタミン薬の副作用に注意！

抗ヒスタミン薬は比較的安全な部類に入る内服薬と思われるが，眠気・だるさ，排尿障害，小児における錐体外路症状などは有名な副作用である．第2世代の抗ヒスタミン薬ではそれらの副作用は軽減されているが，一部の薬剤（ジルテック®，ザイザル®）では重症の腎機能障害に対しては禁忌になっていることを知らねばならない．

2. 湿疹

> ●ここがポイント
> ・湿疹とは単一の疾患名ではなく，さまざまな病変が含まれる．
> ・頻度が高いのはアトピー性皮膚炎，皮脂欠乏性湿疹，接触皮膚炎などである．

1 はじめに

「湿疹・皮膚炎群」と称されるように，疾患群である．また，湿疹＝皮膚炎とすることについては異論もあるようだが，一般的には同義とする．

2 湿疹について

湿疹は内的因子（乾燥状態，アトピー体質の有無など）に問題がある皮膚に対して，外的因子（アレルゲン，刺激物質）が作用して生じるとされている．それぞれが多様であるため，湿疹も多彩な症状を呈する．

3 主な病型

1）皮脂欠乏性湿疹

乾燥により皮膚のバリヤー機能が障害され，より乾燥が進み，かゆみの閾値が低下する．掻破によりさらにバリヤー破壊が進む．**ステロイド外用**によってすみやかに炎症を抑えることも大事だが，それだけではかえって乾燥した状態になるので，**保湿剤**と併用することが推奨される．炎症が消失したらステロイド外用を中止し，保湿剤のみを継続する．日本人は入浴好きと言われ，ときにナイロンタオルなどでこすり洗いをする習慣のある人もいるので，よく病歴を聴取して洗い過ぎないように指導することも重要である．

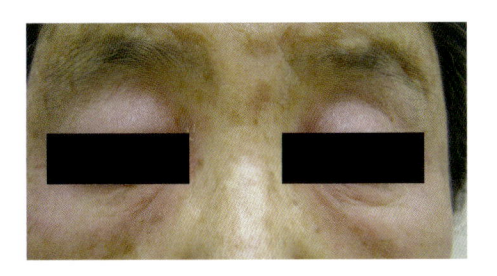

図2　点眼薬による接触皮膚炎

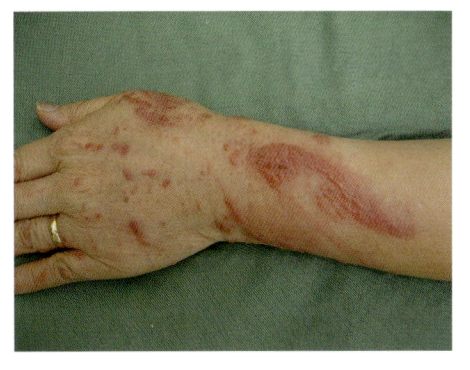

図3　植物による接触皮膚炎

●処方例
- デキサメタゾンプロピオン酸エステル（メサデルム®軟膏）10 g（1日2回外用）
- ヘパリン類似物質（ヒルドイド®ソフト軟膏）25 g（1日2回外用）

両者を併用し，10日～2週間を目安にメサデルム®軟膏を中止，ヒルドイド®ソフト軟膏だけを継続してスキンケアを行う．

2）接触皮膚炎
- **皮疹の分布**〔眼囲：アイメイク製品や点眼薬，耳朶や臍周囲（ピアスやベルトのバックル）下腿伸側（サッカーのすね当てなど）〕
- **形状**〔露出部に線状の配列（植物），四角い分布（湿布薬）〕
- **病歴聴取**〔薬剤の外用歴（外用薬，点眼薬），摂食歴（マンゴーなど），庭仕事の有無（植物）〕

から原因の推測が可能である場合がある．治療だけでなく原因の回避が重要となる（図2，3）．

3）おむつ皮膚炎
おむつ内のトラブルは極論すれば**接触皮膚炎**か**真菌症**の2つである．真菌症の場合多くはカンジダで，水疱や膿疱が周囲に点在する衛星病巣がみられることが多い．できれば鏡検を行い，陽性であれば抗真菌薬の外用，陰性であり炎症が強ければⅢ群までのステロイド外用を処方する．常に尿や便による刺激にさらされる場所であるため，改善後もスキンケアの継続は必須である．

4 治療

「ステロイド外用薬を使用すべきではない状態」であるかどうかが判断できれば，湿疹の治療はそれほど難しくない．病変の部位や程度により外用薬の強さ，剤形を選択する．きわめて大雑把に割り切ると，**顔と外陰部にはⅤ群（weak）からせいぜいⅣ群（medium）まで，それ以外はⅤ群からⅡ群（very strong）までを用いる**．一般にはひとまずⅢ群（strong）までを用い，治らない場合は皮膚科医に相談されたい．剤形についても，**軟膏はべたつくが刺激が少なくオールマイティ，クリームは使用感はよいが湿潤した病変には不適，頭部にはローションが適する**，と覚えれば大きな問題はない．

実際の現場では単純な湿疹性病変だけでなく，細菌感染などほかの要素が混在した状態に数多く遭遇する．

Advanced Lecture

1 病名は病因を推測してつける

　日常の臨床において，原因が明らかでないいわゆる湿疹としか言えない病変にお目にかかることは稀ではないが，筆者は若手のころオーベンによく「急性湿疹，慢性湿疹という病名はつけるな」と指導された．可能な限り接触皮膚炎，アトピー性皮膚炎，汗疹など，病因を推測して病名をつけるように，との教えである．

2 アトピー性皮膚炎について

　アトピー性皮膚炎診療ガイドライン[2]によれば，アトピー性皮膚炎は「増悪・寛解をくり返す，瘙痒のある湿疹を主病変とする疾患であり，患者の多くはアトピー性素因をもつ」と定義される．一般には急性・慢性の入り混じった湿疹病変が左右対称性に，前額，眼囲，頸部，四肢関節部，体幹などを好発部として慢性・反復性に出没する．細菌感染（伝染性膿痂疹など），ウイルス感染（カポジ水痘様発疹症など）などを見分けることが重要である．患者はアレルギーに対する心配をする場合が多いが，皮膚のバリヤー機能の低下が重要である．ステロイド外用薬を中心に炎症を治めて，バリヤー機能の保持のためのスキンケアを行うのが現在のアトピー治療のコンセンサスといえるので，特に初期においては十分な外用治療を施す必要がある．

3. 虫刺症

> ●ここがポイント
> ・蚊・ダニ・ノミ・ブヨ・蜂・ムカデ・毛虫などが主たる原因生物である．
> ・症状からある程度原因を推測できる．
> ・原因生物の推測は再発・再燃を防ぐための生活指導に役立つ．

1 はじめに

　刺咬による痛み，注入される物質による反応，媒介される病原体による感染症などが問題となる．

2 各論

1）蚊・ダニ・ノミ刺症

　受傷部位（露出部位か否か，下腿に多いか，など）や症状（緊満性の水疱がみられるか，など）である程度鑑別されるが，共通する治療の第一選択は**ステロイド外用**である．短期間で治癒する見込みがあるため通常よりも強めのランクを選択して差し支えない．

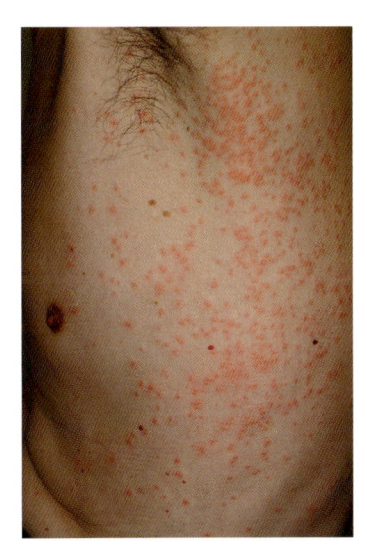

図4　チャドクガによる毛虫皮膚炎
毒針毛は小さいので，薄い衣服の上に付着しても発症する（浅井皮膚科クリニック・浅井俊弥先生資料）

●処方例
・プレドニゾロン吉草酸エステル酢酸エステル（リドメックスコーワ軟膏）：顔
・ジフロラゾン酢酸エステル（ジフラール®軟膏）：顔以外

　明らかな感染を伴わない限り，抗生物質の内服や外用は不要である．
　屋外，山間部などでのダニの刺咬吸血によりライム病，日本紅斑熱，重症熱性血小板減少症候群（severe fever with thrombocytopenia syndrome：SFTS）などの重篤な感染症をもたらす場合もあり，念頭に置いておく必要がある．

2）ブヨ刺症
　渓流沿いや山地に多く，キャンプやハイキングなどで受傷する場合が多い．刺された部位に小出血点がみられる．治療が不十分だと慢性化して結節性痒疹に発展する例がある．

3）蜂刺症
　急性期の痛みとアナフィラキシーが問題となる．

4）毛虫皮膚炎
　地域にもよるが，チャドクガによる被害が多い．幼虫は，関東では例年6月頃と8月下旬頃の年2回孵化する．一般的には左右非対称に分布する均質な紅色の丘疹が多発する（図4）．症状が派手で驚かれるが，ステロイド外用処方でよい．

4. 炎症性粉瘤

●ここがポイント
・炎症の程度にもよるが切開排膿が第一選択．
・内容の圧出時に被膜もはがれて排出される場合があり，十分排出されればあらためて切除することなく治癒する．

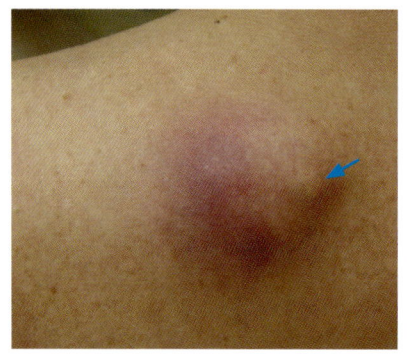

図5　炎症性粉瘤
よく見ると開口部（→）がある

1　はじめに

「脂肪のかたまり」と表現される．以前から小さいしこりがあり，あるとき炎症を起こして比較的急速に増大・腫脹して疼痛を生じることが多いが，炎症を起こしてはじめて存在に気づく場合もある．蜂窩織炎，せつ，石灰化上皮腫などとの鑑別が必要であるが，本疾患の特徴である，開口部が視認できれば診断は容易である（図5）．すでに自壊して膿や粥状の内容を排出している場合もある．

2　治療

疼痛が強かったり，波動をふれたりする場合は切開することにより症状を劇的に改善できる．切開部分だけでなく周囲の発赤部分にも局所麻酔を施すと，切開後の内容圧出の際にも痛みを感じなくてすむ．切開直後には膿様の内容が噴出し，その後嚢腫壁に固着している角質物質がニュルニュルと圧出されてくる場合が多い．

切開排膿が十分である場合は抗生物質内服の処方は不要である場合もある．実際，細菌培養を行っても陰性であることがしばしばである．そもそも炎症性粉瘤＝感染性粉瘤とはいい切れず，起炎物質である，粉瘤の嚢腫内に貯留している角質が何らかの原因で真皮成分に触れることによって炎症が起きると考えられ，無菌でも炎症が起きているものと思われる．処置が内容排出のみに終わった場合は嚢腫が残るため時間経過とともに再度角質物質の貯留が起こるが，圧出時に被膜（嚢腫壁）がはがれて排出されると嚢腫は消失し，切除する必要もなく治癒する．

5. 帯状疱疹

> ●ここがポイント
> ・典型的には痛みが先行し，何日か遅れて同部位に発疹が生じる．
> ・「帯状」となる例ばかりではない．
> ・初発を見誤ると治療開始が遅れる．判断に迷う際は必ず再診させる．
> ・発症した部位により随伴する症状に注意（Hunt症候群，眼障害など）．

1 帯状疱疹について

帯状疱疹で問題になるのは，
① 急性期の疼痛と全身症状（髄膜炎など）
② 罹患部位によって随伴する局所症状（Hunt症候群，眼障害など）
③ 帯状疱疹後神経痛

である．初診時に①と②に特に注意すべきなのは当然であるが，意外に侮れないのは③であり，その後長期にわたり疼痛やallodynia（異痛症：通常では疼痛を起こさないような刺激を疼痛として感じる症状．風が当たると痛い，痛くて髪をとかせない，腕時計が不快，など）に悩むケースもあり，早期発見・早期治療が望ましい．

軽症の場合などで抗ウイルス薬を投与するかどうか迷うという意見があるが，当初は疼痛が軽度であっても経過とともに増強する場合もしばしばあるため，原則として帯状疱疹の診断がつき次第**抗ウイルス薬を投与すべき**と考えている（よほど発症からの日数が経過していれば話は別である）．

眼症状については急性期の治療が望ましいので，眼痛や強い結膜充血などを認めたら眼科への依頼を考える．

入院の適応について明確な基準は策定されていないが，髄膜炎を疑う症状がある（発熱，頭痛が強いなど），疼痛がきわめて強い，罹患神経を超えて汎発疹がある，免疫が低下するような基礎疾患がある，などの場合は入院を考慮すべきである．

2 治療

> ●処方例
> ・ファムシクロビル（ファムビル®錠250 mg）1回2錠　1日3回
> ・アセトアミノフェン（カロナール®錠200）1回5錠　1日4回

三叉神経第1枝領域などが患部で疼痛が激しく，腫脹も強い場合などは短期間ではあるがステロイド内服を併用するとよい〔プレドニゾロン（プレドニン®）1日15〜30 mg程度，3〜5日間〕．抗ウイルス薬は薬価が高い．ERなどでの初診時に7日分処方してしまうと，万一途中で同一病院に入院になり点滴治療を行った場合，査定される可能性が高いため，再診にて経過を見る意味でも，初回の処方は2〜3日までにとどめるべきである．

外用治療は，発疹が軽度であれば特に必要ない．二次感染が懸念されれば抗生物質含有軟膏，抗炎症作用を期待する場合は非ステロイド系軟膏，潰瘍化が激しければ皮膚潰瘍治療薬を用いる場合もある．

抗ウイルス薬の投与量については腎機能によって調節する必要がある．現在ではweb上でCcr（creatinine clearance：クレアチニンクリアランス）を簡単に計算できるツールがあり，利用するとよい．

上述したように帯状疱疹後神経痛は患者のQOLにおいて大きな問題となる．抗ウイルス薬による治療は1週間で終了するが，その後の疼痛管理も重要である．

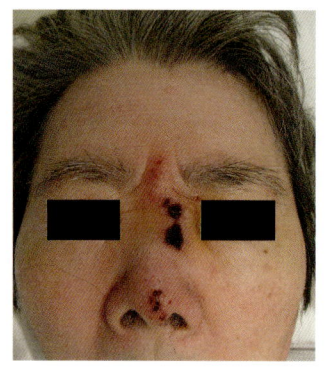

図6　左三叉神経第1枝領域の帯状疱疹
左前額には発疹を欠く

●**ここがピットフォール**
前述したが，必ずしも帯状，連続性に皮膚病変が出現するとは限らず，むしろそうではない場合も多い（図6）．単純疱疹，せつ，丹毒，刺虫症など鑑別が困難な場合は必ず再診させて経過をみる．

6. 白癬・カンジダ

●**ここがポイント**
直接鏡検を行い，菌要素が確認された場合にのみ抗真菌薬を処方するのが基本．

1 はじめに

「足の水虫です」と来院する患者の3分の1は足白癬ではなかったという，皮膚科では有名なデータがある．真菌症を疑った場合には，診断を確定して治療にあたることが望ましい．

2 検査と治療

被検部から鱗屑や爪などを採取し，10％KOH液を滴下して顕微鏡にて真菌要素の有無を確認する直接鏡検法は皮膚科の基本的検査の1つである．これをきちんと行えない，行わない皮膚科医は皮膚科医とはいえない．しかし皮膚科医不在など，直接鏡検を行えない現場もあるであろう．その場合は**発症部位**（間擦部，湿潤した部位など），**発症状況**（蒸れるような状況，感染源への曝露，ステロイド外用による悪化など），**臨床症状**〔紅斑，丘疹，水疱などが混在して湿疹反応に似るがさらに多彩，白癬が体部に生じると境界鮮明・堤防状隆起・中心治癒傾向，カンジダでは膿疱や衛星病巣（図7）〕などを勘案して判断することとなる．どうしても判断がつかない場合は1週間程度ステロイド外用にて経過をみるのも一計であるが，炎症が抑制されるために一般に改善傾向を示してしまう．しかし継続すれば必ず悪化してくるので，きちんと経過をみることが重要である．

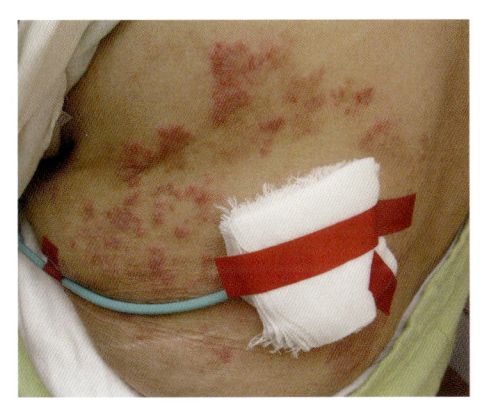

図7 腎ろう周囲に外用したステロイドにより誘発・悪化したカンジダ症．衛星病巣がみられる

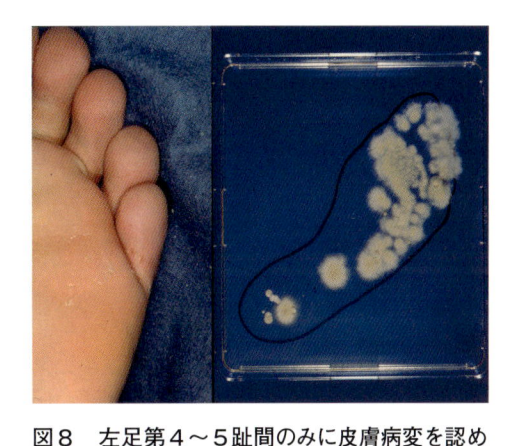

図8 左足第4～5趾間のみに皮膚病変を認める足白癬患者のフットプリント培養法の所見
広範囲に白癬菌の飛散・付着が起こるため，足全体への外用が必要（まるやま皮膚科クリニック・丸山隆児先生資料）

●処方例
- 皮膚の白癬・カンジダ症：ルリコナゾール（ルリコン®クリーム）　1日1回外用
- 爪の白癬：塩酸テルビナフィン（ラミシール®錠125 mg）1回1錠　1日1回内服　6カ月

　外用治療を行う際には，白癬菌の飛散・付着を考えて，広範囲（両足底から足背近くまで，全趾間，趾背）に，かつ長期間（他覚的な所見が消失後1カ月継続）外用するように指導することが肝要である（図8）．

　内服治療には肝機能に対するモニタリングの必要があり，内服前，内服開始後1カ月，2カ月の最低3回は採血による検査が必要となる．

　2014年9月，爪白癬に対する外用治療薬〔エフィナコナゾール（クレナフィン®爪外用液10％）〕が発売される．併用薬や合併症などの理由で内服治療が困難な例の新たな治療薬として期待される．

Advanced Lecture

■ finger tip unit について

　外用薬のチューブから示指の第1関節分の薬剤を絞り出すと，口径にもよるが約0.5 g分に相当し，それを大人のてのひら2枚分の面積の皮膚に塗るとちょうどよい，という考え方．それにあてはめると両足全体に塗る足白癬の治療においては1日1回1 g（片足全体でおよそてのひら2枚分）必要で，1カ月で30 g消費することになる．finger tip unitは湿疹などの外用指導時ももちろん有効である．

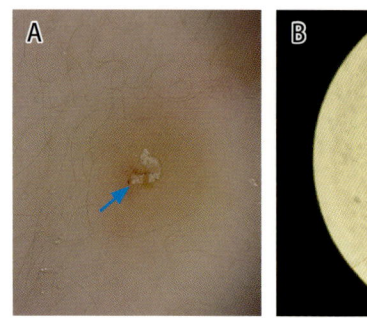

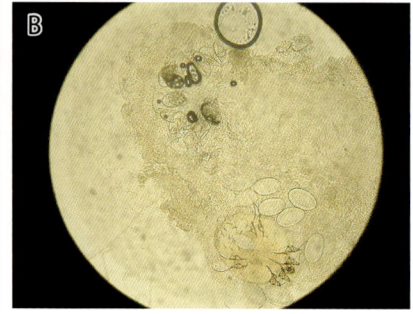

図9　乳児の上腕に生じた結節のダーモスコピー所見
トンネル先端の黒い部分（→）から疥癬虫と多数の虫卵を検出した

7. 疥癬

> ●ここがポイント
> ・ステロイド外用無効（悪化），かゆみによる不眠，感染機会があればきわめて怪しい．
> ・診断は難しいと心得るべし．
> ・角化型疥癬（ノルウェー疥癬）を見逃してはいけない．

1 はじめに

　病院や高齢者施設などで発症すると集団感染を起こすリスクがある．通常疥癬を必要以上に恐れることはないが，角化型疥癬はきわめて感染力が強く，見逃してはならない．

2 疥癬について

　皮膚の所見として特に大切なのは，
・指間や手掌（特にシワの部分）の水疱やトンネル
・腋窩や外陰部などの結節

の2つである．疥癬に特有な発疹はいわゆる疥癬トンネルであるが，肉眼ではトンネルは見つからないことも多く，結節を見つけて診断がつく場合もある．トンネル，結節ともに眼科剪刀などで表面を切除して鏡検することにより，原因であるヒゼンダニの虫体・虫卵・糞を検出して診断を確定することができる．最近はダーモスコピーが疥癬の診断に有用であることが認識されている（図9）．

　角化型疥癬は，手，足など摩擦を受けやすい場所を中心に，灰白色，汚い感じの角質増殖がみられる（図10）．通常疥癬では症状のない頭頸部，耳も侵される．角化型疥癬の患者は免疫不全状態になっている場合が多く，かゆみを訴えない場合もあるので注意を要する．

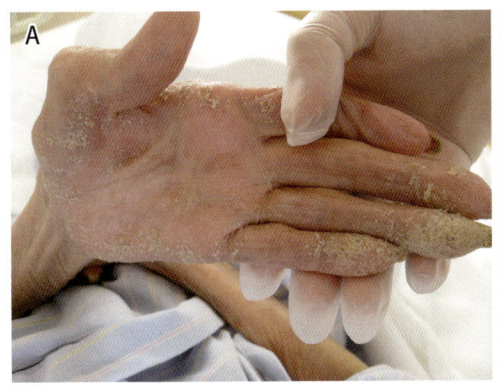

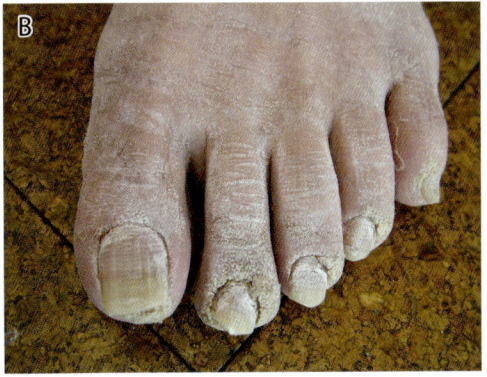

図10　角化型疥癬

3 治療

> ●処方例
> ・イベルメクチン（ストロメクトール®錠3mg）4錠（体重1kgあたり200μg）
>   1週間に1回，空腹時に内服．1週間後に診察し，治癒していなければ2回目を投与．
> ・フェノトリン（スミスリン®ローション5％）
>   1週間隔で頸部から下全身に塗布，12時間以上経過した後に洗浄．効果をみて2回目以降の塗布を考慮する．

　疥癬患者が発生した場合は治療とともに感染のアウトブレイクを防止することが重要であり，平素からマニュアルを作成しておくとよい．日本皮膚科学会の疥癬ガイドライン第2版[3]が参考になり，web上にも公開されている．

Advanced Lecture

■ こんな投与例もある！

　実際にはストロメクトール®錠3mg 1～2回の投与では再燃する例が多く，賛否はあると思われるが筆者は3回は投与すべきではないかと考えている．ストロメクトール®錠3mgを内服させれば外用治療は不要と言われているが，クロタミトン（オイラックス®）を頸部から下，全身に外用してもよい．ただしかぶれる例も少なからず存在するため注意を要する．

　2014年8月に発売されたフェノトリン製剤（外用）は安全性が高いとされており，今後妊婦や乳児の治療法として期待される（現時点では安全性不確立となっている）．

●ここがピットフォール

γ-BHC（benzene hexachloride）は，2010年4月に制定された化学物質審査規制法により患者に対する使用は禁止されている．

8. 褥瘡

> ●ここがポイント
> ・病変の深さ，感染の有無のみきわめが重要となる．
> ・下肢・足においては動脈閉塞などとの鑑別を要する場合がある．
> ・患者を在宅に戻す場合，医療・介護の連携が重要である．

1 はじめに

　近年病院では褥瘡対策が進み，有病率は以前に比較して低下したが，高齢化・患者の在宅へのシフトが進むなか，在宅ではいまだに重症の褥瘡も数多くみられる．病院・施設と在宅の褥瘡対策は分けて論じられるべきと思われるが，詳しくは成書[4]を参照されたい．

2 褥瘡ケア

　褥瘡の治療に当たっては，除圧，全身状態（栄養状態）の管理，局所治療の3点に留意する必要がある．いずれが欠けても治療・ケアはうまくいかないことを肝に銘じるべきである．
　褥瘡の深さの判定は重要であるが，留意すべきはDTI（deep tissue injury：深部組織損傷）である．一見して浅い褥瘡に見えるが紫色ないし栗色を呈し，熱感や硬結をふれ，急速に進行して潰瘍化する（図11）．DTIを疑ったら頻回にフォローする必要がある．

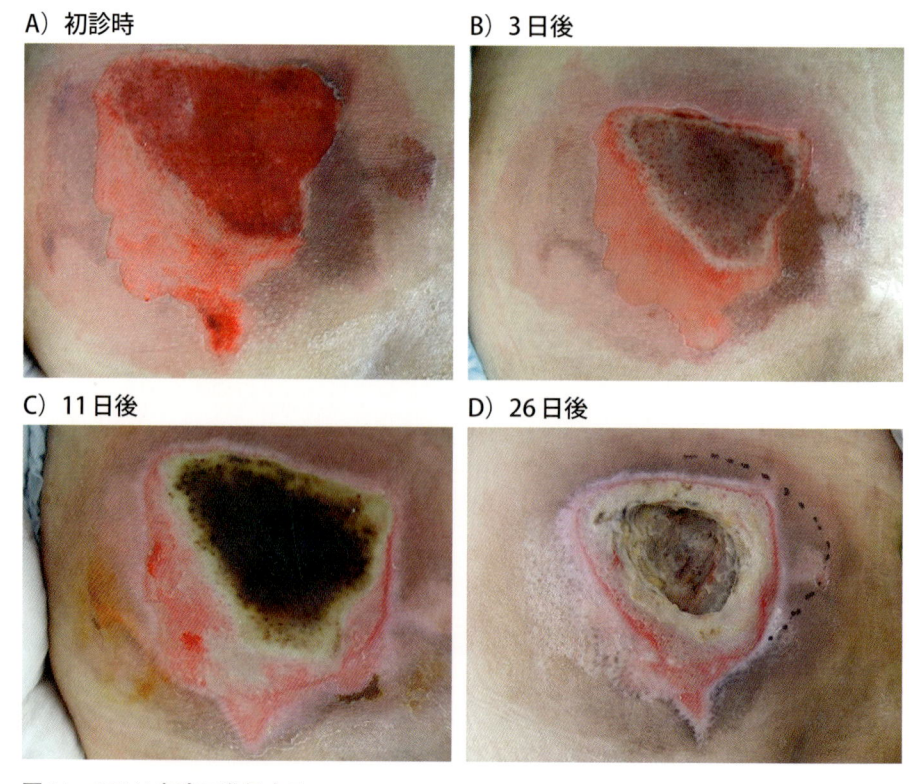

A）初診時　　　　　　　　　B）3日後

C）11日後　　　　　　　　　D）26日後

図11　DTIは急速に進行する
（総合病院土浦協同病院・平山薫看護師資料）

3 ラップ療法について

　褥瘡に限らず，創傷の治療において湿潤療法が理論的に正しいことは論を待たないが，盲目的にラップ療法を行うことは誤りである．適応でない疾患・創の状態に対してラップ療法が施されて重症化する例をしばしば見かける[5,6]．

　ラップ療法に限らないが，感染が悪化して致命的となる例もあることは肝に銘じておく必要がある．

文献・参考文献

1) 秀道広, 他：蕁麻疹診療ガイドライン. 日本皮膚科学会雑誌, 121 (7), 1339-1388, 2011
2) 古江増隆, 他：アトピー性皮膚炎診療ガイドライン. 日本皮膚科学会雑誌, 119 (8), 1515-1534, 2009
3) 石井則久, 他：疥癬診療ガイドライン（第2版）. 日本皮膚科学会雑誌, 117 (1), 1-13, 2007
4) 「新床ずれケアナビ―在宅・介護施設における褥瘡対策実践ガイド」（日本在宅褥瘡創傷ケア推進協会/編），中央法規出版，2011
5) 盛山吉弘, 他：不適切な湿潤療法による被害　いわゆる"ラップ療法"の功罪. 日本皮膚科学会雑誌, 120 (11), 2187-2194, 2010
6) 盛山吉弘, 他：湿潤療法の教育に関する提言・"ラップ療法"施行中に当院へ搬送された事例の検討をふまえて. 日本褥瘡会誌, 14 (4), 598-604, 2012

プロフィール

袋　秀平（Shuhei Fukuro）
ふくろ皮膚科クリニック
よくみる，触る，話をきく，十分説明する―皮膚科診療の基本ですが，これは全科共通ですね．忙しくなるとすべておろそかになりがちなので，初心を忘れずに頑張ってください．
私は往診にも力を入れています．褥瘡をはじめとして皮膚科往診の需要は大きいのですが，往診をする皮膚科医が少なくて困っています．

第3章 皮膚疾患の診かた

2. 熱傷

山本有祐

Point

- まずは重症度診断を行い，熱傷専門施設への転送，紹介の必要性を判断する
- 受傷機転・原因の詳細な聴取が重要．熱傷深達度や重症度，さらには合併損傷の判断に役立つ
- 軽症例では，熱傷瘢痕を生じるか否かが大きな問題となる．受傷早期におけるⅡ度熱傷の深度診断は専門医でも困難であり，一般には受傷後7～10日目頃に診断できる

はじめに

　熱傷は救急外来ではよく経験する外傷であるが，必ずしも正しい知識に基づいた適切な診断・治療が行われていないのが現状である．熱傷の基本的な知識とpitfallを再確認することにより，研修医であっても慌てることなく冷静，適切な対応をしていただけると考える．熱傷治療は急性期，感染期，回復期と長期にわたるが，ここでは救急の対応，急性期の処置について述べる．

1. 広範囲熱傷

> **症例1**
> 　82歳女性．
> 仏壇のろうそくから衣服に着火し，顔面，前胸部，背部，両上肢にTBSA35％（Ⅲ度35％，BI35，PBI117）の火炎熱傷，気道損傷を受傷し独歩来院した（図1 A, B）．初診時，意識は清明で救急外来では座って診察を待っていた．熱傷ユニットに緊急入院し，超早期手術（受傷後48時間以内）をはじめとする救命処置が施されたが（図1 C, D），受傷3週間後にMRSA（methicillin-resistant *Staphylococcus aureus*：多剤耐性黄色ブドウ球菌）敗血症による多臓器不全で死亡退院となった．

1 重症度の診断

　熱傷治療も他の疾患と同様に侵襲の程度や重症度を評価することからはじまる．熱傷であることは一目でわかる場合がほとんどであるが，重症度の診断については意外に知られていない．

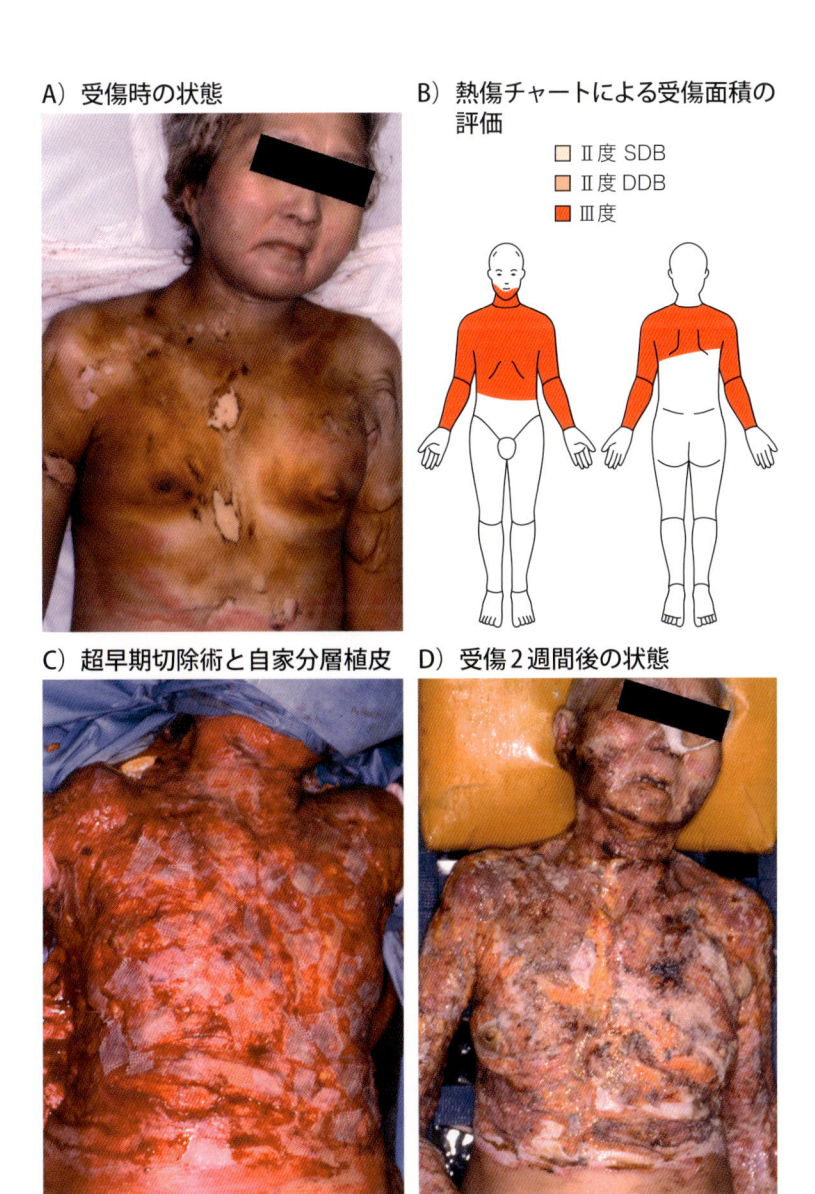

A）受傷時の状態　　　　B）熱傷チャートによる受傷面積の評価

□ Ⅱ度 SDB
□ Ⅱ度 DDB
■ Ⅲ度

C）超早期切除術と自家分層植皮　　D）受傷2週間後の状態

図1　症例1：82歳女性，火炎熱傷

1）深達度

熱傷の深達度は主にはⅠ度からⅢ度に分類されている（表1）．浅達性Ⅱ度熱傷（SDB：superficial dermal burn）と深達性Ⅱ度熱傷（DDB：deep dermal burn）の診断は，治療期間，手術適応や醜形瘢痕の残存の有無を判断するうえで重要であるものの，正確な早期診断は困難である[1]．

2）受傷面積（TBSA％：total burn surface area％）

受傷面積の算定は重症度を知るうえで必須である．算定法は9の法則，5の法則，Lund and Browder法，手掌法などを用いて行う（図2）[1]．熱傷指数（BI：burn index）は受傷面積から得られる重症度の指標である（図3）．BI30を超えると死亡率が50％以上になる[2]．

BI＝Ⅲ度熱傷面積％＋1/2 Ⅱ度熱傷面積％

表1 熱傷深度分類

Ⅰ度熱傷（EB：epidermal burn）
・表皮熱傷で皮膚の発赤のみ（日焼けも含む） ・水疱形成なし　疼痛あり ・瘢痕を残さない

Ⅱ度熱傷
浅達性Ⅱ度熱傷（SDB：surperficial dermal burn）
・水疱形成あり　疼痛あり ・水疱底の真皮は赤色　圧迫で退色 ・1〜2週間で表皮化し治癒 ・肥厚性瘢痕を残さない
深達性Ⅱ度熱傷（DDB：deep dermal burn）
・水疱形成あり　疼痛なし ・水疱底の真皮は白色で貧血状 ・3〜4週間で表皮化し治癒 ・肥厚性瘢痕もしくは瘢痕ケロイド形成

Ⅲ度熱傷（DB：deep burn）
・水疱なし　疼痛なし ・皮膚全層の壊死　白色もしくは褐色レザー様，炭化 ・1〜3カ月で受傷部位周囲からの表皮化で治癒 ・肥厚性瘢痕もしくは瘢痕ケロイド形成

文献1より改変して転載

A）9の法則

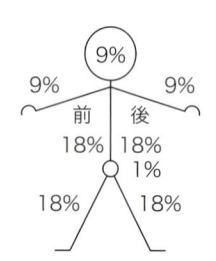

B）5の法則（Blocker）

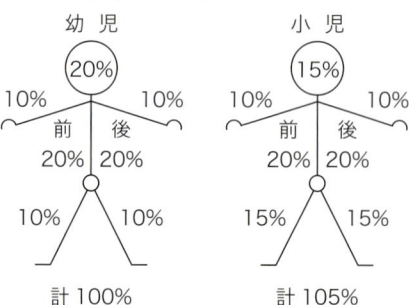

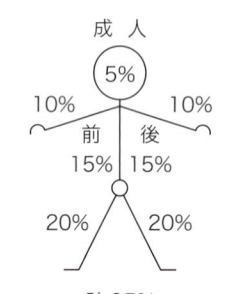

C）Lund and Browder法

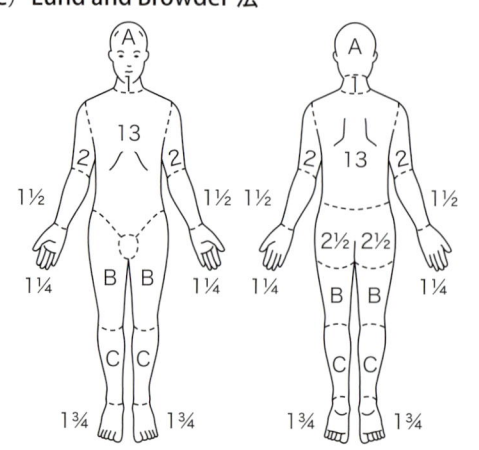

年齢による広さの換算						
	年齢					
	0歳	1歳	5歳	10歳	15歳	成人
A-頭部の½	9½	8½	6½	5½	4½	3½
B-大腿部の½	2¾	3¼	4	4¼	4½	4¾
C-下腿部の½	2½	2½	2¾	3	3¼	3½

（Lund and Browderの図表）

図2　受傷面積％TBSAの算出法
文献1より引用

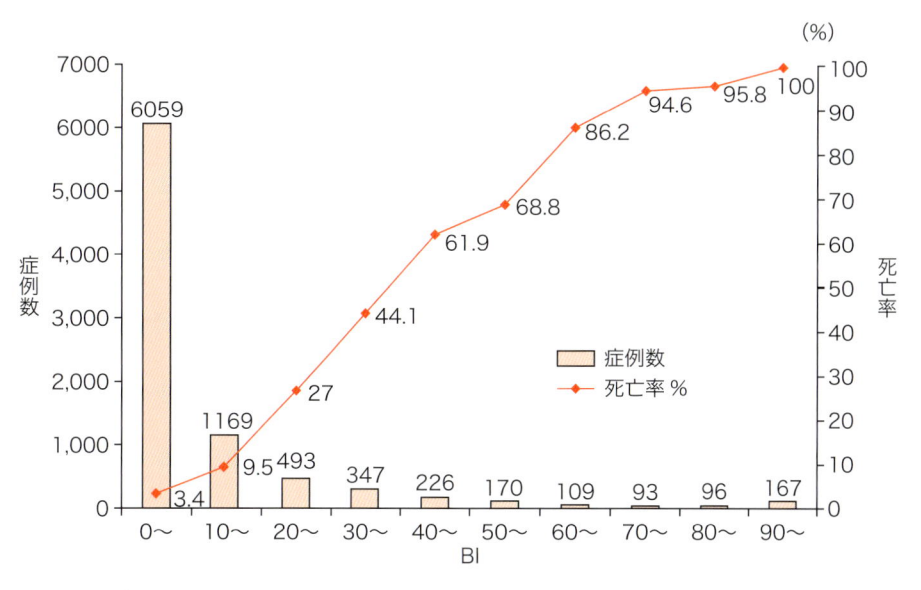

図3 BI（burn index）と死亡率
文献2より引用

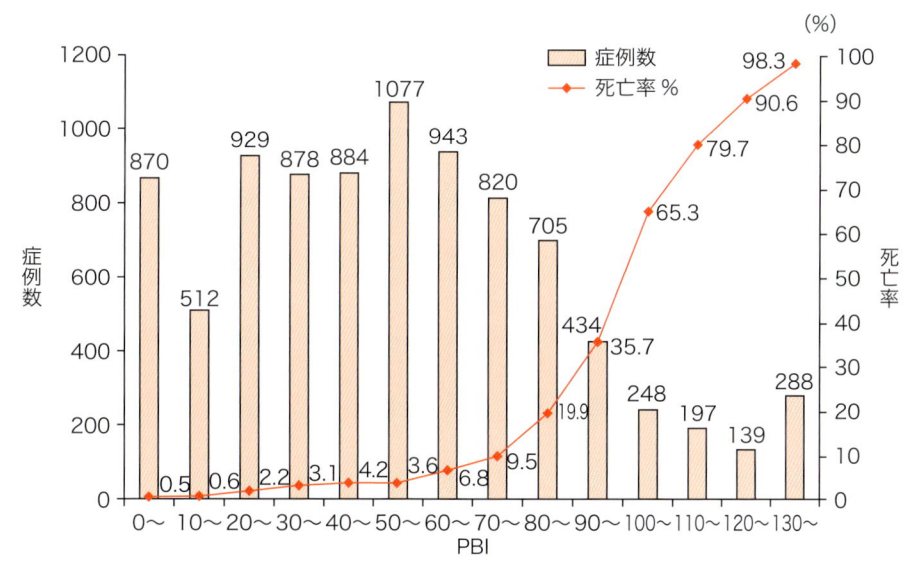

図4 PBI（prognostic burn index）と死亡率
文献2より引用

3）生命予後

重症熱傷の生命予後は年齢に大きく影響を受けるため，熱傷予後指数（PBI：prognostic burn index）で判断される（図4）．80以上から死亡例が増加し，100以上でcriticalな状態とされている[2]．高齢者の場合，BI20程度でも死亡率は高く，専門医による治療が必要である．

> PBI＝BI＋年齢

表2 熱傷センターへの転院決定基準

1) 10%BSAを超えるⅡ度熱傷のある患者
2) 顔面，手，足，会陰部，主要関節に熱傷のある患者
3) 年齢にかかわらずⅢ度熱傷のある患者
4) 電撃傷，雷撃傷による患者
5) 化学損傷のある患者
6) 気道熱傷のある患者
7) 基礎疾患があって熱傷の治療に配慮が必要な患者
8) 生命にかかわる合併損傷のある患者
9) 小児診療が行えない医療機関へ搬送された小児の熱傷患者
10) 社会的問題，精神的問題，長期リハビリなどの特殊な配慮が必要な熱傷患者

文献3より引用

4）熱傷センターへの転院決定基準

ABLS（Advanced Burn Life Support）では転院基準を**表2**のように定めている[3]．

● ここがピットフォール

重症度の診断は，見た目の元気さに惑わされず客観的なデータに基づいて行う．気道損傷の合併は予後を大きく左右するが，受傷12〜24時間後にはじめて呼吸機能障害が出現することもあり，受傷時の診断が大切である．

2 救急外来搬入時における熱傷急性期の治療法

1）初期輸液

熱傷により血管透過性が亢進し，血管内から血管外に体液は大量に移動し，熱傷ショックとなるため，早期の適切な輸液療法が求められる．一般に輸液量の指標としてBaxter法が用いられているが，日常の診療ではあまり経験しない大量輸液となることも多い．公式はあくまで指標であり，尿量，心拍出量，血圧などのvital signをモニタリングして，輸液量を決定することが必要である．また，原法では定められていないが，ほとんどの施設で新鮮凍結血漿やアルブミンの投与も受傷後8〜12時間以降を目安に開始している．

● Baxter法

輸液量（乳酸化リンゲル）：4 mL/kg/ % TBSA（mL/日）
（受傷0〜8時間後に1/2，8〜14時間後に1/2を投与する．）

2）局所療法

局所には軟膏療法を行うが，主な目的は創部の保湿である．ワセリン（白色ワセリン）のみを塗布し，非固着性，湿潤環境を維持可能な吸水性に優れた被覆剤を選択しドレッシングしている．必要に応じて，疼痛に対しステロイド含有軟膏を加えている．抗菌を目的とした薬剤は使用しないのが一般的となっている．

水疱の処置については議論のあるところであるが，内容液をドレナージしたうえで，疼痛対策，biological dressingの効果を期待して3〜4日は温存することが多い．しかしその後は，深度の確認，感染の危険を考慮し，取り除くようにしている．

2. 電撃傷

> **症例2**
> 56歳男性．
> 配線工事中に6,600ボルトの電流に触れ，電撃傷を受傷（図5）．受傷時，意識障害を認めた．流入は右示指で流出は右前腕であると思われた．

電撃傷とは，狭義には外界からの通電により生体から発生する熱による障害である．アーク放電による損傷や引火による火炎熱傷を伴う．典型例では流入や流出による複数の創を認め，全身の確認を要する．

■ 創の特徴と多彩な合併症

1）進行性壊死

電撃傷による組織の損傷は通電による熱の発生によって生じる．組織の電気抵抗によって異なるため，皮膚より電気抵抗の低い筋肉，血管，神経が先に損傷されていることが多い[4]．そのため，深層が壊死に陥ることで受傷1〜2週間後に皮膚にも損傷が及ぶ．手術療法は待機的に行われ，皮弁移植術など専門的な再建術を要することが多い．

2）心室細動

心臓に通電（特に交流）することにより，細動を生じる．ほかに心房細動，副調律，非特異的

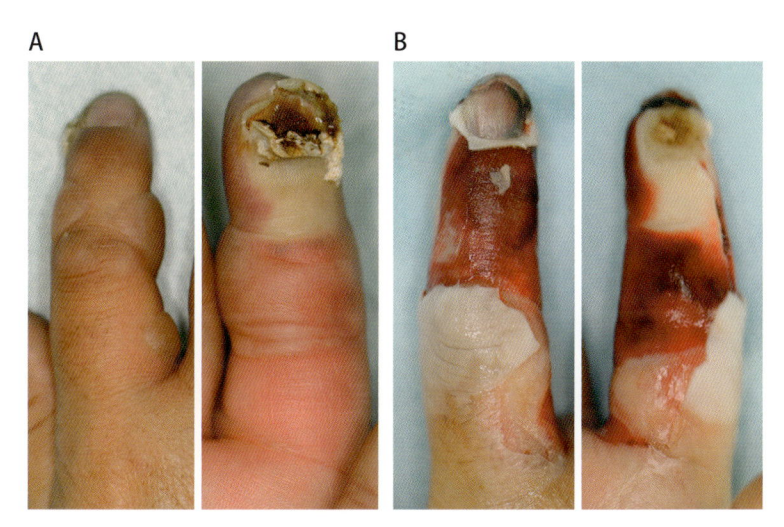

図5 症例2：56歳男性，電撃傷
A）受傷時の状態（右示指）
B）受傷10日目：皮膚の壊死が進行している

ST-T波変化を生じる．来院時には心電図変化を認めない場合も遅発的に生じることがあるため，受傷後，最低24時間の心電図モニタリングが必要である[5]．

3）神経性の損傷

受傷直後には意識消失，痙攣発作，呼吸停止，知覚異常などを生じる．栄養血管の障害により，遅発性にも障害が現れる．

4）その他の臓器障害

筋組織の破壊によりミオグロビン血症を生じ，crush injury と同じような病態となり，腎不全を引き起こす．また，体幹部の通電では腹壁の損傷はなくても腹腔内臓器損傷を引き起こすことが報告されている[6]．

●ここがピットフォール
電撃傷の皮膚損傷は比較的小範囲であるが，損傷が深部に及ぶことが多く，多彩で重篤な合併症を生じる可能性がある．最低でも1～2日間の入院での経過観察が原則である．

3. 化学熱傷

症例3
50歳男性．
工場で作業中に誤ってフッ化水素酸を顔から浴びて化学熱傷を受傷（図6A）．救急搬送後，ただちに創部の洗浄を1時間程度行った後（図6B），8.5％のカルシウムグルコネート溶液を局注し，皮膚表面にも塗布した（図6C）．深達性の損傷が危惧されたが，保存的療法により，受傷約2週間で閉創が得られた（図6D）．

化学熱傷とは酸，アルカリ，重金属，毒ガスなどの化学薬品による皮膚・粘膜の組織損傷を伴う腐蝕現象をいう．

1 初期救急治療

化学物質の特定，毒性を理解することが重要．原因物質には障害が全身に及んだり，医療従事者にも二次災害を生じたりする物質がある．**中和剤は熱発生の危険があるため，禁忌**とされている．治療は30分～2時間程度の洗浄が大原則である．フッ化水素酸，フェノール，石油による損傷は特殊な対応が必要となる[7]．

2 合併損傷の確認

吸入，嚥下の可能性があるため，気管・肺，食道の損傷を念頭におく必要がある．顔面受傷の場合は角膜損傷の恐れがあり，眼科医の診察が必須である．

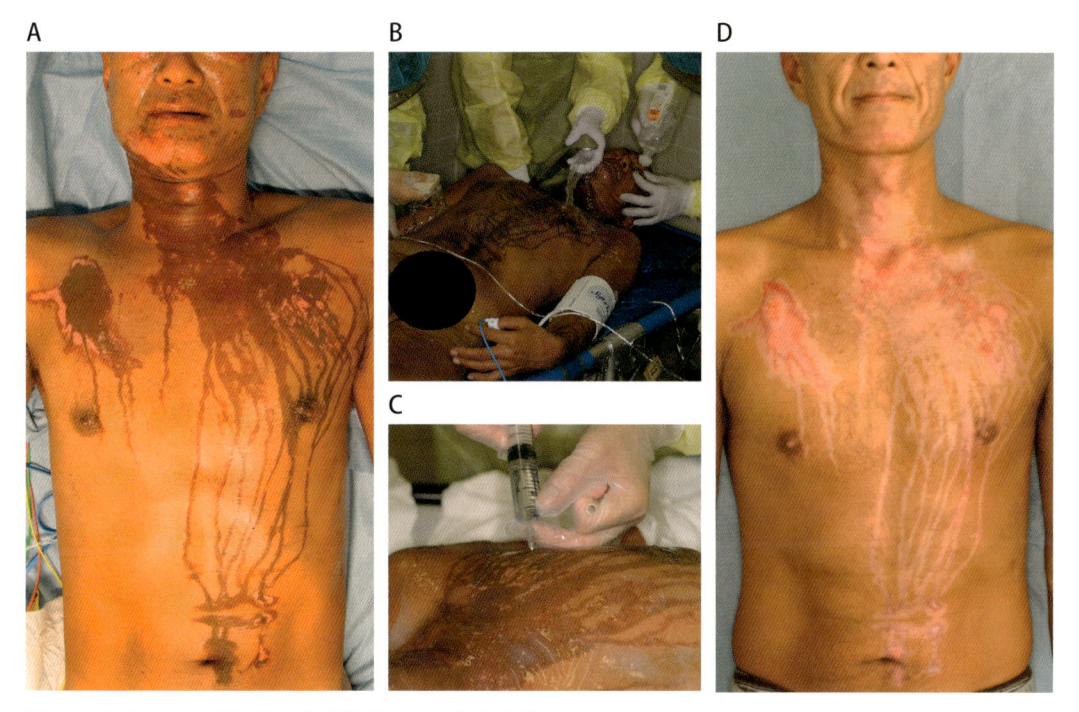

図6　症例3：50歳男性，化学熱傷（フッ化水素酸）
A）受傷時の状態，B）大量の流水による洗浄の様子，
C）カルシウムグルコネート局注，D）受傷2週間後の状態

●ここがピットフォール
原因物質を確認し，医療従事者への二次災害を防止することが必要．治療は洗浄が大原則である．

Advanced Lecture

■ 早期診断・早期治療！
　Ⅱ度熱傷，特にSDBとDDBの鑑別は，治療期間や瘢痕・拘縮形成の観点から，重要である．これまで，pin prick test（疼痛），視覚法（色調），圧迫法（血流），脱毛法（毛根損傷）などを指標に行ってきたが，近年，microvision systemを用いた診断法が開発され早期診断が可能となってきている[2]．培養表皮移植や同種皮膚移植を用いた早期の治療により，DDBを救済しSDBにより近づけることが試みられている．

おわりに
　熱傷は主に体表の損傷であるため，診断学が疎かになる傾向にある．実際には問題点も多く，重症度を診断するためには，基本的な知識を習得することが必要である．また，受傷機転をしっ

かりと聴取することが大切であり，診断の手がかりとなる．特殊熱傷は，flame burn（火炎）やscald burn（高温液体）による熱傷とは異なる経過・合併症を呈するため，代表的な化学熱傷，電撃傷について述べた．本稿の内容を参考していただき，ER・外来などでいざというときに慌てることなく治療に取り組んでいただけると幸いに思う．

文献・参考文献

1) 「熱傷用語集」（日本熱傷学会用語委員会/編），日本熱傷学会，1996
2) 「熱傷治療マニュアル　改訂2版」（田中裕/編著），中外医学社，2013
3) 佐々木淳一：熱傷初期診療におけるシミュレーション学習による標準化．Pepars，47：1-7，2010
4) 「Treatment of burns」（Cason J S），Chapman and Hall，1981
5) Jensen P J,：Electrical injury causing ventricular arrhythmias. Br Heart J, 57：279-283, 1987
6) 山本有祐，他：腹壁・腹腔内臓器損傷を伴った重症電撃傷の1例．熱傷，26：36-44，2000
7) 迎　伸彦，他：化学熱傷．救急医学，27：112-114，2003

プロフィール

山本有祐（Yusuke Yamamoto）
上尾中央総合病院形成外科　科長
専門分野：熱傷治療，マイクロサージャリー，再建外科，皮膚腫瘍外科

第3章 皮膚疾患の診かた

3. 発熱を伴う発疹への対応〜薬疹〜

平原和久,塩原哲夫

> ● Point ●
> ・発熱を伴う皮疹を見たら,常に薬疹を疑う
> ・不用意な解熱薬や抗生物質の投与は薬疹を悪化させる
> ・すみやかな治療開始が重要である

はじめに

　薬疹は薬剤の全身投与により生じる皮膚粘膜病変と定義されている.薬疹には原因薬を中止すれば自然に軽快するものから,高熱や全身症状を伴い,生命にかかわるものまである.薬疹は皮膚科だけでなく,薬を処方するすべての診療科が経験する重要な疾患であることを忘れてはならない.ここでは,発熱を伴い,原因薬の中止だけでは治らない重症薬疹として,Stevens-Johnson症候群(SJS),中毒性表皮壊死症(TEN:toxic epidermal necrolysis),薬剤性過敏症症候群(DIHS:drug-induced hypersensitivity syndrome),急性汎発性発疹性膿疱症(AGEP:acute generalized exanthematous pustulosis)の診断[1]のポイントについて述べ,特徴的な症例をあげていく.

1. 重症薬疹の診断とポイント

◘ Stevens-Johnson症候群(SJS)/中毒性表皮壊死症(TEN)

　SJSとTENは解熱薬や抗生物質を含むさまざまな薬剤により引き起こされ,皮膚と粘膜に水疱やびらんを呈する重症薬疹である.これら2つの疾患は同一スペクトラムの病態で,TENはSJSの重症型である.実際の診断基準では以下の3つの所見を認めればSJSと診断できる.
① 発熱
② 眼や口唇・口腔などの粘膜症状
③ 表皮の壊死性変化による水疱やびらんの形成(体表面積で10%未満)

　それに対し,重症型のTENは表皮の壊死性変化が体表面積の10%を超えるものであり,SJSとの違いは壊死性変化の面積の違いに過ぎない.ここで言う壊死性変化とは,表皮の細胞が壊死を起こし,それにより水疱やびらんを呈した臨床所見を指している.

2 薬剤性過敏症症候群（DIHS）

　DIHSは特定の薬剤（抗てんかん薬など）により引き起こされ，麻疹や伝染性単核球症に似た全身性の細かい紅斑が主体となる．そのため，初期には軽症の薬疹とみなされることも少なくないが，経過を長く追えば追うほど，死亡率も上昇する重症薬疹である．DIHSの大きな特徴は他の薬疹と異なり，原因薬剤の内服開始から発症するまでの期間が長い（2週間〜数カ月）ため，当初は薬疹と疑われないことも少なくない．

　DIHSの診断は，他の重症薬疹と異なり，皮膚所見より経過や血液検査所見が診断により重要となる〔診断基準（表）を分かりやすくするため，経過（図1）に示す〕．特に経過中に認められるヒト6型ヘルペスウイルス（HHV-6）の再活性化は，重要な診断基準の1つである．

表　DIHS診断基準

主要所見（必須）
① 限られた薬剤投与後に遅発性に生じ，急速に拡大する紅斑．しばしば紅皮症に移行する
② 原因薬剤中止後も2週間以上遷延する
③ 38℃以上の発熱
④ 肝機能障害
⑤ 血液学的異常：a，b，cのうち1つ以上 　a．白血球の増多 　b．異型リンパ球の出現 　c．好酸球増多
⑥ リンパ節腫脹
⑦ HHV-6の再活性化
典型DIHS　：①〜⑦すべて 非典型DIHS：①〜⑤すべて，ただし④に関しては，その他の重篤な臓器障害をもって代えることができる

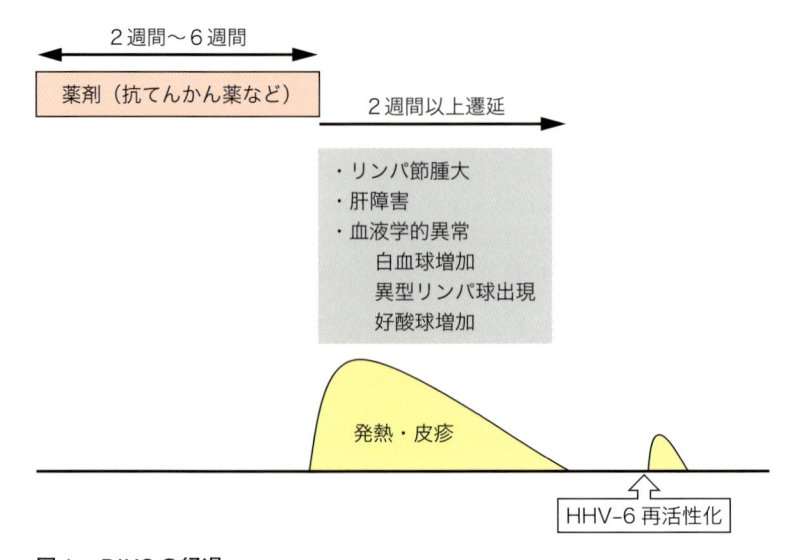

図1　DIHSの経過
　　　文献2より引用

3 急性汎発性発疹性膿疱症(AGEP)

　AGEPの臨床症状は特徴的で，高熱とともに，急激に小膿疱を伴う紅斑が間擦部（腋窩や鼠径部など）を中心として多発する．この薬疹の発症には先行感染や基礎疾患などが関与するため，臨床経過からは薬疹より他疾患を考えがちである．例えば発熱に伴う汗疹（いわゆる「あせも」）や感染症に伴う敗血疹（敗血症の患者に生じる膿疱や紫斑などの多彩な症状）などである．原因薬としては抗生物質が最も多く報告されている[3]．AGEPは前述した重症薬疹に比べ，症例数は少ないが見た目に重症度があり，本症を知らないと原因薬の中止に思いいたらない．原因薬を中止すれば比較的すみやかに軽快するが，継続投与されれば重症化しうる．

●ここがポイント
AGEPの膿疱は敗血症でみられる膿疱とは異なり，無菌性である．

2. 実際の臨床

1 経過中にSJSからTENに進展した症例

【患者】78歳女性．
【現病歴】くも膜下出血に対する手術後に，ピペラシリンナトリウムが予防投与された．その3日後より背部に皮疹が出現した．さらに，2日後には発熱と共に全身へ皮疹が拡大したため，当科受診となった．
【現症（図2）】体温38℃台．口唇に小びらんが散見するが，口腔内には粘膜疹を認めない．躯幹には小型の浮腫性紅斑が多発し，一部でびらんとなる（びらん面積は計約1％）．ニコルスキー現象（水疱やびらんのない部位を軽くこすることで，容易に皮膚の剥離や水疱が生じる現象）は陽性．
【病理組織学的所見】腹部の浮腫性紅斑より皮膚生検を施行した．表皮は壊死性変化を起こしている（SJSやTENでは表皮の細胞が壊死を起こし，水疱やびらんができる．そのため，皮膚生検により表皮の壊死性変化を確認することで，診断ができる）．
【経過】初診時に臨床よりSJSと診断し，プレドニゾロン60 mg/日の内服にて加療を開始した．しかし，解熱傾向がなく，翌日よりステロイドパルス療法（メチルプレドニゾロン1,000 mg/日を3日間）を施行した．その後，解熱傾向はみられたが，皮疹の軽快傾向は得られず，びらん面積が体表面積の30％を超え，拡大した（図3）．そのため，全血漿交換療法を3日間連続で追加した．それにより，皮疹の軽快傾向が得られ，ステロイドの減量を行うことができた．

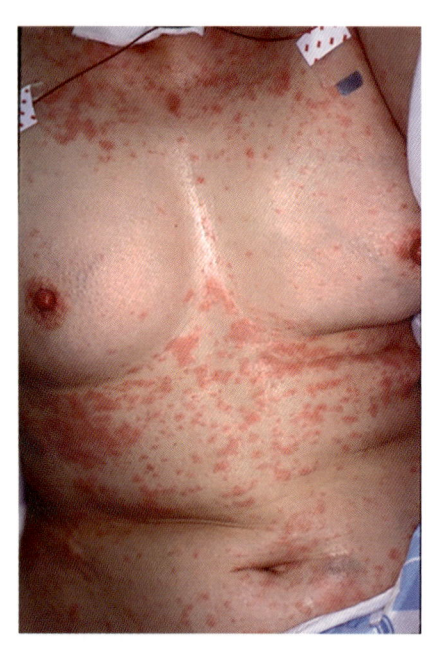

図2　SJS臨床像（発症3日目） 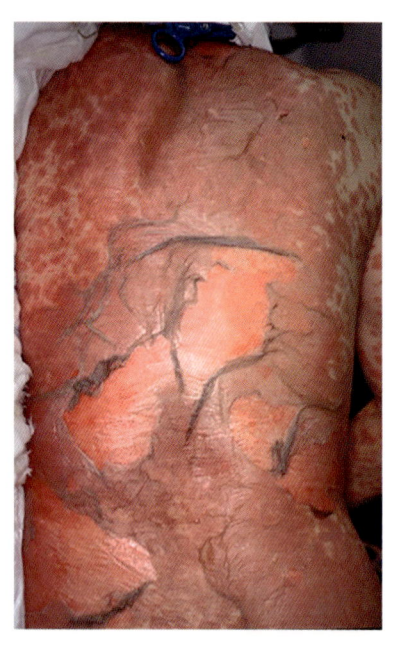　　図3　SJSからTENへ進展した臨床像（発症7日目）

　この症例は初診時より，表皮の壊死性変化による水疱やびらんの形成があり（体表面積の10％未満），粘膜疹も伴い，SJSの診断基準を満たしていた．そのため，すみやかにステロイドの全身投与を開始したにもかかわらず，病勢は治まらず，ステロイドパルス療法を施行している．重症薬疹の厚生労働省の研究班による治療指針[4]でも，SJSやTENには初期からプレドニゾロンの換算で1〜2 mg/kg/日の**ステロイド投与**か，**ステロイドパルス療法**（メチルプレドニゾロン500〜1,000 mg/日を3日間）が推奨されている．それでも効果が不十分な例に対し，追加療法として再度ステロイドパルス療法や大量免疫グロブリン療法，血漿交換療法を推奨している．この症例はステロイドパルス療法を施行しても皮疹の拡大は止まらず，びらんは体表面積の10％を超え，TENへ進展した．そのため，さらに全血漿交換療法を行い，救命することができた．このように，初期にSJSと診断しても，急激にTENへ進展する症例があるため，治療開始後も病勢が治まらない場合にはすみやかに追加療法を行う必要がある．

●**ここがポイント**
重症薬疹に対してステロイド投与を行い，その後に病勢が落ち着いても，ステロイド投与を中止したり，急激に減量してはいけない．特に，ステロイドパルス後のステロイド中止は，病勢が再燃する可能性もあり，危険である．

2 粘膜疹しか認めないが，SJSを考えた症例

【患者】33歳男性．
【現病歴】全身の倦怠感と38℃台の発熱を認め，近医にて解熱薬が処方された．翌日より咽頭痛と眼痛が出現し，さらに2日後には口腔粘膜疹を伴い，当科受診となった．
【現症】体温は37℃台．皮膚に皮疹は一切無く，口唇に血痂と痂皮を付し，口腔内は広範囲にびらんを認めていた．眼球結膜と眼瞼結膜に充血があり，眼科受診にて角膜びらんと眼球結膜の偽膜形成を指摘された．陰部には粘膜疹がない．
【経過】皮疹を認めないため，SJSの診断は満たさないが，粘膜症状は強く，SJSに準ずる状態と考えた．内服している薬剤をすべて中止し，プレドニゾロン60 mg/日の内服とステロイド点眼を開始した．すみやかに解熱傾向がみられたが，粘膜症状はゆっくりと軽快したため，それに合わせてステロイドの減量を行った．

　この症例は皮疹がないため，SJSと診断はできない．しかし，SJSのなかには初期には皮疹が軽症で，その後に拡大する症例も少なくない．近年，SJSの死亡率は減っているが，眼の後遺症（失明や視力低下，ドライアイなど）を残す症例が少なくない[5]．そのため，SJSは皮疹は軽症であっても，粘膜疹の強い症例では，すみやかに十分な量のステロイドを開始する必要がある．実際，この症例でも初診時より口唇には血痂や痂皮が厚くついており，口腔内のびらんもひどく，摂食が困難な状態であった．それに加えて，眼球結膜には偽膜も認めたため，すみやかに十分な量のステロイドを開始した．しかし，視力低下は避けられたが，ドライアイの後遺症は現在も残っている．このように，**粘膜疹の強い症例では，皮疹が軽微でも重症と考え，治療を行う必要がある**．

3 対症療法のみで軽快したDIHSの症例[6]

【患者】48歳女性．
【現病歴】統合失調症に対し，カルバマゼピンの内服を開始し，15日後より38℃台の発熱が出現した．さらに7日後には，顔面と躯幹を中心に皮疹が認められ，その4日後に当科受診となった．
【現症（図4）】体温は39℃台で，全身の倦怠感を強く訴えた．顔面は全体に腫脹し，紅色丘疹が多発するが，眼囲は蒼白となっていた．躯幹，四肢では浮腫性の紅斑が多発融合し，紫斑を混じていた．頸部，鼠径リンパ節は触知した．粘膜疹はない．
【臨床検査所見】WBC 7,000/μL（band 25.0％, seg 71.5％, eosino 0.5％, mono 4.0％, lympho 2.0％）．γ-GTP 768 IU/L, AST 33 IU/L, ALT 109 IU/L, IgG 704 mg/dL.
【経過】経過と麻疹様の皮疹，肝障害，リンパ節腫大から，カルバマゼピンによるDIHSを疑い，薬剤を中止した．年齢や重篤な基礎疾患がないことを考え，入院後は補液による脱水の補正のみで経過をみた．入院4日目までは皮疹の増悪傾向がみられたが，5日目には暗紅色調を呈し，6日目には解熱傾向があり，10日目には解熱した．しかし，その4日後に，再び37℃台の発熱と躯幹や四肢にびまん性の紅斑が認められた．これらの再燃は，3日程で消退した．その後，再燃傾向もなく退院した．

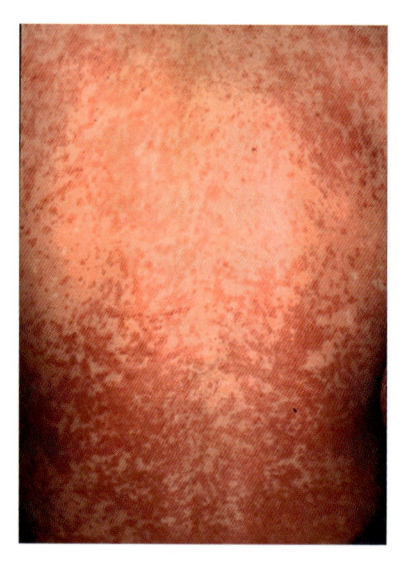

図4 DIHS臨床像

　この症例は入院後に白血球の上昇や好酸球の高値を認め，表に示すDIHSの診断基準を満たした．さらに，典型例と診断するためにはHHV-6の再活性化を証明する必要がある．この症例は，解熱後に37℃台の発熱と全身に皮疹が再燃した．DIHSでは皮疹や肝障害などが一度軽快した後も，再燃をくり返し，症状が遷延化しやすい．発症から2週間程度で起こるHHV-6の再活性化に伴って皮疹や肝障害の再燃が生じやすい．この症例も，再燃したタイミングで全血中よりHHV-6のDNAを検出し，典型DIHSと診断している．しかし，HHV-6の再活性化を全血中のDNAの存在で検出できる期間は短いため，実際には入院時とその後（5週目以降）のHHV-6 IgG抗体価の有意な変動をもって，再活性化が証明されることが多い．この症例も，入院時の抗HHV-6 IgG抗体は80倍であったが，退院時に2,560倍と著明に上昇した．

　DIHSはさまざまな後遺症を伴い，死亡率の高い重症薬疹だが，その治療法は確立されていない．一般的にはステロイドの全身投与が推奨されているが，SJS/TENと異なりステロイドパルス療法や大量グロブリン療法は有効とは言えず，むしろ行わない方がよい．一方で，この症例のように対症療法のみで軽快する例もあるため，どの治療を選択するかは，患者の体力や皮疹の変化，血液データの変動に気を配ったうえでなされるべきである．このようにDIHSでは治療方針を一元的に決定することは難しい．

●ここがポイント
薬疹では発熱に対しNSAIDsを使用することで，NSAIDsにも感作を起こし，症状を悪化させることがある．そのため，この症例では発熱に対してNSAIDは一切用いず，補液のみ行った．

4 感染症に対する抗生物質にて発症したAGEP[7]

【患者】59歳女性.

【現病歴】くも膜下出血にて手術を施行し，2週間後より38℃台の発熱が出現した．中心静脈に留置したカテーテルの感染により，血液培養から菌が検出され，抗生物質を開始した．その後も37℃台の発熱は続き，抗生物質開始4日後より全身に皮疹が出現し，拡大するため，当科受診となった．

【現症（図5）】顔面を除くほぼ全身に粟粒大の膿疱を伴う紅斑が多発するが，皮疹は間擦部優位に認められる．WBC 15,200/μL（seg 84.5％），AST 25 IU/L，ALT 76 IU/L，CRP 4.5 mg/dL．

【病理組織学的所見】大腿部の小膿疱を生検した．角層下に好中球が集簇し，巨大な膿疱が形成されている．

【経過】経過と臨床からAGEPを疑い抗生物質の変更を行った．それにより，すみやかに解熱し，皮疹も消退していった．

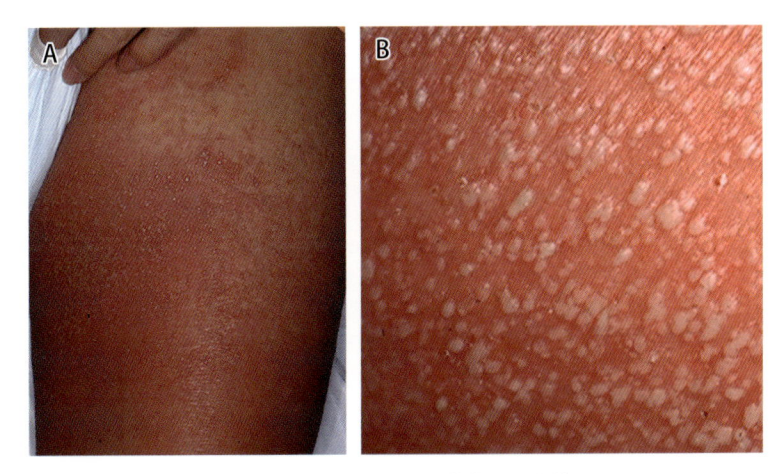

図5　AGEP臨床像と膿疱の拡大像

　AGEPは感染症に対して用いた薬剤により発症することが多く，この症例もAGEP発症前に血液培養から菌が検出された．そのため，小膿疱は敗血疹の症状とみなされ，当科に依頼された．敗血疹は多彩な臨床を呈するが，この症例では均一な小膿疱が間擦部優位に多発しているという臨床症状からAGEPを考えた．治療は抗生物質の中止であるが，本症例では血液培養から菌が検出されていたため，抗生物質の変更を行った．しかし，**変更した抗生物質に対しても反応が起こり，症状が増悪する症例もあるため，可能であればすべての薬剤を中止することが望ましい．**

まとめ

　実際の症例では，初期に薬疹と疑われなかったため，原因薬剤が中止されず増悪してしまう症例が少なくない．感染症を認めるあまり，発熱に対し，NSAIDsや抗生物質の投与を続け，さらなる薬剤感作を引き起こし，重症化させてしまうこともある．このように，当初は軽症の薬疹であっても重症化する可能性があるため，常に薬疹を疑い，皮膚科医と相談して原因薬を見つけてこれを中止していくことが重要である．

文献・参考文献

1) 厚生労働省科学研究費補助金　難治性疾患克服研究事業（主任研究者　橋本公二）：難治性皮膚疾患（重症多形滲出性紅斑（急性期を含む）の画期的治療法に関する研究．平成17年度総括・分担研究報告書，7-15, 2006
2) 平原和久，狩野葉子：重症薬疹診断ガイドラインのポイント．日本皮膚科学会雑誌，118：2674-2677, 2008
3) 狩野葉子：最近話題の皮膚疾患　AGEP．臨床皮膚科医学会雑誌，61：8-11, 2007
4) 相原道子，他：Stevens-Johnson症候群および中毒性表皮壊死症（TEN）の治療指針．日本皮膚科学会雑誌，119：2157-2163, 2009
5) 上田真由美，他：重症薬疹 Stevens-Johnson症候群ならびに中毒性表皮壊死融解症の眼病変．臨床皮膚科医学会雑誌，64：94-98, 2010
6) 平原和久：対症療法のみで軽快したDIHS．「薬疹のすべて」（池澤善郎，相原道子/編），pp. 144-148, 南江堂, 2008
7) 平原和久，他：菌血症と尿路感染が先行した急性汎発性発疹性膿疱疹症（AGEP）の1例．アレルギーの臨床，29：246-249, 2009

プロフィール

平原和久（Kazuhisa Hirahara）
杏林大学皮膚科学教室

塩原哲夫（Tetsuo Shiohara）
杏林大学皮膚科学教室

杏林大学付属病院の皮膚科ではさまざまな皮膚疾患を治療しています．特に重症薬疹や重症皮膚感染症などの救急疾患の対応を行っており，多くの患者さんが入院してきます．そのため，われわれ皮膚科医も24時間体制で，治療にあたっています．
重症薬疹の診断基準等の情報　http://www.takeikouhan.jp/

第3章　皮膚疾患の診かた

4. 発熱を伴う発疹への対応
〜ウイルス性発疹（水痘，麻疹，風疹）〜

古田淳一

Point

- 発疹を含む臨床像が特徴的なウイルス性発疹はそれぞれ疾患として独立している
- 水痘，麻疹，風疹は重症化することがあり感染力も強いので，見逃さないようにしたい
- ウイルス性発疹を疑うことは重要である．なぜなら感染対策にも関連するからである

はじめに

発熱と発疹（多くは紅斑）が同時にみられることは，皮膚を含む広範囲に急性炎症が起こっていることを意味し，早急なアセスメントと対応が求められている．ウイルス感染に関連した発疹の多くは非特異的なものだが，本稿ではそのうちの特異的かつ主要なものを紹介する．

1. 水痘：varicella

水痘帯状疱疹ウイルス（varicella zoster virus：VZV）による．潜伏期は2週間程度（10〜21日）である．伝染力は麻疹に次いで強く，家族内感染発症率は80〜90％で，不顕性感染は少ない．発疹としては，はじめは数mmから10 mm程度までの淡紅色斑が主に躯幹に散在する．1，2日のうちにその紅斑の中心にみずみずしい丘疹が見えはじめ，翌日にはこの紅斑は暗紅色調を帯びて丘疹は数mmの水疱になる．水疱はつぶれてびらん化し，数日で痂皮化する．口腔内にも水疱とびらんが生ずる．次々と紅斑が生じ水疱化するので同じ患者で時相が異なる発疹が混在して多発し，この段階になれば診断は容易である（図1）．

検査としては水疱や血液，髄液からのウイルス抗原検査と血清抗体価測定〔EIA（酵素免疫測定）法のIgMが陽性か，CF（補体結合）法で2週間以上あけたペア血清で4倍以上上昇〕があるが，臨床像から診断することがほとんどで，あとから確認するための検査と考えた方がよい．

重症化を防ぎ，適切な感染対策を講ずるためには早期に診断する必要がある．小紅斑が散在し，その一部で中央が水疱化してきているときには，水痘を強く疑った方がよい．ただし，免疫不全患者では既往があっても再感染ないし再活性化により水痘を発症することがあるし，紅斑や水疱が目立たずに重症化することもあるので注意が必要である．治療としてはアシクロビル（ゾビラックス®）やバラシクロビル（バルトレックス®）が重症化の抑制に有用だが，小児では比較的軽症ですむことが多く，またすでに痂皮化した発疹が見えている段階まで進んでしまうとその効果

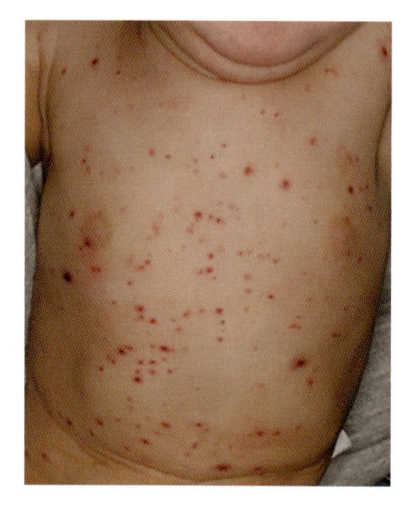

図1　水痘
提供：日立総合病院皮膚科・伊藤周作主任医長

はほとんど期待できないので，発症早期に限って投与を検討してよい．外用はカチリ（カルボールチンクリニメント）が旧来好まれているが，びらんが乾くのをやや早くするくらいの効果しかない．

2. 麻疹：measles

　麻疹ウイルスによる．一般には「はしか」と呼ばれる．潜伏期は10〜12日である．罹患者の約半数が2歳以下，また95％以上が予防接種未接種者である．高熱，全身倦怠感とともにカタル症状（鼻汁，結膜充血，眼脂，咳嗽，口腔粘膜の発赤やびらん）が出現し3，4日続く（**カタル期**）．乳幼児は下痢，腹痛を伴うことが多い．その後，紅斑が頭部から生じ，躯幹，四肢に拡大する（**発疹期**）．紅斑は数mm大から始まり，それが増数，拡大し癒合して1，2cmの暗紅色斑が正常皮膚を網状に残してほぼ全身を覆う（図2A）．カタル期の高熱がいったん軽快したあと半日ほどして再び高熱を出すとともにこの発疹が出てくる．発疹出現の1〜2日前頃から発疹出現後2日目の終わりまでに口腔粘膜，典型的には頬粘膜の白歯近くに，紅暈を伴う約1mmの小白色斑（コプリック斑）が出現する（図2B）．発疹期は4〜5日続き，その後急速に解熱し，紅斑も鱗屑を生じて褐色調となる．合併症のないかぎり倦怠感やカタル症状も7〜10日後には回復する．検査としては，発疹出現後4〜28日に麻疹IgM抗体検査（EIA法）を行うことで診断を確認できる．

　合併症としては，細菌二次感染による中耳炎が最多（約5〜15％）で，麻疹ウイルスによる炎症と細菌の二次感染による喉頭炎および喉頭気管支炎も多い．肺炎や脳炎を併発すると死亡することもあり，注意を要する．

　感染性は非常に高く，感受性のある人（免疫抗体をもたない人）が曝露されると90％以上が感染する．死亡することもあることから，公衆衛生上重要な感染症である．国内患者数は着実に減少しているが輸入麻疹もみられている．

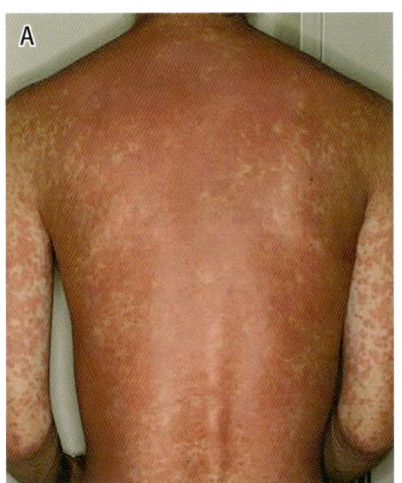

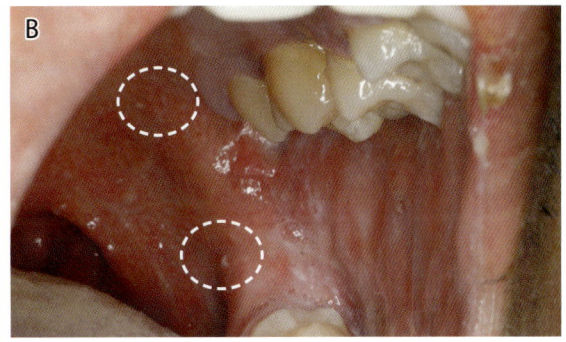

図2　麻疹
A）提供：日立総合病院皮膚科・伊藤周作主任医長
B）カタル性炎症（点線内にコプリック斑を認める）
　　提供：水戸赤十字病院皮膚科・小林桂子部長

● ここがポイント
水痘と麻疹は，曝露後3日以内に緊急ワクチン接種することで発症および重症化予防が可能である．

3. 風疹：rubella

　風疹ウイルスによる．潜伏期は2，3週（平均16〜18日）である．発疹は，数mm大までの細かい紅斑ないし紅色丘疹が顔面から躯幹四肢に1日以内の経過で急速に出現する（図3）．3日で色素沈着を残さずに消退することから三日ばしかと呼ばれるが，発疹そのものは風疹と麻疹では明らかに異なる．不顕性感染が15〜30％程度存在し，発熱は軽度で約半数にしかみられないことから，非流行期に発疹のみで風疹と診断することは難しい．**耳介後部，後頭部，頸部のリンパ節腫脹が発疹の出現する数日前から3〜6週間位持続する**のが診断上重要なポイントである．

　重要な合併症として先天性風疹症候群がある．妊娠初期に風疹に罹患すると，胎児に感染して出生児に先天性心疾患，難聴，白内障を3大症状とする障がいを引き起こすことがある．妊娠可能性がある女性との接触を避けさせ，接触していた場合にはその女性の予防接種歴あるいは抗体価（HI：赤血球凝集抑制試験法）を確認し慎重に経過観察する．

　検査としてはHI法かEIA法による抗体検査が行われる．2週間以上あけたペア血清で陽転あるいは有意な上昇（HI法：4倍以上，EIA法IgG：2倍以上）を示すことで診断する．また，発疹出現後4日以降のEIA法によるIgMが陽性であればワンポイントで診断できる．

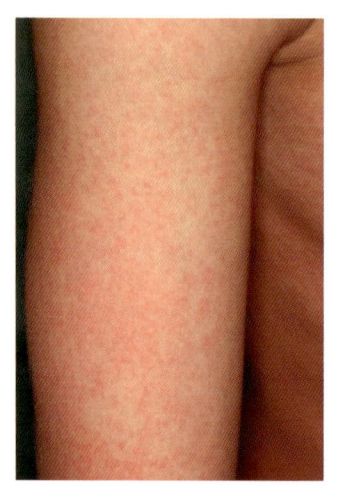

図3　風疹
提供：日立総合病院皮膚科・伊藤周作主任医長

4. 伝染性単核球症：infectious mononucleosis

　ほとんどがEB（Epstein-Barr）ウイルスの初感染による．4～6週間の潜伏期を経て発熱，リンパ節腫脹，咽頭・扁桃炎，肝脾腫を生ずる．血液検査では末梢血中リンパ球増多，肝機能障害がみられる．全身性紅斑が第4～7病日に10～50％の患者に生ずる（図4）が，紅斑は多彩で特異的ではない．EBウイルス抗体検査には多くの種類があり種々のパターンをとるため，総合的に判断する必要がある．一般的には，感染初期にVCA IgM抗体価が上昇し1，2カ月で消失し，回復期にVCA IgGが上昇してくる．

5. 手足口病：hand, foot, and mouth disease

　主にコクサッキーウイルスA16および6，エンテロウイルス71による．幼児を中心に夏季に流行する．数mm大の小水疱が手足や肘膝，臀部に生ずる（図5）．口腔粘膜ではこの小水疱が破れアフタ様びらんとなる．基本的には数日間で治癒する予後良好な疾患である．飛沫感染，接触感染，糞口感染するので，保育園や幼稚園などの乳幼児の集団生活施設においての手洗いの励行と排泄物の適正な処理が基本となる．

6. 突発性発疹：exanthema subitum

　ヒトヘルペスウイルス（human herpesvirus：HHV）-6あるいは7による．乳児期に罹患することが多く，38℃以上の発熱が3日間ほど続いた後，解熱とともに癒合傾向を有する細かな鮮紅色斑が体幹，顔面，四肢の順に出現し（図6），およそ3日後に消退する．

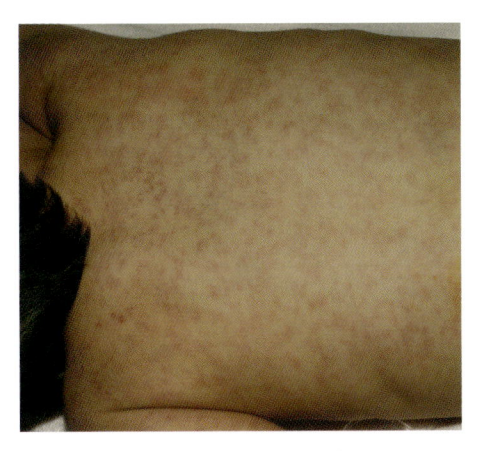

図4　伝染性単核球症

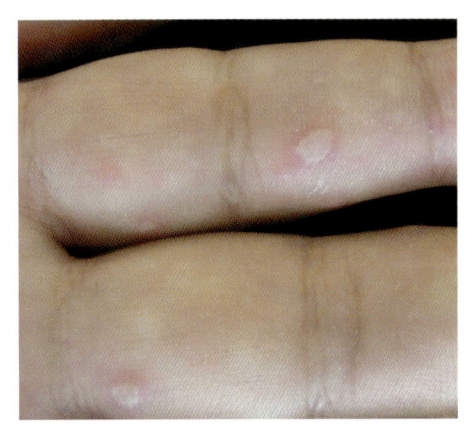

図5　手足口病
提供：秋田大学医学部感覚器学講座皮膚科学形成外科学分野・梅林芳弘准教授

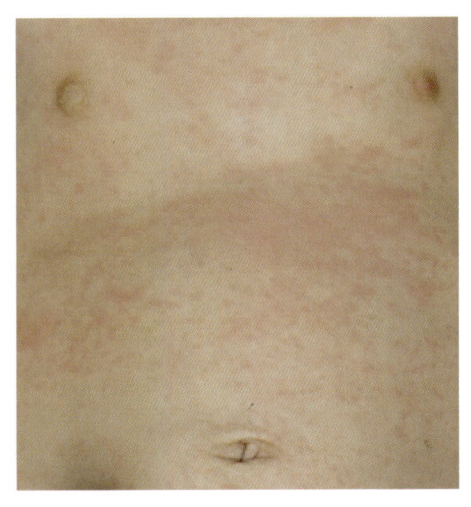

図6　突発性発疹
提供：秋田大学医学部感覚器学講座皮膚科学形成外科学分野・梅林芳弘准教授

● ここがピットフォール

ツツガムシ病，日本紅斑熱

野外活動中に，ツツガムシ病はツツガムシの，日本紅斑熱はマダニの刺咬によって感染するリケッチア症である．両疾患とも発熱，全身性紅斑，刺し口を3主徴とするが，そろわない症例もある．ツツガムシ病にはテトラサイクリン系抗菌薬が著効し，投与後ほとんどの患者が24時間以内に解熱する．また，日本紅斑熱にはテトラサイクリン系抗菌薬とニューキノロン系抗菌薬の併用が重症化の阻止に有効である．しばしば死亡例が報告されており，全身性紅斑を伴って高熱が続く重篤な病態で忘れてならない疾患である．疑った場合には確定診断を待たずに治療を開始する（これらはウイルス性疾患ではないが，発熱を伴う発疹症の鑑別に忘れてはならない．詳細は次稿で）．

7. 感染対策

　本稿で扱った疾患のなかで，水痘，麻疹，風疹が特に重要である．水痘は空気，飛沫と接触により，麻疹は空気と飛沫により，風疹は飛沫と接触により感染する．基本的に，発熱と全身性紅斑がある患者はこれらが否定されるまで外来待合室ではマスクを着用させた方がよい．入院にあたっては個室管理が必要で，空気感染する水痘と麻疹は，あれば陰圧個室が望ましい．各病院の感染経路ごとの予防策を確認し，それに従って対応する．診療を担当する職員が免疫をもっているかもあらかじめ把握している必要がある．

　本稿で扱った感染症のなかで，感染症法ですべての医師がツツガムシ病と日本紅斑熱を直ちに届出，麻疹と風疹をできるだけ早く届出ることとされている．また学校保健安全法では出席停止期間を，麻疹は解熱した後3日を経過するまで，風疹は発疹が消失するまで，水痘はすべての発疹が痂皮化するまで，と定めている．

●ここがポイント

疑わないことには感染対策のとりようがない．確定診断がついてからでは後の祭り．

おわりに

　ほとんどのウイルス性発疹症は対症療法で治癒することが多いが，時に重症化するもの，感染対策が重要なものがあるので，その疾患の存在は忘れないようにしていただきたい．

文献・参考文献

1) 国立感染症研究所感染症疫学センター　http://www.nih.go.jp/niid/ja/from-idsc.html
2) 「皮膚科学（改訂9版）」（大塚藤男/編著，上野賢一/原著），金芳堂，2011

プロフィール

古田淳一（Jun-ichi Furuta）
筑波大学医学医療系皮膚科　講師
筑波大学皮膚科では「実践！皮膚科レクチャー　～generalist/specialistをめざす～」と題した初期研修医向けシリーズレクチャーを4月から10月まで月1回開催しています．これも含めた研修情報は筑波大学附属病院総合臨床教育センターhttp://www.hosp.tsukuba.ac.jp/sotsugo/をご覧下さい．

| 第3章 | 皮膚疾患の診かた |

5. 発熱を伴う発疹への対応
～ツツガムシ病，紅斑症～

箭原弘典

●Point●

- ツツガムシ病が疑われたときは刺し口である焼痂を全身くまなく探す
- ツツガムシ病が疑われたときは確定診断を待たずに治療を開始する
- 多形紅斑では粘膜疹の診察を必ず行う

はじめに

　本稿では，ウイルス・細菌以外で発熱・発疹をきたす感染症として重要なツツガムシ病について解説する．そのほかに，発熱を伴う発疹をきたす疾患として紅斑症（多形紅斑，結節性紅斑，Sweet症候群）についても解説する．

1. ツツガムシ病

症例1

【患者】82歳男性，千葉県南房総地域に在住．
【現病歴】10月中旬より39℃を超える発熱，悪寒，戦慄が出現．翌日に体幹に紅斑が出現したため受診．
【現症】体幹を中心に痒みや疼痛を伴わない大豆大までの浸潤を触れない淡い紅斑が散在している（図1 A）．
【血液検査】WBC 18,000/μL，CRP 13.0 mg/dLと炎症反応の高値を認めた．AST，ALT，LDHも上昇していた．
【経過】発症が秋の南房総地域でありツツガムシ病の発生する場所・季節であることと，発熱と発疹の性状よりツツガムシ病を疑った．全身を診察したところ，胸部に焼痂（図1 B）を発見した．ツツガムシ病の診断にて，入院のうえでミノサイクリン（ミノマイシン®）の点滴を開始した．治療開始後2日で解熱して紅斑も消退した．ミノサイクリン点滴を1週間行い，次の1週間はドキシサイクリン（ビブラマイシン®）内服とした．後日ペア血清で抗体価の上昇を確認して，ツツガムシ病と確定診断した．

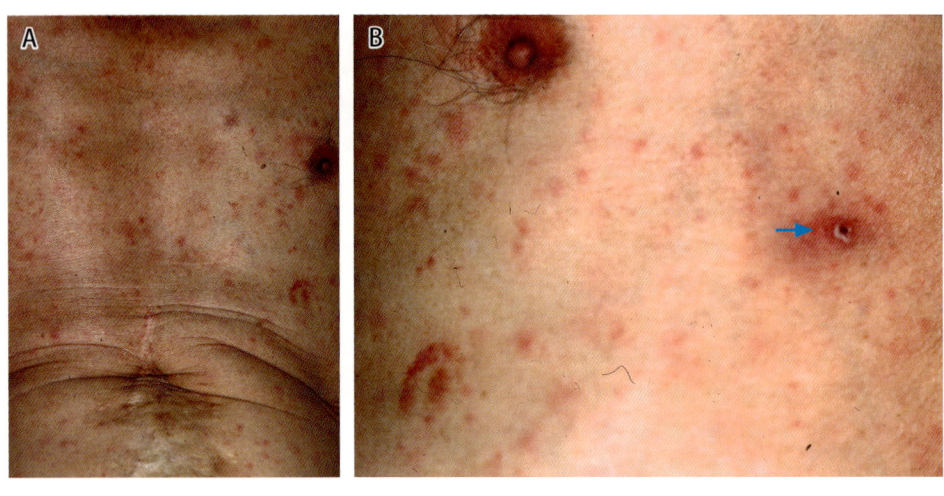

図1　ツツガムシ病の臨床像
体幹に大豆大までの紅斑が散在．➡は刺し口である焼痂

■ 解説

1）病因

ツツガムシ病の病原体は *Orientia tsutsugamushi* であり，ツツガムシの刺咬によって感染する．北海道を除く全国でみられ，東北から北陸では春と秋に，関東～中国・四国・九州では秋～冬に発生する．

2）症状

発熱・発疹・刺し口が3主徴である．感染1～2週間後突然の高熱で発症する．発熱と同時か数日遅れて発疹も出現する．発疹は大豆大までの淡い紅斑が汎発する．通常は発疹の痒みや痛みはない．刺し口は焼痂（エスカー）と呼ばれる痂皮を呈する．

●ここがピットフォール

被髪頭部や腋窩，鼠径部，外陰部など発見しにくい場所に焼痂が存在することがあるため，焼痂を探すときは全身の診察を行う．また，焼痂がないからといってツツガムシ病を否定してはならない．

3）検査

CRPの高値やAST，ALT，LDHの上昇がみられる．確定診断はIgMの上昇やペア血清でIgG抗体価の上昇による．なお，ツツガムシ病は4類感染症であり確定診断がついたら届出が必要である．

4）治療

テトラサイクリン系抗菌薬が著効する．ミノサイクリンもしくはドキシサイクリンを点滴か内服で投与する．治療開始後1～3日ですみやかに解熱することが多いが，再然を予防するため2週間程度投与する．

●ここがポイント

ペア血清による診断には2週間程度の期間をあけて採血が必要であり確定診断には時間がかかる．治療が遅れるとDIC（播種性血管内凝固症候群）から死亡に至る疾患のため，ツツガムシ病を疑ったときは確定診断を待たずに治療を開始することが重要である．特に高齢者では全身状態が悪化しやすいため，経過観察や治療効果の判定の意味でも初期治療は入院で行うことが望ましい．

2. 多形紅斑

症例2

【患者】60歳男性．
【現病歴】3日前より38℃台の発熱と体幹・四肢に瘙痒を伴う紅斑が出現したため受診．
【現症】体幹・四肢に軽度浸潤を触れる類円形の紅斑が散在（図2）．眼瞼結膜や口腔粘膜に粘膜疹は認めない．
【検査所見】WBC 7,500/μL，CRP 3.3 mg/dL
【経過】皮膚科に紹介され，発疹より多形紅斑と診断．粘膜疹はないためステロイド外用で経過をみたところ，数日で発熱と紅斑は軽快した．

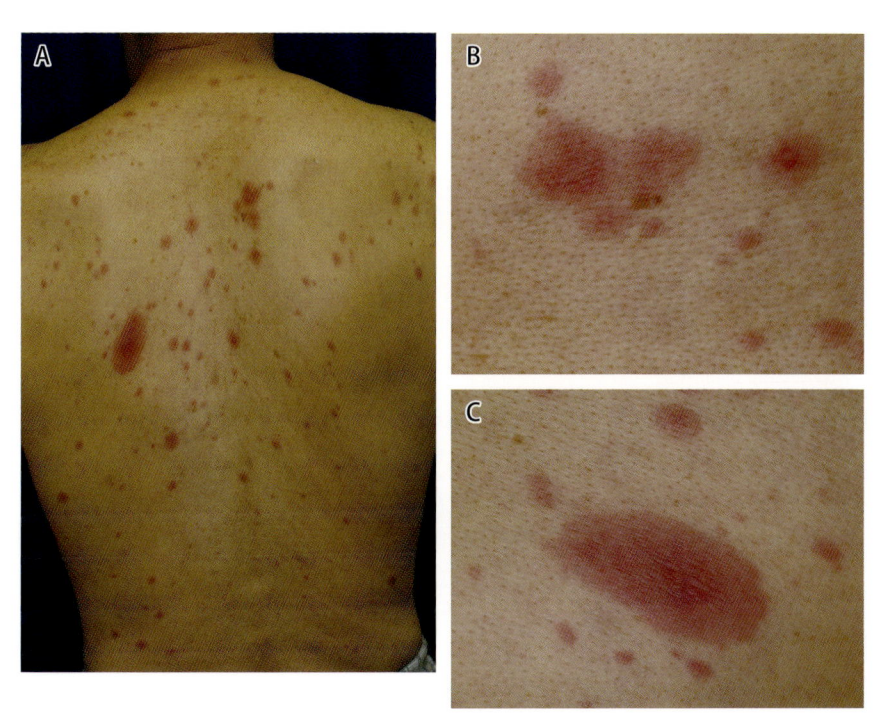

図2　多形紅斑の臨床像
　　A）多形紅斑の臨床像，B，C）紅斑拡大像
　　全身に軽度浸潤を触れる滲出性紅斑が散在

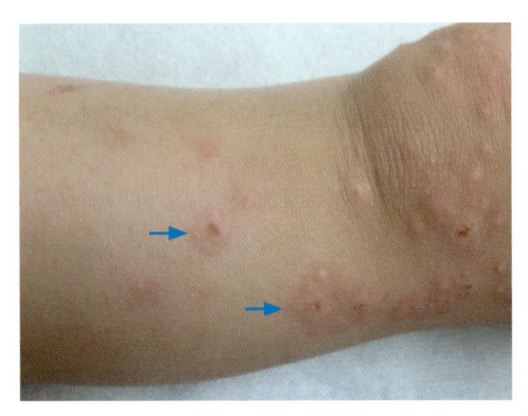

図3　多形紅斑の皮疹（図2とは別症例）
➡部は標的状病変（target lesion）

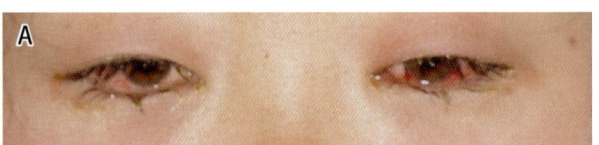

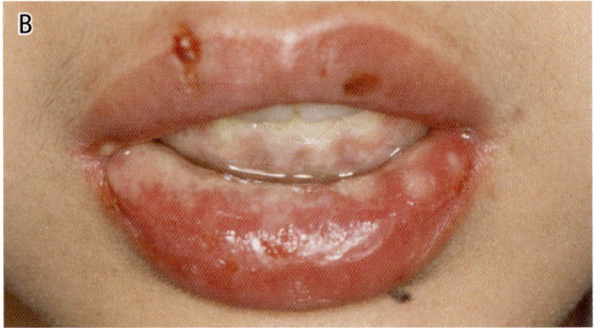

図4　粘膜疹
A）眼球結膜の充血，眼瞼結膜のびらん
B）口唇粘膜のびらん
文献3より転載

■ 解説

1）病因

薬剤や感染症（単純ヘルペス，マイコプラズマ，溶連菌など）が原因である．原因を特定できないことも多い．

2）症状

全身に瘙痒を伴う類円型の紅斑が多発する．発熱や関節痛なども伴うが，発熱がみられないこともある．典型的皮疹では辺縁が浮腫状に軽度隆起して，中央部が退色して褐色をとなる標的状の紅斑（target lesion）を呈する（図3）．口唇・口腔粘膜，眼球結膜にびらん・痂皮などの粘膜疹（図4）がみられることがある．粘膜疹は重症のサインであり，多形紅斑を診察する際は粘膜疹の有無を必ず確認するべきである．

> ●ここがポイント
> 粘膜疹の診察は眼瞼・眼球・口唇・口腔を実際に視診することが最も大切であるが，病歴聴取で「目やに（眼脂）が出現していませんか，眼が充血していませんか」「口の中が痛くないですか，食物がしみませんか」と確認しておくことも重要である．軽症として帰宅させる場合にも，病歴聴取で尋ねたような粘膜疹の症状が出現したときはすぐに受診することを患者に必ず説明しておくべきである．

3）検査

白血球増多やCRP上昇を認めることがあるが特異的な検査はない．

4）治療

軽症例は自然軽快することが多く疑わしい薬剤を中止したうえで慎重に経過をみる．重症例ではステロイドが投与されることがある．

3. 結節性紅斑

> **症例3**
> 【患者】65歳女性.
> 【現病歴】初診の1週間前より両側下腿に疼痛を伴う紅斑が出現した. 37℃台の発熱もみられ, 紅斑が増数して疼痛も悪化したため受診.
> 【検査所見】WBC 8,900/μL（Neu 71.8 %, Lym 22.5 %）, CRP 1.6 mg/dL
> 【現症】両膝から両下腿に熱感・疼痛を伴うくるみ大から手拳大までの紅斑が散在（図5）.
> 【経過】皮膚科に紹介され, 発疹より結節性紅斑と診断. 明らかな基礎疾患は認めなかった. 安静とロキソプロフェン（ロキソニン®）内服にて経過をみたところ, 2週間で紅斑は色素沈着を残して軽快した.

■ 解説

1) 病因

感染症（溶連菌, 結核, ウイルス感染）が誘因となる. Behçet病, サルコイドーシス, 潰瘍性大腸炎を基礎疾患としてくり返すこともある.

2) 症状

発熱, 関節痛, 両側の下肢の有痛性の紅斑を特徴とする. 紅斑は皮下に硬結を触れ, 熱感・圧痛を伴う.

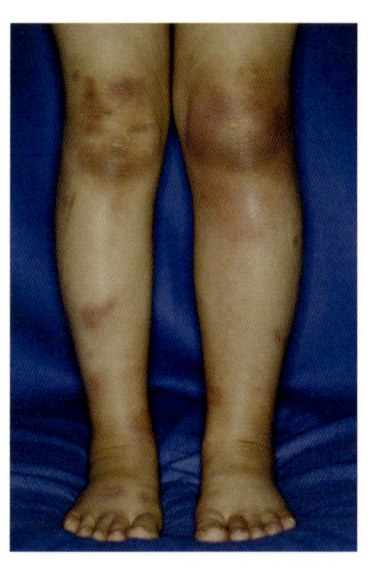

図5　結節性紅斑の臨床像
両側下肢に自発痛・圧痛をともなう硬結を触れる紅斑が散在

> ● **ここがピットフォール**
> 結節性紅斑は救急外来では蜂窩織炎と誤診されやすい. 下肢の蜂窩織炎は通常は片側性である. 両側の下肢に症状をみたら結節性紅斑を鑑別にあげるべきである.

3）検査

白血球増多やCRP上昇を認める．皮膚生検にて皮下脂肪織の小葉隔壁を中心とする炎症細胞浸潤．

4）治療

安静とNSAIDs内服．症例によってはステロイド，ヨウ化カリウム，コルヒチンを投与．

4. Sweet症候群

> **症例4**
>
> 【患者】54歳男性．
> 【現病歴】4日前より39℃の発熱，咽頭痛，頭痛，全身の関節痛．2日前に救急外来を受診して，ロキソプロフェン（ロキソニン®）を処方されたが38〜39℃の発熱は持続していた．体幹部の紅斑に気がついたため再度外来を受診．
> 【検査所見】WBC 12,000/μL（Neu 67.7 %，Lym 24 %），CRP 15.3 mg/dL
> 【現症】体幹・四肢に圧痛を伴ううずら卵大までの紅斑が散在（図6）．一部は膿疱を伴っていた．
> 【経過】皮膚科に紹介され，発疹よりSweet症候群が疑われた．感染症などのほかに発熱の原因となる疾患は否定された．皮膚生検でも真皮に好中球浸潤を認め，Sweet症候群に合致する所見であった．プレドニゾロン（プレドニン®）内服にてすみやかに解熱して紅斑は消退した．

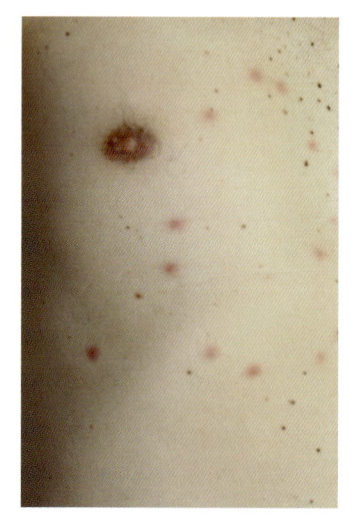

図6　Sweet病の臨床像
体幹四肢に圧痛を伴う紅斑が散在

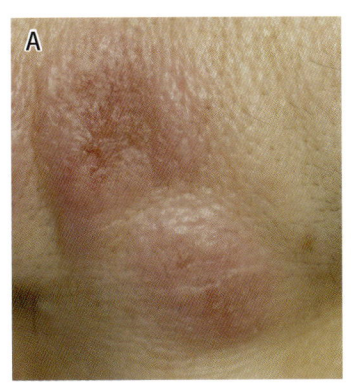

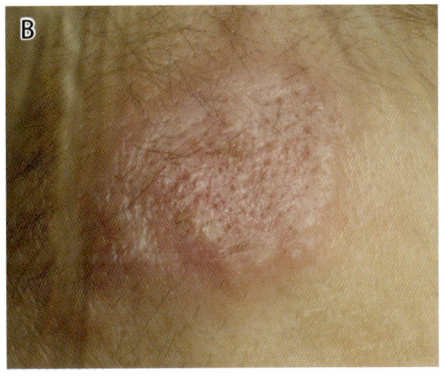

図7 Sweet症候群の皮疹（図6とは別症例）
典型例では顔面，頸部，手背に有痛性の隆起性浮腫性紅斑がみられる

■ 解説

1）病因

病因は不明である．血液疾患（骨髄異形成症候群，白血病）を背景としてくり返すことがある．

2）症状

高熱と有痛性の紅斑を特徴とする．紅斑は圧痛のある隆起性浮腫性紅斑（図7）で，膿疱を伴うこともある．顔面や四肢に好発する．

3）検査

好中球優位の白血球増多やCRP上昇を認める．皮膚生検にて真皮への好中球浸潤がみられる．

4）治療

ステロイドの投与を行う．

> ● ここがポイント
>
> 紅斑症（多形紅斑，結節性紅斑，Sweet症候群）は診断・治療については皮膚科医に紹介してよい．ただし，紅斑症は発熱と発疹を主訴としてまず救急外来を受診することも多い．これらの疾患が鑑別できるよう皮疹の特徴を知っておくことは大切である．

おわりに

ツツガムシ病を疑ったら全身を診察して焼痂を探すこと，確定診断がつかなくても疑ったらまず治療することが重要である．

多形紅斑，結節性紅斑，Sweet症候群はいずれも発熱と皮疹により内科や救急外来を受診することがあるので皮疹の特徴を覚えておくべきである．特に粘膜疹を伴う多形紅斑は重症であり，早急にコンサルトすべきである．

文献・参考文献

1) 宮崎和廣,田中厚:ツツガムシ病について－発症後の刺し口および紅斑の経時的変化－.皮膚病診療,23:1063-1070,2001
   ↑多くのツツガムシ病の発疹や刺し口の臨床写真が収載されております.ツツガムシ病の診療をするならぜひ読んでおくべき文献です.臨床写真が白黒では意味がないので文献複写を依頼する際はカラー複写をおすすめします.
2) 田中厚,山藤栄一郎:ツツガムシ病,日本紅斑熱,ライム病.日本皮膚科学会雑誌,119:2329-2337,2009
   ↑ツツガムシ病について多数の診療経験をもつ臨床医が執筆されており,実地臨床の際に非常に参考になります.本稿では触れなかった日本紅斑熱についても詳しく記載されております.
3) 箭原弘典:皮膚科の知識 薬疹の知識を学び,薬疹の対処を知ろう.Hospitalist,1:322-328,2013

プロフィール

箭原弘典(Hironori Yahara)
東京ベイ・浦安市川医療センター
専門:皮膚科
紅斑といっても色調や浸潤の有無,形態,分布は疾患や時期によって多彩です.皮膚疾患を診られる医師になるためには,常にそうした皮疹の違いを意識して診療を行うことが大切です.

第3章　皮膚疾患の診かた

6. 壊死性軟部組織感染症
～ふつうの蜂窩織炎とどこが違うのか？

盛山吉弘

● Point ●

- 早期病変の診断は時に困難．まずは疑うことからはじまる
- 疑ったら，すみやかに専門家に相談する
- 壊死性筋膜炎の診断に最も重要な所見は，試験切開による病態の確認である

はじめに

　抗生物質投与のみで軽快するふつうの蜂窩織炎と，救命のためにすみやかな外科的介入を要する壊死性軟部組織感染症（necrotizing soft tissue infection：NSTI）とは，早期に鑑別する必要がある．NSTIは壊死性筋膜炎，ガス壊疽，Fournier壊疽などを包括する概念であるが，その経過や臨床像は，起因菌，基礎疾患，発生部位などにより，個々の症例でかなりのバリエーションがある．

　NSTIを代表する病態の1つである壊死性筋膜炎は，時間が経過すれば診断は容易であるが，初期には蜂窩織炎との鑑別が時に困難である．本稿ではNSTI，特に壊死性筋膜炎を見逃さないためには何に注意すべきかを，具体的な症例をみながら伝授したい．

1. 発熱を主訴に受診した患者

症例1

　80歳男性．38℃台の発熱を主訴に近医を受診し，解熱薬を処方された．2日後に左下肢が腫れてきたと当院皮膚科を受診した．

　左下腿に境界不明瞭な発赤があり，熱感と圧痛があった．左鼠径部リンパ節の腫張もみられた．下腿の赤みの強い部位には掻破痕がみられたが，膿は認めなかった（図1）．

- CRP 21.79 mg/dL，WBC 14,610/μL，D-dimer 4.2μg/mL

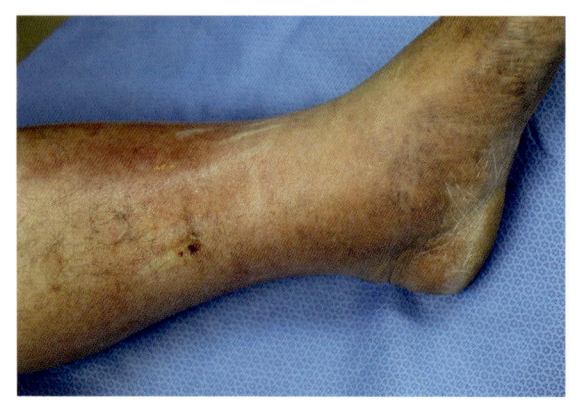

図1 症例1の皮膚所見（左下腿）

■ **診断：ふつうの蜂窩織炎（症例1）**

　高齢者が蜂窩織炎を発症したときに，主訴が発熱だけということはよく経験する．全身をくまなく診るのは時間がかかるが，「不明熱」とする前に好発部位の下腿だけでも見る習慣をつけたい．
　わが国の教書には，蜂窩織炎の主な起因菌は黄色ブドウ球菌と記載があり，第一世代セフェムやペニシリナーゼ阻害薬配合のペニシリンが治療に用いられることが多い．蜂窩織炎は血液培養の陽性率が5％程度と低く，明らかな侵入門戸の不明な蜂窩織炎では局所培養も難しい．また，empiric therapyで苦労することなく治癒することが多いため，これまで起因菌に関する詳細な検討はなされてこなかった．しかし，近年，CA-MRSA（community-associated methicillin-resistant *Staphylococcus aureus*）の登場により，初期治療に抗MRSA薬を使用するべきか否かという問題が生じており，世界的に蜂窩織炎の起因菌についての再検討がされるようになった．現在では，局所に膿をもたない蜂窩織炎の多くは，β溶血性連鎖球菌（A，B，C，G群）が関与していることが指摘されている[1]．本症例でも，溶連菌が産生する毒素に対する抗体であるantistreptolysin-Oが入院時160 IU/Lから，2週間後2,039 IU/Lと著明な上昇がみられた．現在，米国のガイドラインでは，**膿をもたない蜂窩織炎の場合はβ溶連菌を，膿をもつ蜂窩織炎の場合はCA-MRSAをターゲットにして初期治療を行うことを推奨している**[2]．

2. 多数の水疱，びらんがみられた患者

症例2

　89歳女性．悪寒，戦慄を主訴に当院救急外来を受診した．体温38.8℃，CRP 3.99 mg/dL，WBC 9,490/μL，CPK 466 IU/L．肺炎，尿路感染症は否定的で，フォーカスは不明であったが，念のため抗生物質が処方され帰宅となった．その後，右下腿から浸出液が出るようになり，発熱から4日後に当院皮膚科を受診した．
　右下腿に境界が不明瞭な，全周性の発赤，腫張がみられた．さらに，屈側を主体として広範に水疱，びらんがみられた（図2）．下肢末梢の色調は良好であった．既往歴には，心房細動，洞不全症候群，糖尿病，腎機能障害があった．

・CRP 26.13 mg/dL，TP 6.5 g/dL，Alb 2.5 g/dL，BUN 77 mg/dL，Cre 4.00 mg/dL，Na 130 mEq/L，K 4.5 mEq/L，Cl 101 mEq/L，GOT 91 IU/L，GPT 56 IU/L，CPK 4,659

IU/L，CK-MB 32 IU/L，NT-proBNP 2,548 pg/mL，Glu 120 mg/dL，HbA1c 6.7％，Hb 8.5 g/dL，WBC 7,940/μL，Plt 21.9万/μL，PT-INR 3.09，APTT 55.0秒，D-dimer 1.1 μg/mL，procalcitonin ≧ 10 ng/mL（LRINECスコア10点）

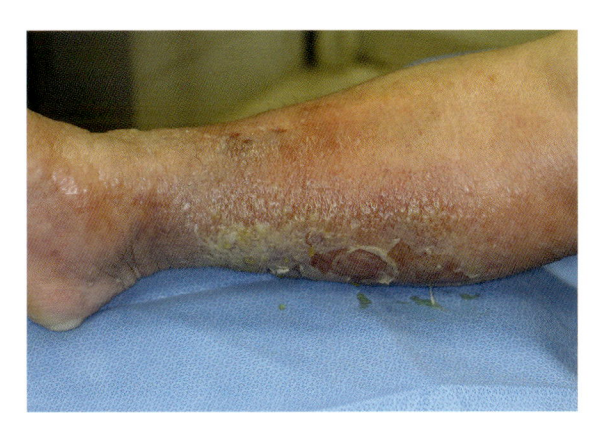

図2　症例2の皮膚所見（右下腿）

■ 診断：派手な蜂窩織炎（症例2）

　本症例は，初期治療としてメロペネムを使用した．入院時の血液培養は陰性であった．結果的に抗生物質投与のみで外科的処置の介入なしで治癒したが，以下の項目は壊死性筋膜炎を鑑別に考えなくてはならない要素であり，慎重な経過観察を要した．

1）臨床像：水疱の存在

　壊死性筋膜炎を疑う他覚的な皮膚所見として，発赤・腫張に加えて，**紫斑・水疱・血疱・壊死の混在**があげられる．血疱や壊死の存在は高率に壊死性筋膜炎を疑うが，紫斑や水疱は壊死性筋膜炎でなくとも生じることがあり，検討を要する．蜂窩織炎でも，真皮の浮腫が強いと水疱を形成することがある．壊死性筋膜炎の場合は，下床からの血流障害が起こり皮膚が壊死するため，皮膚全層にわたる壊死性変化がみられる（症例4参照）．

2）CPK高値

　CPKは一般に，筋肉の炎症の指標となる．採血でCPK高値をみた際は，まずCK-MBを測定し，心原性を否定する．次に挫滅症候群の可能性を考える．これらが否定されれば，単なる蜂窩織炎ではなく壊死性筋膜炎である可能性を考えなくてはならない．しかし，壊死性筋膜炎でも必ずCPKが上昇するというわけではなく，逆に通常の蜂窩織炎でもCPK 1,000～2,000 IU/L程度はみることがあるので総合的な判断が必要である．この症例はCPK 4,659 IU/Lと非常に高値であることから慎重に経過をみたが，感染の沈静化とともに低下し，入院約1週間で正常値となった．

3）LRINECスコア

　LRINEC（laboratory risk indicator for necrotizing fasciitis）は，一般的に行われる採血検査結果をもとに壊死性筋膜炎をスクリーニングする指標として，2004年にWongらが提唱した[3]．CRP ≧ 15 mg/dL…4点，WBC ≧ 15,000/μL…1点，≧ 25,000/μL…2点，Hb < 13.5 g/dL…1点，< 11 g/dL…2点，Na < 135 mEq/L…2点，Cre > 1.59 mg/dL…2点，Glu > 180 mg/dL…1点とし，合計点数を算出する．6点未満をカットオフ値とすると，陽性的中率92.0％，陰性的中率96.0％であったと報告している．このスコアの有用性を支持する追試報告も多い．

　しかし，この症例は10点であったが蜂窩織炎であった．当科で2011～2013年に入院加療と

なった丹毒・蜂窩織炎と壊死性筋膜炎で行った検討では，陰性的中率は97.8％だったが，陽性的中率はわずか15.4％であった（投稿中）．陽性的中率の低さは，臨床的な重症例というよりは，むしろ採血結果上の重症例が当院に搬送され，入院加療を行うことが多いためと推測している．さしあたり，LRINECスコアが高値の際には専門家のいる病院への搬送を考慮した方がよい．しかし，引き受けた側としては，高値だからといってすべての症例で診断確定のための試験切開まで行うのは過剰侵襲になる恐れがあると考えている．

また，LRINECスコアの陰性的中率は100％でない，すなわち陰性でも壊死性筋膜炎の可能性が否定できないことには十分な注意が必要である[4]．

●ここがポイント
難しい症例は抱え込まず，ぜひ専門家に相談してください．

3. 激痛を訴える患者

症例3

45歳男性．ネフローゼ症候群で当院腎臓内科通院中，急性増悪がありプレドニゾロン（プレドニン®）30 mg内服中であった．ある朝，右臀部に特に誘因なく疼痛が出現．午前中に急速に大腿，下腿まで痛みが拡大した．同日夕方には激痛となり，夜間救急搬送となった．

右臀部，大腿から膝，下腿，足背にまで広範に腫張と発赤，熱感がみられた．特に大腿内側に浮腫が強く（図3 A），激痛を訴えていた．CT画像（図3 B）では浅筋膜の層の変化はみられなかったが，壊死性筋膜炎を否定しえず，試験切開を行った（図3 C, D）．筋膜の壊死・変性，膿性浸出液はみられず，筋膜と脂肪織の接着は保たれていた．

・CRP 6.43 mg/dL, TP 3.4 g/dL, Alb 1.1 g/dL, BUN 45 mg/dL, Cre 1.80 mg/dL, Na 128 mEq/L, K 5.7 mEq/L, Cl 95 mEq/L, GOT 120 IU/L, GPT 124 IU/L, CPK 172 IU/L, CK-MB 35 IU/L, Glu 113 mg/dL, Hb 14.7 g/dL, WBC 2,630/μL, Plt 37.3万/μL, PT-INR 0.89, APTT 24.5秒, FDP 12.2 μg/mL, procalcitonin 23.49 ng/mL（LRINECスコア4点）

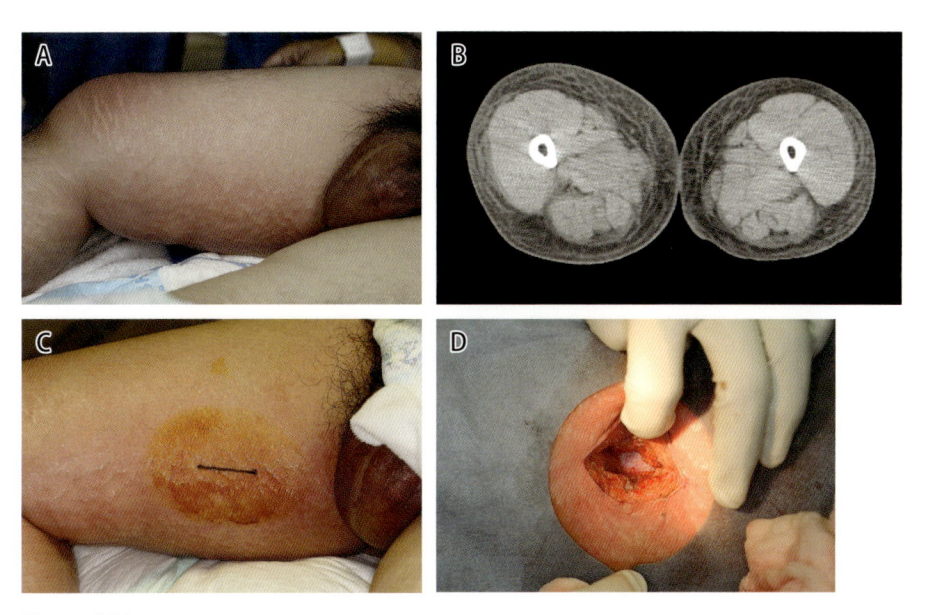

図3　症例3
A) 大腿内側に激痛を訴えていた，B) 試験切開直前のCT画像，
C, D) 局所麻酔下に試験切開を行い，壊死性筋膜炎を否定した

■ 診断：派手な蜂窩織炎（症例3）

　急激な経過，採血結果と解離する激痛は，壊死性筋膜炎を疑う要素となる．本症例は，臨床的に皮膚の壊死性変化はなかったが，初期の壊死性筋膜炎を否定しえず，局所麻酔下に試験切開を行った．壊死性筋膜炎では，筋膜と脂肪織の間の浅筋膜と呼ばれる比較的疎な結合織の層を，感染が急速に拡大してゆく．初期には，本来の筋膜（深筋膜）は一見正常に見えることもあるので注意が必要である．**指ないしゾンデが，浅筋膜の層に容易に入る所見がないか**を確認する．

　本症例のLRINECスコアは入院時4点であったが，翌日10点まで上昇した．初期治療としてドリペネム（フィニバックス®）を選択した．入院時の血液培養2セット，試験切開時の創部培養のすべてでB群溶連菌が単独で検出され，アンピシリン（ビクシリン®）に変更し治癒にいたった．試験切開部は数日後に縫合したが，低アルブミン血症に伴う多量の浸出液により，創治癒まで1カ月以上を要した．

●ここがポイント
壊死性筋膜炎の診断確定…試験切開

4. 紫斑，水疱，血疱が混在する患者

症例4

63歳男性．右下肢に発赤，腫張が出現し，翌日当院皮膚科を受診した．糖尿病の既往なし．体温39.9℃．血圧108/77 mmHg．脈拍87/分．意識清明．右足背部を主体に下腿まで境界が非常に不明瞭な発赤，腫張がみられる．足背部には紫斑・水疱・血疱が混在していた（図4）．

- CRP 28.92 mg/dL, TP 5.9 g/dL, Alb 2.9 g/dL, BUN 18 mg/dL, Cre 1.20 mg/dL, Na 130 mEq/L, K 3.7 mEq/L, Cl 92 mEq/L, GOT 331 IU/L, GPT 93 IU/L, CPK 16,357 IU/L, CK-MB 67 IU/L, Glu 96 mg/dL, Hb 12.8 g/dL, WBC 20,440/μL, Plt 18.7万/μL, procalcitonin 82.77 ng/mL（LRINECスコア8点）

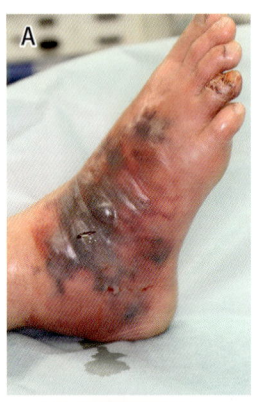

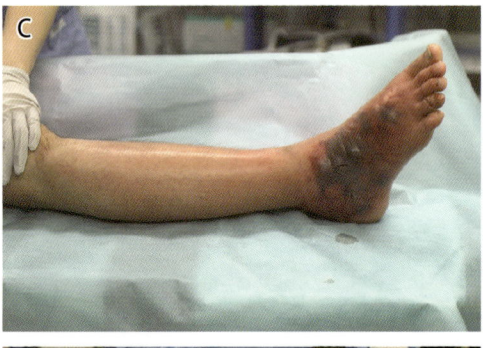

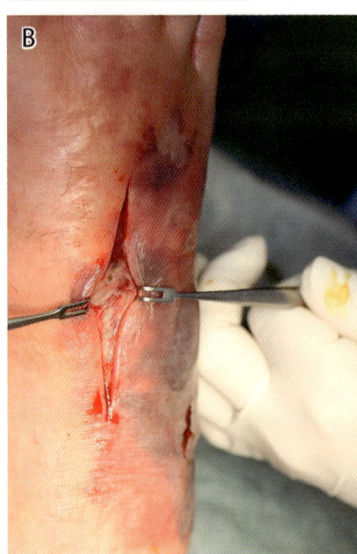

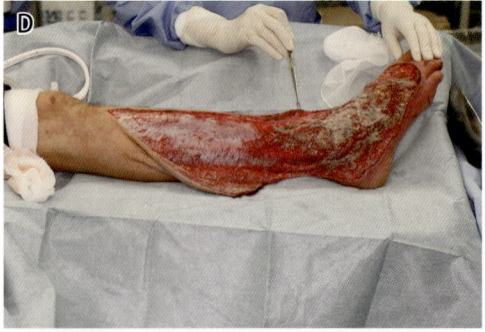

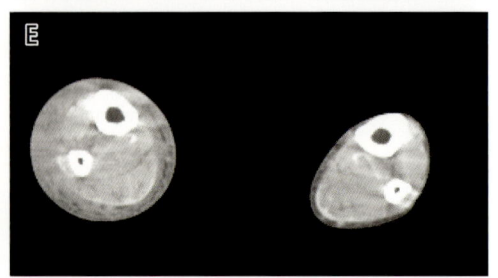

図4　症例4
A）右足背部の臨床像
B）全身麻酔下で，浅筋膜の層の壊死を確認した後，広範なデブリードマンを行った
C）手術前の全体像．右下腿の淡い発赤に注目
D）手術後の全体像．病変は淡い発赤部にまで広がっていた
E）手術直前の下腿部CT画像．右下腿伸側では脂肪織と筋肉の境界が不明瞭となっている．屈側の高信号部位は正常所見（アキレス腱）

■ 診断：典型的な壊死性筋膜炎（症例4）

受診4時間後に手術を行った．足背部の壊死した皮膚は切除した．右下腿近位まで浅筋膜の層で容易に剥離され，開放・洗浄を行った．生きている皮膚は皮弁として残した．壊死性筋膜炎は炎症の主座が蜂窩織炎より深いため，**初期病変あるいは病変の拡大進行の先端部は，発赤がごく淡い**ことが特徴である．手術の際，病巣が思ったより広範囲に広がっているというのはよく経験する．

入院時の血液培養，創部培養ともにA群溶連菌が検出された．初期にはメロペネムを使用したが，起因菌判明後アンピシリンとクリンダマイシン（ダラシン®）に変更した．創部は開放のまま連日洗浄を行い，約1カ月後に閉創を行った．

●ここがピットフォール
淡い発赤は，軽症のサインというわけではない．

●画像検査について
発症早期の壊死性筋膜炎の診断に画像検査が決め手となることは少ない．しかし，深部病変，特に筋肉内のガス，膿瘍の存在などを見落とさないためにCTを施行する．時間単位で進行する疾患であるので，当院では可能な限り手術室入室直前に施行するようにしている．NSTIの画像検査についての詳細は，他書を参照していただきたい[5]．

Advanced Lecture

■ 劇症型溶血性レンサ球菌感染症

STSS（strepotococcal toxic shock syndrome）とも呼ばれる．β溶血性レンサ球菌による全身性の死亡率の高い重症感染症であり，5類感染症として届出義務がある．β溶連菌による壊死性筋膜炎とは必ずしも同一ではないので注意されたい[6]．

5. 腐敗臭と握雪感が顕著な患者

症例5

52歳男性．8カ月前から右足底に約5 cm大の潰瘍があったが，医療機関は受診していなかった．4日前から土踏まず部が腫張し，黒色に変色してきた．その後，足背部も変色し，腫張が膝下まで広がったため，当院救急外来を受診した．壊死性筋膜炎の疑いにて当科にコンサルテーションがあった．

右下肢末梢から膝直下まで腫張・熱感・圧痛を認めた．足背部および足底部に壊死がみられた．診察室外でもわかるほどの腐敗臭があり，触診では握雪感が顕著であった（図5）．
・CRP 35.47 mg/dL，CPK 454 IU/L，Glu 508 mg/dL，HbA1c 12.6％，WBC 17,700/μL，procalcitonin 20.32 ng/mL

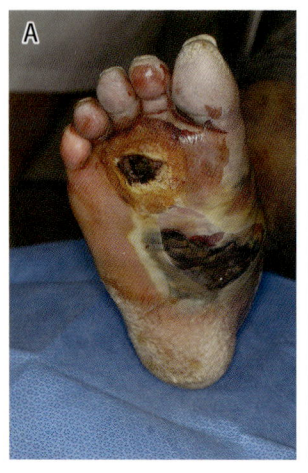

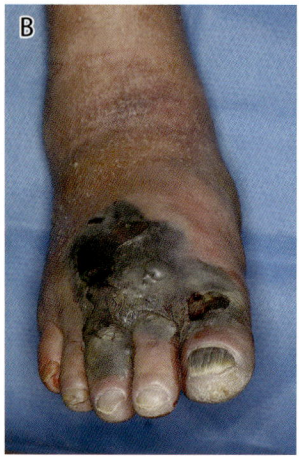

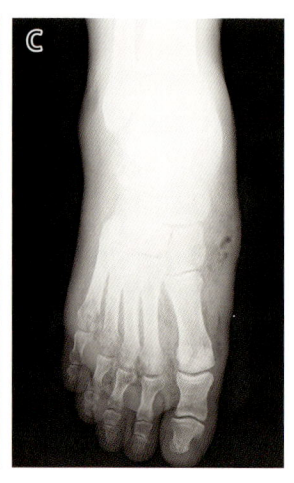

図5 症例5
A）足底部の臨床像，B）足背部の臨床像，握雪感が顕著であった，C）足部X線，ガス像を認める

■ 診断：ガス壊疽（症例5）

　ガス壊疽は視診，触診，臭診で診断可能である．本症例は緊急で整形外科医師にコンサルテーションし，大腿での切断となった．創部培養では，MRSA，B群溶連菌，bacteroidesなど多数の好気性菌，嫌気性菌が検出された．

　ガスの存在は表在性のものであれば，触診のみでも判断できるが，特に筋肉内など深部のガスの存在を確認するためにはX線あるいはCTが必要となる．歴史的には，*Clostridium perfringens*によるものが有名であるが，近年では本症例のように，糖尿病などに合併する好気性菌と嫌気性菌の混合感染症例の方が圧倒的に多い．

文献・参考文献

1) Stevens DL, et al：Practice guidelines for the diagnosis and management of skin and soft-tissue infections. Clin Infect Dis, 41：1373-1406, 2005
2) Liu C, et al：Clinical practice guidelines by the infectious diseases society of america for the treatment of methicillin-resistant staphylococcus aureus infections in adults and children. Clin Infect Dis, 52：e18-55, 2011
3) Wong CH, et al：The LRINEC (Laboratory Risk Indicator for necrotizing fasciitis) score：a tool for distinguishing necrotizing fasciitis from other soft tissue infections. Crit Care Med, 32：1535-1541, 2004
4) Wilson MP & Schineir AB：A case of necrotizing fasciitis with a LRINEC score of zero：clinical suspicion should trump scoring systems. J Emerg Med, 44：928-931, 2013
5) 嶋津岳士，他：壊死性軟部組織感染症．外科治療，91：707-719，2004
6) 川端重忠，他：いわゆるヒト喰いバクテリアと劇症型感染症．化学療法の領域，29：1408-1481，2013
　↑劇症型溶血性レンサ球菌感染症の病態に関する研究や，本稿では紹介しきれなかった*Vibrio vulnificus*感染症・*Aeromonas hydrophila*感染症についても記載されています．

プロフィール

盛山吉弘（Yoshihiro Moriyama）
総合病院土浦協同病院皮膚科　科長
皮膚がなくなり，生命維持が困難となる疾患（広範囲熱傷，NSTI，自己免疫性水疱症，重症薬疹など）と日々格闘しています．

第4章
泌尿器疾患の診かた

章編者より

　私が医師になったのは，まだ卒後臨床研修が必修ではない頃です．当時は，私がいた大学では，卒業と同時にそのままどこかの医局に所属するのが一般的であり，私も卒業と同時に泌尿器科医となりました．2年目以降は一般病院と大学病院を行ったり来たりしましたが，赴任した病院では，救急外来の全科当直，または外科系当直というものが月に1〜2回は回ってきましたので，当然自分の専門外の疾患も診療しなければいけませんでした．そのころ綱渡りのように何とかかんとか診療していたその救急当直は，私にとって怖くもあり，楽しくもありました．

　その後，私は9年間の泌尿器科医生活に別れを告げて，ER専従の救急の医師に転身しました．今回の総編集の岩田先生は救急医学における私の恩師のところをよく訪ねてきておられ，その頃，知り合いになりました．私はそれからもいろいろあって，現在は集中治療部の専従医として勤務しています．

　泌尿器科医から救急医となった人間はあまり多くないこともあり，ときどきこのような原稿を依頼されます．といっても私も泌尿器科を離れて久しいので，現役でご活躍中の先生方に大部分の執筆をお願いしました．今回執筆をお願いしたのは，私がかつて所属した医局出身の，いわゆる，同じ釜の飯を食った先輩，同輩，後輩で，私と違って，泌尿器科の道を一筋に究めている方々です．

　執筆していただいた原稿は，形式にしても内容にしても，それぞれ個性的で，それぞれの先生方の人柄が感じとれるものであり，私が形式について統一するということは，あまり行っていません．しかし，そのせいで読みづらいということはないだろうと思っています．

　救急当直をしている泌尿器科医ではない先生方が，「これで今日からは泌尿器科の救急は怖くない．」と思えるようなものになったでしょうか？　それを評価するのはこれを読む皆さんですが，私はかなり実際の診療の参考になるものができたと思っています．もちろんこれは単なる初歩の手引きであり，本格的な泌尿器科救急について学ぶには十分ではありません．これに飽き足らなさを感じた方々は，ぜひ，この先，救急科か泌尿器科の道に足を踏み入れていただければわれわれにとって喜ばしい限りです．

　最後になりますが，このような機会を与えていただいた岩田先生と，かつての仲間の依頼を快く受けていただいた泌尿器科医の皆さんに，心より感謝いたします．

野田　透

第4章 泌尿器疾患の診かた

1. 排尿に関する訴えへの対応

児玉浩一

Point

- 疾患を絞り込むような病歴聴取を心がけよう
- 超音波検査をマスターして診療の幅を広げよう
- 病歴聴取，身体所見，検査を1つ1つ丁寧に行って，自分の力で診断を導けるようになろう

はじめに

　外来を受診される患者さんの訴えは実にさまざまである．一見すると泌尿器科には関連ないような症状が実は泌尿器科疾患によるものだった…ということもある．日常の診療において最も重要なのは，患者さんの訴えをよく聞くことからはじめ，診断を絞り込み，いかに最終診断にたどりつくかにあると思う．本稿では，排尿症状を呈した患者さんを診察するうえで，自分の力で診断を絞り込めるようになるためのいくつかのポイントを取り上げたいと思う．

1. "尿が出ない" と受診した男性

症例1

　74歳男性．8時に最終排尿した後，排尿がない状態が続いていると18時に救急部を受診した．強い尿意があり下腹部痛を伴っていた．

●ここがポイント

尿が出ない原因として，まず尿閉と乏尿や無尿とを鑑別する必要がある．尿閉とは，膀胱内に貯留した尿を排出できない状態であり，腎不全によって尿がほとんどつくられない状態である無尿や乏尿とは区別される．症状出現の緩急により，突然に発生した急性尿閉と長い経過で残尿量が徐々に増加した慢性尿閉に分けられる．
尿閉となる前から排尿困難の自覚症状（排尿時間が長い，尿線が細い，腹圧をかけないと排尿できない，残尿感など）がなかったかを聴取する．尿閉の程度や尿閉の期間によっては，水腎症になったり，腎後性腎不全につながったりすることもある．

表　尿排出障害を起こす可能性のある主な薬剤

薬効分類	一般名
気管支拡張薬	テオフィリン，塩酸クレンブテロール，臭化オキシトロピウム
麻薬鎮痛薬	塩酸モルヒネ，硫酸モルヒネ，塩酸ペチジン
中枢性骨格筋弛緩薬	バクロフェン，塩酸エペリゾン
末梢性骨格筋弛緩薬	ダントロレンナトリウム
頻尿治療薬	塩酸オキシブチニン，塩酸プロピベリン，コハク酸ソリフェナシン
鎮痛薬	塩酸ブプレノルフィン，臭化ブチルスコポラミン，臭化チキジウム
消化性潰瘍治療薬	塩酸ピレンゼピン，シメチジン，スルピリド
パーキンソン病治療薬	塩酸トリヘキシフェニジル，ビペリデン，レボドパ
抗ヒスタミン薬	塩酸ジフェンヒドラミン，マレイン酸クロルフェニラミン，ベタメタゾン配合薬
抗不整脈薬	ジソピラミド，塩酸メキシレチン，塩酸ピルシカイニド
抗うつ薬	塩酸イミプラミン，塩酸アミトリプチリン
抗精神薬	塩酸クロルプロマジン
抗不安薬	ジアゼパム，クロチアゼパム，エスタゾラム
抗てんかん薬	カルバマゼピン，クロナゼパム，フェニトイン
抗結核薬	イソニアジド
昇圧薬	メチル硫酸アメジニウム，塩酸ミドドリン
鎮咳薬	リン酸コデイン
抗悪性腫瘍薬	硫酸ビンクリスチン，硫酸ビンデシン
感冒薬	市販薬

文献1，2を参考に作成

また，尿閉となった原因についても頭をめぐらせる余裕があるとよりよい．男性の場合，前立腺肥大症，尿道狭窄などが排尿障害のベースとなっていることが多い．また，薬物（表）や飲酒が，排尿障害の直接の原因となっていることもあるので，注意深い病歴聴取が必要である．
治療は早急な導尿処置である．水腎症や腎機能障害を伴っている場合は，導尿によってそれらが改善していくかどうかをフォローする．導尿後に患者が帰宅を希望する場合は，注意が必要である．膀胱が導尿で空になっても次に排尿できる保証はない，との説明を加えておく．その後に尿が出ない場合の対応を決めておくこと（救急部を受診していただくなど）が大切である．

1 適切な対応

詳細に聴取すると，受診の3日前から市販の風邪薬を内服していることが判明した．それ以前には排尿症状は特になかった．触診すると，下腹部は膨隆し圧痛を伴っていた．超音波検査では両側の水腎症がみられた．導尿を行ったところ900 mLの尿が排出された．入院とし間歇導尿を継続することにした．

2 最終診断：薬物（感冒薬）による急性尿閉

3 その後の経過

救急受診時にみられた両側の水腎症は，入院翌日には消失していた．泌尿器科にコンサルトし，軽度の前立腺肥大症があることが確認された．入院4日目に残尿なく排尿できるようになり，退院となった．

2. "頻尿と血尿がある"と受診した女性

> **症例2**
> 38歳女性．2日前より頻尿と残尿感があった．今朝より肉眼的血尿もあり心配で救急部を受診した．発熱はなく，検尿でも血尿以外の異常はみられなかった．

●ここがポイント

出血の部位はどこか，出血の原因は何かを絞り込み，緊急性を要するかどうかを最終的に判断することが大切である．血尿をきたす原因には，
- 膀胱炎や腎盂腎炎といった尿路感染症
- 腎結石，尿管結石，膀胱結石といった尿路結石
- 腎腫瘍や膀胱腫瘍などの悪性疾患

などさまざまなものがある．出血の程度はどのくらいか，今回が本当にはじめての血尿なのか，また血尿に付随した症状がないかを詳しく聴取する．"そういえば半年前にも一度出ました"などといった病歴が，こちらから積極的に聴くことで明らかになることもある．発熱がないかは，尿路感染合併の有無を判断するうえで重要である．尿路結石症例のうち30％で再発があるとされており，尿路結石の既往があるかを聴取することは大切である．緊急性のない疾患（例えば急性膀胱炎）による血尿でも，血尿が出たという不安感のために救急部を受診する患者さんも少なくない．腹部を診察するうえで，超音波はぜひ使いこなせるようにしたい．侵襲を伴うことなく有用な情報が得られるからである．腎臓や尿管といった上部尿路からの出血である場合，患側の水腎症を伴っている場合が多い．しかし，腎臓だけの検査で終わるのはもったいない．超音波プローベを膀胱にもあててみよう．尿管下端の結石，膀胱結石，膀胱腫瘍などが明らかとなる場合がある．検尿検査は尿路感染を合併しているかを判断するうえで重要である．

1 適切な対応

病歴聴取を詳しく行うと，10年前に尿管結石の自然排石の既往のあることがわかった．身体所見上，背部に叩打痛はなかった．KUB（腎尿管膀胱単純撮影）では明らかな異常は認めなかった．超音波検査を行うと，右水腎症を認めた（図1）．続いて，膀胱を観察すると3mm大の結石を認めた（図2）．血尿は，この右尿管と膀胱との移行部の結石によるものと診断した．本例のように**痛みを全く伴わない尿管結石もあること**，また**下部尿管結石ではあたかも"膀胱炎"のような頻尿や排尿痛といった膀胱刺激症状を引き起こす可能性があること**，を知っておくと診断に役立つ．

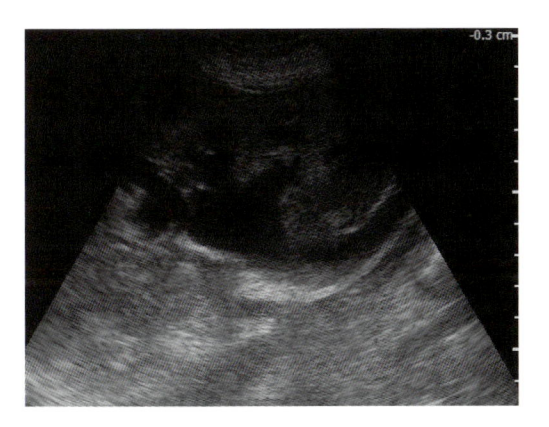

図1　右腎の超音波検査
水腎および水尿管を認める

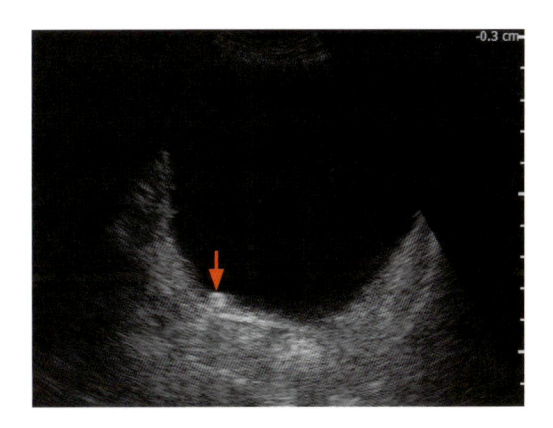

図2　膀胱の超音波検査
右尿管と膀胱との移行部に音響陰影（acoustic shadow）を伴う結石（→）を認める

長径5mm以下の結石は一般的に自然排石が期待できる．この症例では，結石によって痛みが出る可能性もあることを説明し，非ステロイド性消炎鎮痛薬を処方して帰宅していただいた．

2 最終診断：右尿管結石（尿管膀胱移行部）

3 その後の経過

翌日の泌尿器科外来の受診時には，尿管結石はすでに排石していた．

●ここがピットフォール

尿路結石と静脈石

尿路結石と見間違うものに静脈石がある．KUBでは両者の鑑別が難しいことがある．静脈石は骨盤内の石灰化陰影として描出され，一般にきれいな円形であり中央が淡い．KUBのみでは診断が困難であった尿管結石の例を示す．静脈石（図3：→）は尿路外に存在することが静脈性腎盂造影（IVP）ではっきりとわかる．この例では，右尿管結石（図3：→）は実は骨盤骨に重なっていた．

3. "オムツ内に血尿が頻回にある"と施設職員とともに受診した女性

症例3

85歳女性．脳梗塞後遺症のために老人保健施設に入所中である．意思疎通はできず，これまで排便排尿はオムツ管理されていた．2日前よりオムツ内に血尿が少量ずつみられていた．本日になって下腹部の膨隆があり，導尿が施行された．しかし，少量の血尿が出たのみで下腹部の膨隆は改善しなかった．

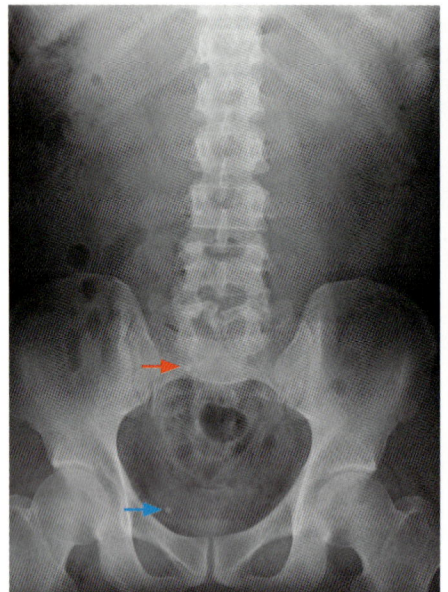

A）KUB像　　　　B）IVP像

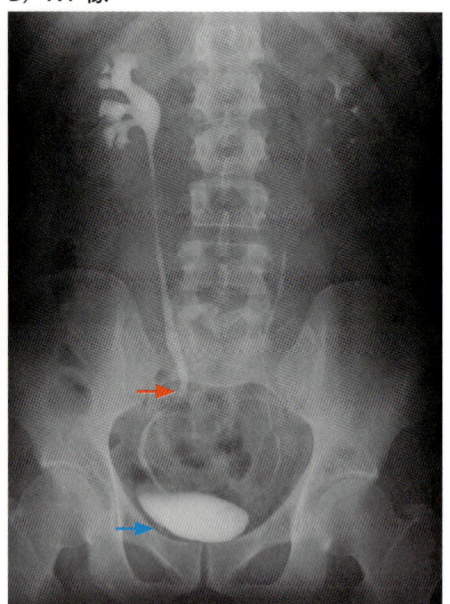

図3　尿路結石と静脈石を見分ける
静脈石（→）は尿路外に存在していることがIVP像でわかる．右水腎症の原因となっている右尿管結石（→）は骨盤骨に重なっていた
文献3より引用

> ● ここがポイント
>
> 社会の高齢化に伴い，コミュニケーションをとれない患者さんが増えてきている．このような場合，まず家族や施設職員から，日頃の排尿状態を十分に聞くことが大切である．この症例では導尿でも改善されない下腹部膨隆と血尿とをどう関連づけたらいいのか．膀胱以外の骨盤部臓器に病変がある可能性も念頭において検査を進めたい．超音波検査は初期診断にはきわめて有用であるが，得られる情報が十分でないこともある．さらに情報が必要と判断される場合にはCT検査を行うとよい．

1 適切な対応

圧痛を伴う下腹部の膨隆を認めた．超音波検査を行うと等エコーの病変が膀胱内にみられた．そこで，腹部CT検査を行ったところ，膀胱内に血腫があることが判明した（図4）．この膀胱血腫が排尿の障害になり尿閉にいたったと考えられた．"尿は少量ずつ出ていた"は決してよい排尿状態を示すものではなく，膀胱から尿が溢れ出ている状態，すなわち溢流性尿失禁であることがわかった．泌尿器科医に診察を依頼した．

2 最終診断：膀胱血腫，尿閉，溢流性尿失禁

3 その後の経過

泌尿器科医により膀胱血腫は経尿道的に除去された．引き続いて膀胱鏡検査が施行された．

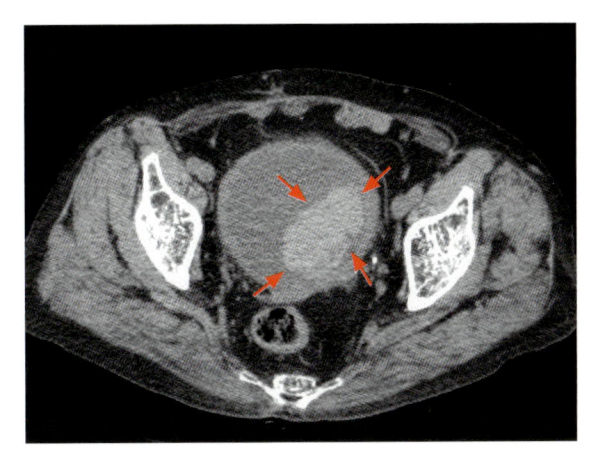

図4　腹部単純CT検査
緊満した膀胱内に血腫（→）を認める

膀胱内には結石や腫瘍などの病変はなく，出血性膀胱炎が出血の原因と考えられた．入院のうえ，尿培養結果を踏まえた抗菌化学療法が行われ治癒した．

4. "排尿時に痛みがある"と受診した男性

> **症例4**
> 33歳男性．2日前より頻尿と排尿痛があったが放置していた．今朝より悪寒も伴うようになったため，救急部を受診した．体温は38.8℃であった．

●ここがポイント

有熱性尿路感染のうち，急性腎盂腎炎，急性精巣上体炎，急性前立腺炎の3つの疾患は，日常の診療で目にする機会が多い．これらをしっかりと鑑別できるようになりたい．
急性腎盂腎炎は，先行する膀胱炎から逆行性に細菌が腎盂へ到達し，感染巣を形成して発症することが多い．通常，腰痛，腎部叩打痛を伴う．水腎症を合併している場合は泌尿器科医に診察を依頼した方がよい．精巣上体は，尿路から精管を通じて逆行性に細菌感染しやすい臓器である．急性精巣上体炎では，疼痛（鼠径部〜陰嚢部），陰嚢内腫脹が多くの例で認められる．一方，前立腺は直腸の前面に位置するクルミ大の大きさの臓器で，肛門から近いことから，直腸診が有用な検査として行われる．急性前立腺炎では，直腸診で前立腺は全体に腫大し圧痛を伴うことが多い．
有熱性尿路感染の診断において，血液検査は感染の重症度を確認するうえで重要である．

1 適切な対応

検尿検査で膿尿と細菌尿が確認された．直腸診を行うと前立腺は鶏卵大に腫大し圧痛を認めた．採血では，左方移動を伴う末梢白血球増多，CRP上昇がみられた．急性前立腺炎と診断し入院加

療を開始した．

2 最終診断：急性前立腺炎

3 その後の経過

　尿培養と感受性を確認しながら，点滴による抗菌薬投与が行われた．発熱，血中白血球数，CRPなどを指標に治療が進められた．炎症に伴う前立腺の腫脹が強くなると，排尿障害，時には尿閉を引き起こすことがある．感染を増悪させないためには，尿道留置はなるべく避け，間歇導尿で対応する方がよいとされている．この症例では受診時から残尿はなかった．

さいごに

　排尿症状を呈する疾患のうち，遭遇する機会が多いと思われる4つの疾患を例に，診察の進め方についてみてきた．病歴聴取，身体所見および必要な検査を1つ1つ丁寧に行うことで，皆さんの力で最終診断を導けるようになれると思う．本稿が今日からの診療に少しでもお役に立てれば幸いである．

文献・参考文献

1) 「神経因性膀胱外来」（吉田修/監，並木幹夫/編），メジカルビュー社，1998
2) 加藤潤一郎，他：薬剤部からみる薬剤による排尿障害．排尿障害プラクティス，16：44-51，2008
3) 児玉浩一，野田透：尿管結石の疑い．レジデントノート，11：1317-1322，2009

プロフィール

児玉浩一（Koichi Kodama）
富山市民病院泌尿器科　部長
泌尿器科の疾患は幅が広いです．仕事のやりがいがあります．少しでも興味のある研修医の皆さん，ぜひ泌尿器科へ！

第4章 泌尿器疾患の診かた

2. 陰囊異常の取り扱い方

角野佳史

●Point●

・精索捻転症を見逃すな
・主訴が下腹部痛の場合でも，陰囊の診察も忘れずに
・急性陰囊症では，泌尿器科専門医（もしくは上級医）へのコンサルトを躊躇するな

はじめに

陰囊内容は主に精巣・精巣上体からなり（図1）．陰囊異常をきたす原因として，外傷，炎症，腫瘍などさまざまな疾患がある．このなかで，比較的頻度は低いが，迅速かつ適切な鑑別が求められる救急疾患に**急性陰囊症**がある．急性陰囊症とは，陰囊の急激な疼痛腫脹をきたす疾患群で，陰囊内容の捻転（精索捻転，精巣付属器捻転）と炎症（精巣上体炎，精巣炎）などが主な原因である．急性陰囊症の診断に際して最も重要なことは，**場合によっては訴訟問題にも発展しうる精索捻転症とそのほかの疾患の鑑別**にある．精索捻転症を見逃さず，可及的早期に精巣を救済するかがポイントであり，逆に精索捻転症でない場合は保存的治療が一般的となる．

精索捻転症とそのほかの急性陰囊症を中心に，陰囊異常をきたす疾患について概説する．

1. 精索捻転症（図2A）

症例

10歳男児．睡眠中，突然の左陰囊痛，下腹部痛で目覚め，痛みが強いため，近くの総合病院救急を受診した．触診にて左陰囊部の激しい痛みがあり，カラードップラーを用いた超音波検査にて，右と比較し左精巣での血流減弱の所見があった．精索捻転症の疑いで，整復を試みるも痛みは改善せず，緊急手術となった．左精巣は360°回転しており，回転を解除してやると，精巣の色調は改善したため，陰囊内に固定を行った．さらに右精巣の固定も行った．

1 疫学・病因

発症年齢は10歳代が多く，30歳以上は稀である．患側は左が多く右の約2.5倍，3回転までの報告がなされている[1]．発生頻度は，25歳までに約200人に1人が罹患すると推測されてい

図1　陰嚢内容の解剖

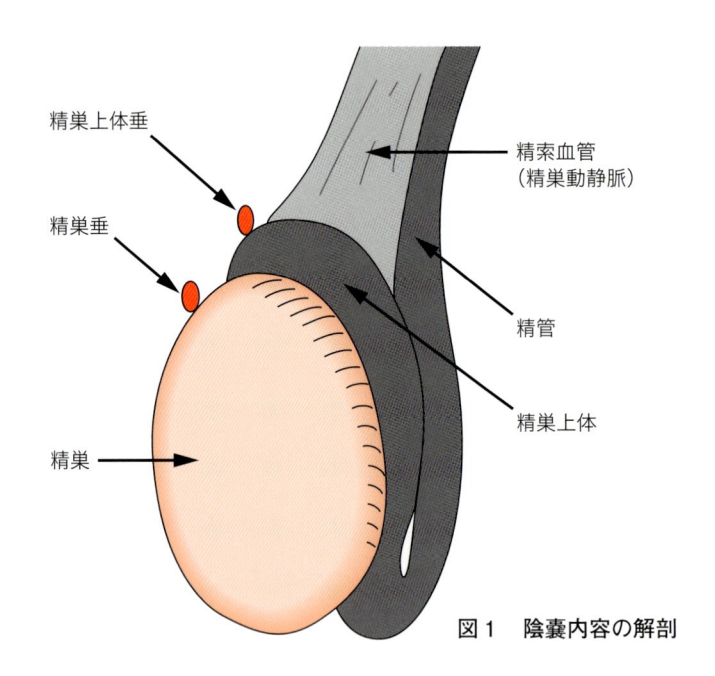

る[2]．睡眠中の発症が多く，ほかの誘因として，スポーツ，自転車・体位変換・自慰などがいわれている．また，以前から精巣部痛をくり返していることがある．正常な精巣上体は精巣の後外側で帯状に長く密着し，精巣上体の背側は陰嚢壁に広く付着している．精索遠位部から精巣まで壁側鞘膜との癒合がなく懸垂している場合や精巣上体の付着異常がある場合，精索は捻転しやすくなる[3]．

2 症状・診断

精巣を含む陰嚢部や下腹部痛で発症するが，悪心嘔吐を主訴とする場合や，乳幼児では不機嫌を主訴とする場合もあり，陰嚢の診察を怠ってはならない．病歴以外に，プレーン徴候（患側精巣の挙上で痛みが軽減）や挙睾筋反射の消失，検尿所見，採血，発熱の有無なども参考にするが，絶対的なものではない．カラードップラーが診断に有用である．7.5 MHz以上のエコープローブで，健側と比べ血流を認めないか低下している場合に精索捻転が疑われる[4]．

3 治療ほか

捻転の程度にもよるが，12時間を過ぎると壊死を起こすと考えられ，精巣機能の温存のためには，6〜8時間以内を目標に外科的整復が必要である．捻転は内旋していることが多く，その逆方向（仰臥位で足下から見て本を開く方向）に回転させる．ただし，手術の準備と並行して試してみる程度に行うべきで，手術の遅れる原因となってはならない．手術では，陰嚢を切開し精巣を確認，捻転の解除を行い，精巣の黒い状態が改善すれば，再度回転しないよう陰嚢内に固定を行うが，改善しない場合は摘除する．解剖異常は対側にもある場合が多く，原則として対側精巣も固定する．精索捻転発症から10〜12時間以内に捻転が解除された場合，70〜100％の精巣機能が温存される[5]．誤診により精巣を失った場合には，訴訟問題が生じうるため[6]，泌尿器科専門医へのコンサルトや緊急手術を躊躇してはならない．

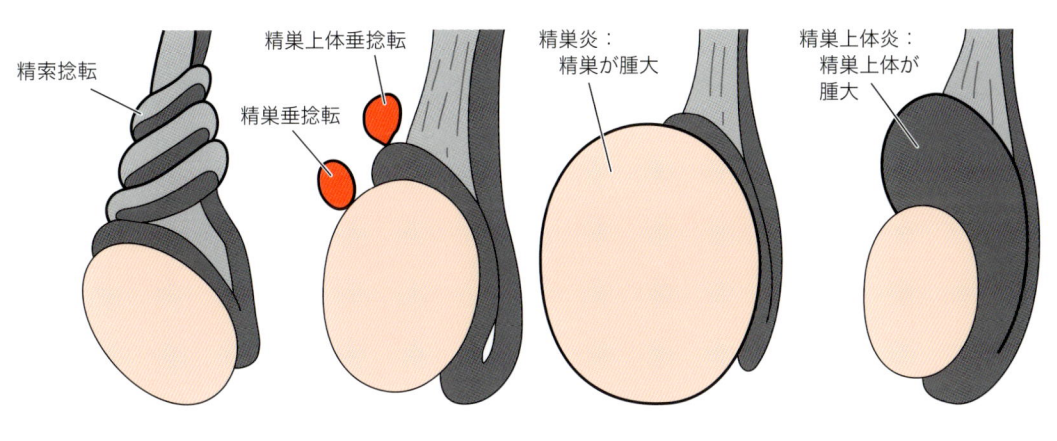

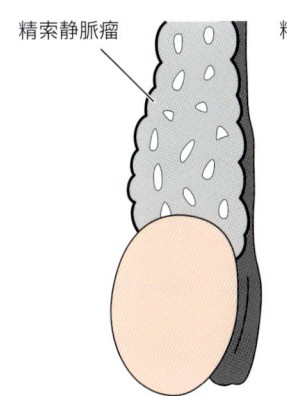

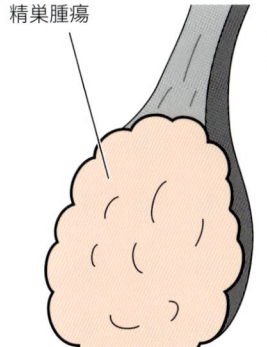

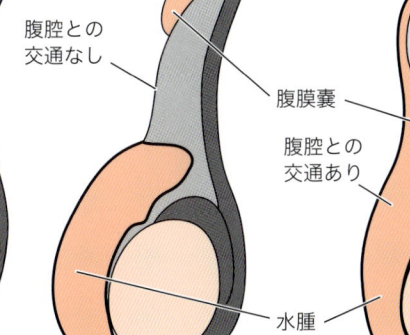

図2　各陰囊内病変のイメージイラスト

2. 精巣付属器（精巣垂・精巣上体垂）捻転症（図2 B）

1 症状・診断

　　精巣垂・精巣上体垂は，2～3 mm程度の大きさで，捻転した場合，うっ血して腫大し，精巣の上極付近に圧痛を伴う小腫瘤として触知できる．陰囊皮膚を透見すると青い斑点（blue spot）として認められることもある．精巣と精巣上体は正常で，注意深い診察では，圧痛のないことがわかる．超音波検査では，腫大した精巣垂・精巣上体垂を認め，ドップラーでは，精巣の血流は低下しない[7]．しかし炎症が拡大すると，精索捻転症・精巣上体炎との鑑別が難しくなる．小児期・思春期に好発する．

2 治療

　　診断がつけば，基本的には保存的に対処可能で，消炎鎮痛薬と予防的抗菌薬投与，安静により炎症は消褪する．疼痛が強い場合や，精索捻転症との鑑別が難しい場合には，手術により病変の切除が行われる．

3. 精巣炎（図2C）

1 症状・診断
　急激な精巣の疼痛腫脹で発症し，陰嚢の発赤・腫脹を伴う．多くは，流行性耳下腺炎に伴って発症し，思春期以降の流行性耳下腺炎の約20％に合併し，耳下腺炎発症後5日目くらいに精巣炎を発症する．70％は片側性で，半数の症例では，程度はさまざまだが精細管萎縮を起こし，造成機能低下の原因となる．両側性の場合，男性不妊の原因になりうる[8]．

2 治療
　安静および消炎鎮痛薬の投与や局所の冷却など，対症療法を行う．

4. 精巣上体炎（図2D）

1 症状・診断
　陰嚢の腫脹，疼痛を認め，発熱を伴うことも多い．触診により精巣上体に圧痛を認めるが，炎症が精巣まで波及すると，精巣と一塊となり境界不明瞭となる．通常，尿路からの逆行性感染により精管を経由して起こる．原因菌としては，大腸菌や腸球菌などの腸内常在細菌によることが多いが，青壮年期には性感染症（尿道炎）としてクラミジアや淋菌が原因となることもある．クラミジア感染の場合は，進行は緩徐で症状も軽い．また，前立腺炎を併発すると，直腸診で前立腺にも圧痛を認めるが，尿路感染がはっきりしないこともあり，検尿で膿尿が確認されないこともある[8]．

2 治療
　軽症例では，経口セフェム系やキノロン系抗菌薬で外来治療可能だが，高熱，全身倦怠などがある場合は，入院により点滴の抗菌薬治療を要する．広域のセフェム系やカルバペネム系抗菌薬を初期治療として用いた場合は，尿培養の結果を参考に，適切な抗菌薬に変更する．発熱，陰嚢部の発赤・腫脹が改善してくれば，経口抗菌薬に代えていくが，2週間程度は継続する．痛みがあまりなく，抗菌薬の使用にも難治性の場合は，結核性の精巣上体炎を考慮する[8]．

5. 精索静脈瘤（図2E）

1 症状・診断
　静脈弁の機能異常により，陰嚢内の蔓状静脈が怒張している状態．左側が多く，陰嚢部の鈍痛を訴える場合がある．また，静脈鬱帯による陰嚢内の温度上昇により造精障害の原因になると考えられている[9]．立位での視診・触診で確認できる．カラードップラーでは，腹圧時の静脈径の拡張や静脈の逆流が観察される．

2 治療
　1年以上の不妊，精液検査異常，パートナーの問題がない場合，有痛性の場合に手術適応がある．

6. 精巣腫瘍（図2F）

1 症状・診断

陰嚢内の無痛性腫瘤が典型的な症状だが，腫瘍内の出血や炎症を合併すると痛みを感じる場合もある．腫瘤は硬く，エコーにより不整に腫大した精巣が確認できる．腫瘍マーカー（AFP，hCG）の測定，CTにより転移巣の検索を行う[10]．

2 治療

進行は早いことが多く，可及的すみやかに精巣摘除（高位精巣摘除術）を行い，病理診断を確定させる．転移があった場合でも，通常はシスプラチン（ランダ®）を中心とする抗癌剤が著効するため，根治できる症例も多い．

7. 陰嚢水腫（図2G，H）

1 症状・診断

通常は無症状，大きくなると重みによる不快感などを訴える．触診で無痛性の陰嚢内腫瘤を触れる．ペンライトで透光性を確認できるが，エコーで液体貯留を確認するのが確実である．

2 治療

胎生期に精巣が陰嚢内へ下降する際，周囲の腹膜も精巣を包み込むように下降するが，腹腔との交通路は通常2〜3歳くらいまでに自然閉鎖する．乳幼児での陰嚢水腫は腹腔との交通により腹水が精巣周囲にたまることで発生するため，自然治癒が期待できる．学童期になっても改善しない場合は，手術適応となる．成人の場合は，高齢者に多く，固有鞘膜内の漿液の吸収より産生過剰になることが原因と考えられている．水腫の穿刺によりいったんは消失するが，再発することが多く，根治には余剰な固有鞘膜を切除する手術が必要となる．

8. 鼠径ヘルニア（図2H）

1 症状・診断

鼠径部から連続する膨隆として触知する．腹圧により増大する．違和感や痛みを伴う場合がある．

2 治療

嵌頓した場合，整復不可能な場合や絞扼が疑われた場合には緊急手術の適応となる．根治には手術が基本となる．小児ではヘルニア嚢の高位結紮を行い，成人では，メッシュなどの人工補強材を使用した修復が最近では多く行われている．

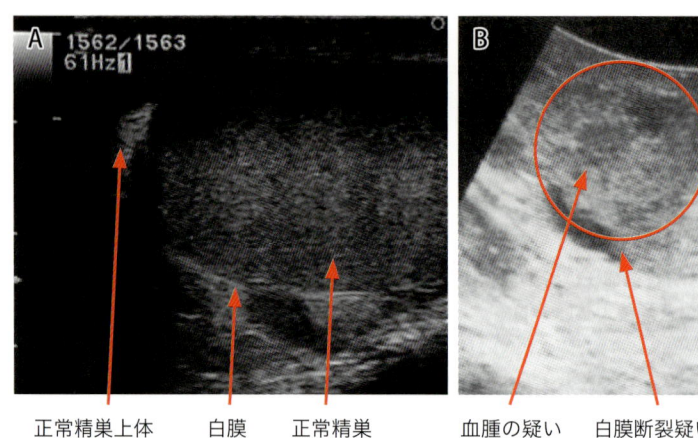

正常精巣上体　白膜　正常精巣　　血腫の疑い　白膜断裂疑い　正常精巣実質

図3　陰嚢エコー所見
A) 正常陰嚢内容エコー所見．精巣は白膜に包まれ長軸では楕円形，短軸では円形に見える．精巣内部エコーは，均一な充実性．精巣上極には，半円形の精巣上体が確認できる
B) 陰嚢外傷のエコー所見．白膜の連続性が失われ精巣断裂が疑われる．上極（〇）には内部エコーが不均一な部位があり，血腫が疑われる

9. 陰嚢外傷

1 症状・診断

　精巣は可動性に富み強靭な膜（白膜）に包まれているため，蹴られるなどの外力が加わっても挫傷ですむ場合が多いが，バイク事故で受傷した場合は，大腿や恥骨の間に精巣が挟まれて破裂することがある．挫傷では，精巣内の血管が破綻，精巣内出血や梗塞を起こし，陰嚢部から下腹部へ放散する激痛を訴え，悪心・嘔吐や場合によりショックになることもある．破裂にいたると陰嚢内に多量に出血することが多いが，挫傷の場合でも陰嚢皮下出血に血腫や浮腫により腫脹している場合が多く，痛みのために十分な触診が難しいことから，鑑別は難しい．超音波検査は診断に有用（図3）だが，プローブの接触のみでも痛みを激しく訴える場合もあり，診断がつかない場合，MRIが有用である[11]．

2 治療

　精巣挫傷であれば，保存的治療で軽快するが，精巣内の血腫が大きい場合は，血腫除去を行う場合がある．破裂であれば，手術により挫滅した組織を除去し，白膜の縫合を行う．損傷が激しく，白膜の修復が難しい場合は，精巣を摘除する．

10. フルニエ壊疽

1 症状・診断

　外性器〜会陰部に発生する壊死性筋膜炎をいう．糖尿病，担癌状態，アルコール中毒，ステロイド治療中など易感染状態を基礎にもつことが多い．外陰部，尿道，直腸などから細菌感染を起こすことがきっかけとなり，深部筋膜まで炎症がおよび，組織壊疽へと進行していく．初期感染

巣付近の蜂窩織炎により，局所の発赤・腫脹・疼痛を生じる．筋膜炎の進行は急激なことが多く，皮膚壊死から菌血症を起こすと，DIC（disseminated intravascular coagulation：播種性血管内凝固症候群）や多臓器不全へと進行する．死亡率は10～20％と報告されている．血液検査で炎症の程度やDIC進行具合を評価する．CTにて，軟部組織の肥厚・組織内ガスなどにより感染の広がりを確認できる[12]．

2 治療

病勢の進行は急速なことが多く，迅速な診断と外科的処置が必要である．壊死した筋膜・皮膚・脂肪などは，正常と思われる部位まですべて切除し，解放創とする[13]．精巣の血流は保たれるため，通常，精巣摘除は要しない．

おわりに

精索捻転症を含む急性陰嚢症を中心に，陰嚢内容の異常を示す疾患について概説した．精索捻転症の鑑別がもっとも重要で，陰嚢痛のみならず下腹部痛の訴えでも，後のトラブルを避けるために，精索捻転症の可能性を常に考えておかなければならない．

文献・参考文献

1) 中島均，他：精索捻転症の臨床的検討．泌尿器科紀要，31：1371-1377，1985
2) Cuckow PM, et al：Torsion of testis. BJU Int, 86：349-353, 2000
3) 妹尾康平，他：救急疾患としての急性陰嚢症－小児領域での対応にも配慮して．泌尿器外科，7：849-856，1994
4) 小森和彦，他：急性陰嚢症に対する超音波カラードプラ法の有用性について．日本泌尿器科学会雑誌，91：506-513，2000
5) Edelsberg JS, et al：The acute scrotum. Emerg Med Clin North Am, 6：521-546, 1988
6) 栗本重陽，北村唯一：泌尿器科におけるリスクマネージメント 医療事故の実例と予防に関する考え方．泌尿器外科，16：1253-1255，2003
7) Boettcher M, et al：Differentiation of epididymitis and appendix testis torsion by clinical and ultrasound signs in children. Urology, 82：899-904, 2013
8) 日本性感染症学会：性感染症診断・治療ガイドライン2011．日本性感染症学会誌，22：11-13，2011
9) Shiraishi K, et al：Pathophysiology of varicocele in male infertility in the era of assisted reproductive technology. Int J Urol, 19：538-550, 2012
10) 「精巣腫瘍診療ガイドライン2009年版」（日本泌尿器科学会/編），金原出版，2009
11) Muglia V, et al：Magnetic resonance imaging of scrotal diseases：when it makes the difference. Urology, 59：419-423, 2002
12) Dahm P, et al：Outcome analysis in patients with primary necrotizing fasciitis of the male genitalia. Urology, 56：31-35, 2000
13) 原田浩，他：フルニエ壊疽．泌尿器外科，21：465-470，2008

プロフィール

角野佳史（Yoshifumi Kadono）
金沢大学大学院　医学系研究科　集学的治療学（泌尿器科）
専門：泌尿器癌，泌尿器腹腔鏡手術，泌尿器ロボット手術
泌尿器科救急のなかでも精索捻転症は頻度が非常に高いわけではなく，また命にかかわる可能性もほとんどありませんが，過去に訴訟にいたった報告もあり，地雷を踏まぬよう，いつも頭の片隅に置いておいてください．

第4章　泌尿器疾患の診かた

3. 陰茎の異常の取り扱い方

高瀬育和

> **Point**
> ・陰茎の異常は命にかかわることはほとんどないが，機能保持のためには緊急処置も必要である
> ・知識があれば，病歴聴取と視診により診断にいたることは困難ではない
> ・嵌頓包茎や亀頭包皮炎は専門医にコンサルトする前に，自分で対処することも可能である

はじめに

　陰茎の異常は，生命にかかわることがあまりない．病歴聴取をして陰茎を診察すれば疾患を疑うことは容易である．しかし，早急に外科的処置をしないと機能障害を生じる疾患もある．そのような疾患は比較的稀な疾患である場合もあり，泌尿器科専門医であっても経験をすることがない．しかし，知識としてもっておくとはじめて経験したときでも，すぐに診断をすることも問題でない．
　このように早急に泌尿器科専門医にコンサルトを必要とする疾患以外に，自らで適切に対処できる疾患やその方法も含めて解説する．

1. 持続勃起症

　持続勃起症とは，性的刺激・興奮と無関係の勃起が4時間以上持続している状態である[1]．泌尿器科専門医でも遭遇することは稀な疾患である．その原因としては，わが国では突発性のものは少なく，続発性のものが多い．続発性の原因としては，外傷性が多く，ついで悪性疾患によるものと薬剤性となっている[2]．また，虚血性と非虚血性に分けられ，非虚血性の場合には，発症から4～6時間を経過すると陰茎海綿体の可逆的変化が起こり，24時間以上を経過すると陰茎海綿体の壊死性変化をきたし，90％以上の症例において勃起不全となるために，緊急的処置が必要である．

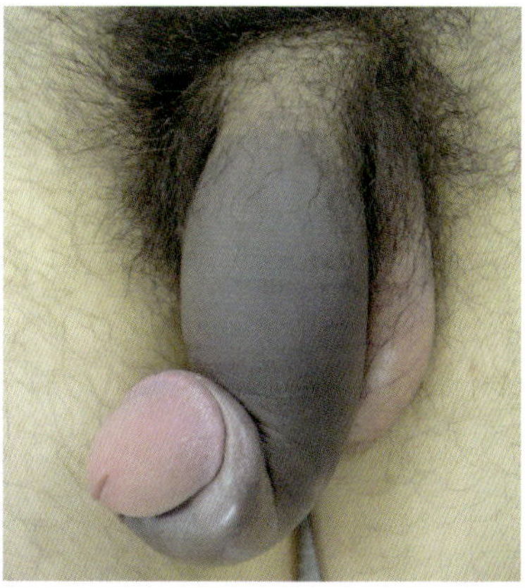

図1　陰茎折症

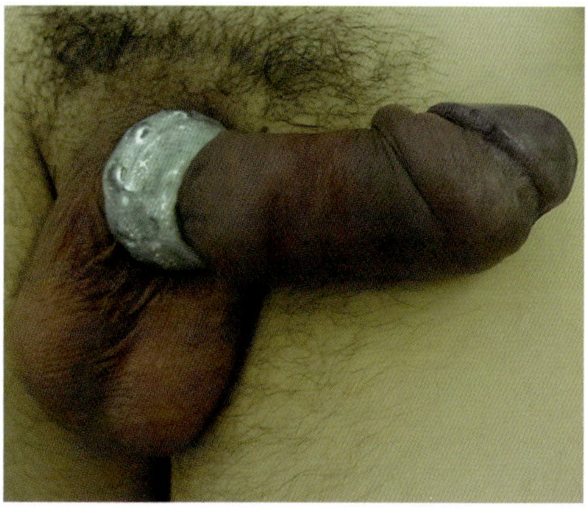

図2　陰茎絞扼症
陰茎がうっ血・腫脹している

2. 陰茎外傷・尿道外傷（損傷）

1 陰茎外傷

非貫通性と貫通性に分けられる．

① 非貫通性

　1）陰茎挫傷，2）陰茎折症，3）陰茎剝皮症，4）陰茎絞扼症

② 貫通性

　5）陰茎切断症

などがある[3]．

1）陰茎挫傷

陰茎の筋膜（Buck筋膜）より浅層での出血で，安静のみでよい．

2）陰茎折症

陰茎折症は，勃起状態の陰茎に急激な外力がかかり，陰茎海綿体・白膜が裂ける．文字通り，"陰茎が折れた"状態である（図1）．自慰行為，性交によって起こることが多いが，睡眠中に認められる勃起の状態で寝返りをうったときにも受傷することがある．図のごとくに，受傷契機も含めて特徴的な臨床所見をしているためにこの疾患を疑うことは容易にできる．外科的処置が必要になることが多いため，泌尿器科専門医に対処を依頼する．

3）陰茎剝皮症

陰茎の皮膚が裂けて剥がれる状態である．汚染が高度な場合には，生理食塩水で洗浄を行い，泌尿器科専門医に連絡をして対処を依頼する．ズボンなどのジッパーに陰茎皮膚が巻き込まれて起こることもある．十分な麻酔を行った後にジッパーのスライダーを切断することで対処可能である．巻き込みが軽度のときは，グリセリンなどで滑りをよくしてスライダーを引き戻すことで解除することも可能である[3]．

4）陰茎絞扼症

陰茎が異物で締めあげられた（絞扼）状態である．陰茎がうっ血・腫脹をきたし，異物除去ができなくなっている（図2）．絞扼物は硬性（金属，プラスチックなど）と軟性（ゴム，糸など）に分けられ，軟性の場合には浮腫が高度になり確認が困難なこともあり，硬性に比べて重症化す

ることも多い．治療は異物を切断して絞扼を解除することであるが，金属などの硬性の場合には，切断するためのカッターが必要である．疾患の特徴や精神疾患を有することも多いため，病歴聴取で正確な情報が得にくいかもしれないが，可能な限り正確な病歴聴取を行ったうえで視診による確認を行って，泌尿器科医に対処を依頼することが必要である．

5) 陰茎切断症

陰茎が完全・不完全に切断された状態である．精神科疾患を有する患者による自己切断であることが多い．切断からの経過時間，陰茎の状態にもよるが，緊急的外科処置が必要になる．

2 尿道外傷（尿道損傷）

1) 尿道損傷とは

括約筋より中枢側の尿道で起こる後部尿道損傷と括約筋より末梢側の尿道で起こる前部尿道損傷がある．前者は骨盤骨折に伴うことが多く，後者は転落などで会陰部を強くぶつけることで起こることが多い．陰茎に異常をきたすことは少ないが，外尿道口からの出血，血尿を認める．泌尿器科的処置が必要となる．

2) 尿道カテーテルに関連する損傷

救急外来より病棟で遭遇することが多い．尿道カテーテルの挿入を試みるもうまく挿入できなかった場合や，不穏・認知症患者が尿道留置カテーテルを自己抜去した場合などで起こる．尿道粘膜の損傷により外尿道口からの出血を認める．尿道出血は当初は高度であっても徐々に治まることが多い．カテーテルの留置が必要なら，躊躇せずに泌尿器科医に相談をすべきである．

●ちょっとしたポイント
- 自己抜去を行う患者さんでは，カテーテルの留置が不穏を増悪させることがある．夜間に発症した症例で尿量が多くない場合などでは，カテーテルを留置せずに経過観察をすることも可能である．
- 自己抜去の場合には尿道損傷は軽微であることが多く，場合によっては間欠導尿でも対応可能であり，翌朝に泌尿器科医に診察を依頼すればよい．

3. 嵌頓包茎

1 嵌頓包茎とは

包皮の先端付近のもっとも狭い部分（包皮輪）が亀頭のサイズより小さい場合に包皮の翻転を無理に行うと，包皮輪が亀頭と包皮輪より遠位側の包皮が絞扼された状態になる．それにより循環障害が発生して，特に包皮に高度の浮腫が生じた状態が嵌頓包茎である．疼痛と腫脹を主訴に受診することがほとんどである．真性包茎で起こるため，救急では小児の症例が多い．患児が自分で包皮をいじっているうちに，もしくは親が洗浄を行うなどで包皮を翻転させて戻らなくなるからである．時間の経過とともに包皮の浮腫が高度になり，最悪の場合には亀頭部の壊死をきたすこともある．緊急での絞扼解除が必要である．

A　　　　　　　　B

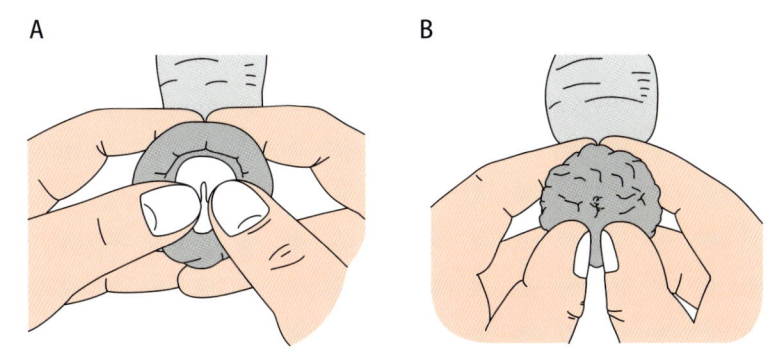

図3　嵌頓包茎の用手的整復

2 処置方法

1）浮腫が高度である場合には浮腫の軽減を行う

- 氷冷を15分ほど行う（圧迫の前に疼痛緩和と浮腫軽減の目的）．キシロカイン®ゼリーによる粘膜麻酔を行ってもよい．
- 浮腫の軽減の方法で最も簡易なのは，用手にて浮腫状態の包皮を優しくゆっくりと圧迫（数分間）することである．
- 上記以外に，針穿刺により浸出液を排出させる方法（24Gほどの注射針で浮腫部を数カ所穿刺し，圧迫により滲出液を排出させる），グラニュー糖などを利用した浸透圧による方法もある．

2）浮腫が改善したら用手的整復を行う

襟巻きのようになった浮腫状の包皮の中枢側を両側の示指と中指で把持し（図3A），両拇指で亀頭を押し込みながら浮腫状の包皮を手前に引っぱる（図3B）．

● ここがポイント

小児の場合には，受診時点でかなり不安な精神状態になっている．浮腫軽減の段階でさらに苦痛・不安を与えると，その後に行う用手的整復に協力を得られない可能性が高いので，保護者とも協力をして，大人よりさらに愛護的に行う必要がある．

3 処置後の対応

整復が成功しても元に戻ることがある場合もあるので，特に小児の場合には保護者に観察をするように指導をする．また，再発を防ぐために外科的処置が必要になることもあるので，必ず泌尿器科受診を指導する．

以上のような用手的整復ができない場合には，外科的処置（背面切開などの減張切開）が必要になるので泌尿器科専門医に処置を依頼すべきである．

ちょっとした症例

看護師より「（尿道バルーンカテーテルが留置されている）○号室の患者さんなのですけど陰茎が腫れています．診ていただけますか？」

病室に往診して「確かに腫れている．感染ではなさそうだし，どこかにぶつける部位でもないし．泌尿器科の先生に診てもらった方がよいかな．」

泌尿器科医師が往診「これは嵌頓包茎だね．」と言って，先述のごとく用手的整復を行った．

● **ここがピットフォール**
- 仮性包茎であったとしても患者さんに対して尿道留置カテーテルを留置したときに，包皮を戻さないと嵌頓包茎を起こすことがある．
- 特に，意思疎通が困難な場合には疼痛などの訴えがないので，なかなか早期に発見されないこともある．
- 留置したカテーテルによって亀頭と尿道海綿体の内径が増大し，結果的に包皮輪に対して陰茎径が増大し絞扼が起きやすくなることが機序として考えられる[4]．

4. 亀頭包皮炎

亀頭包皮に感染が発生して炎症を起こした状態である．今まで述べてきたような疾患とは異なり，緊急での外科的処置が必要となることがない疾患である．包茎であることが亀頭包皮炎をきたす大きな要因である．小児の多くは包茎であり真性包茎であることも多い．包皮と亀頭との間に垢（恥垢）が溜まり，細菌感染をきたして，包皮の発赤，腫脹，疼痛を認める．「おしっこをするときに，おちんちんの先が痛い．」と訴える子供もいる．発赤・腫脹が陰茎全体に及ぶこともある．抗菌薬軟膏を塗布，または経口セフェム系抗菌薬を数日間投与する．大人の場合には，真菌感染症が原因であることも多い[5]．真性包茎で亀頭包皮炎により包皮が癒着を起こすことがある（図4A）．このような場合には，外尿道口が確認できずに尿道カテーテルの留置が困難なことがある．また，高度の排尿困難をきたすこともある．

● **ちょっとしたポイント**
上記のように癒着でカテーテルの留置が困難な場合は，外尿道口が確認できる程度まで，ペアンなどで包皮口の拡張を行う（図4B）．外尿道口が確認できればカテーテルの留置は可能となる．

おわりに

泌尿器科医以外は陰茎を診察することが少ないためになじみがないと考えられる．しかし，陰茎の異常に関する知識があれば，その異常は正確な病歴聴取と視診のみでも診断にいたることは困難でない．

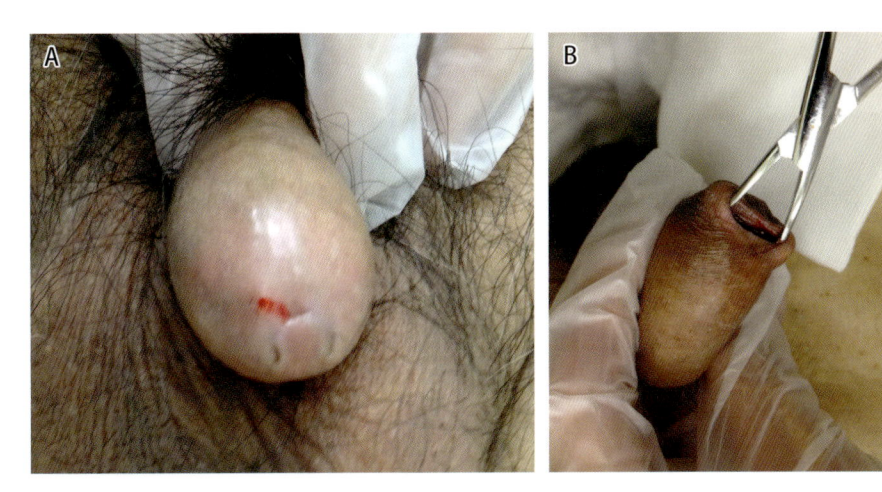

図4　亀頭包皮炎（包皮癒着）
　　　A）亀頭包皮炎による包皮の癒着，B）包皮口の拡張

文献・参考文献

1) 岩崎一洋：泌尿器科救急疾患―あなたの対処は間違っていませんか？ 持続勃起症，陰茎折症．臨床泌尿器科，67：797-802, 2013
2) 加藤晴朗，他：血管病変と出血　持続勃起症．Urology View, 4：73-77, 2006
3) 小野久仁夫，星宣次：泌尿器科救急 陰茎損傷・持続勃起症．臨床泌尿器科，61：1065-1072, 2007
4) 浪間孝重，他：Ⅰ．泌尿器科処置【嵌頓包茎整復】．臨床泌尿器科，61：93-95, 2007
5) 田中一志，藤澤正人：Ⅱ．疾患・病態の診療　4．尿路・性器の感染症　非特異的感染症．亀頭包皮炎．臨床泌尿器科，67：168-169, 2013

プロフィール

高瀬育和（Yasukazu Takase）
富山市民病院泌尿器科

第4章 泌尿器疾患の診かた

4. 押さえておくべき尿路感染の対処法

池田大助

Point

- 有熱性尿路感染症を疑うならば，そのfocusを検索する（CT・陰部診察）
- 発熱＆膿尿＝有熱性尿路感染症，と即断してはいけない

はじめに

レジデントが尿路感染症症例を診療する場合，ほとんどが夜間および休日の救急外来診療であろう．よって本稿では，尿路感染症に関するいくつかの症例を取りあげ，救急外来での対応方法を述べる．

1. 尿管結石が原因の感染性水腎症（結石性腎盂腎炎）

症例1

76歳女性．既往歴に特記事項なし．

2日前から食事摂取不能となる．本日午後から悪寒を伴う高熱が出現，同日深夜救急搬送となった．

【血液検査】WBC 1,400/μL，Plt 3.9万/μL，CRP 15.6 mg/dL，AST 194 IU/L，ALT 69 IU/L，CPK >3,000 IU/L，Cr 2.3 mg/dL．

【検尿】夜間のため定性のみ．潜血（＋＋），WBC反応（＋＋＋），尿混濁高度．

【尿培養・血液培養】大腸菌．

【単純CT】腎部（図1），膀胱部（図2）．

同日深夜，経尿道的尿管カテーテル留置術施行．高度に混濁した腎盂尿流出あり．抗菌化学療法を行い，その後の経過は良好．入院5日目に尿管カテーテルを抜去，結石は自然排石．入院8日目の排泄性尿路造影にて異常なく，入院15日目に治癒退院となった．

■ 診断と治療

結石性腎盂腎炎である．病態悪化が急であることも多い．**早期の感染腎盂尿のドレナージが必要**であり，経尿道的尿管カテーテル留置術あるいは経皮的腎瘻造設術などの処置が行われる（Advanced Lecture参照）．早期の処置が行われれば，その後の経過は順調であることが多い．

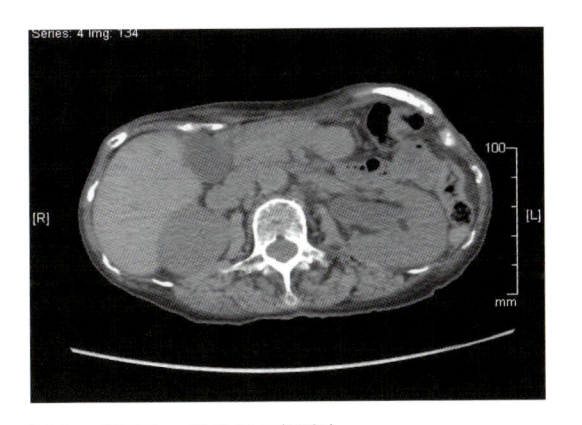

図1 症例1：単純CT（腎部）
左水腎症と腎盂尿のdensity軽度上昇が認められ，腎盂内尿混濁が示唆される．左腎周囲炎症所見はハッキリしないが，造影CTであれば腎実質の造影不良などの所見を呈するものと推測される

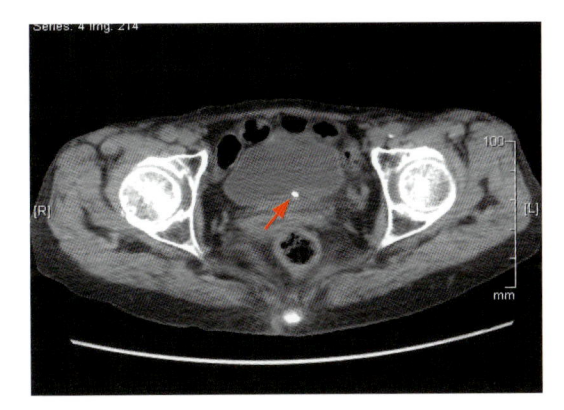

図2 症例1：単純CT（膀胱部）
左尿管膀胱移行部に嵌頓した尿管結石が認められる（→）

有熱性尿路感染症を疑った場合，特に初診であれば，**CTによる評価は必須**である．単純CTでも診断価値は高い．**水腎症，腎実質および腎周囲の炎症，尿路結石，残尿量の推測**（膀胱緊満状態ならば膀胱も感染focusとなりうる），**前立腺腫大**，などが注目すべきポイントである．

CTで見逃す可能性があるものとしては**急性精巣上体炎，急性前立腺炎**があげられる．

急性精巣上体炎は陰嚢を視診触診すれば診断は容易である（面倒でもパンツを下げて診察しよう）．陰嚢腫大・皮膚発赤・局所圧痛・硬結を呈する．

急性前立腺炎は，膀胱刺激症状（排尿時痛・頻尿・排尿困難感）・膿尿の存在，などを総合的に判断し診断する．

有熱性尿路感染症では，抗菌化学療法のみならず，泌尿器科的処置・排尿管理について検討する必要があり，泌尿器科コンサルトが必要である．有熱性尿路感染症で外来的治療（抗生物質投与し翌日泌尿器科外来受診）可能と判断してよいのは，全身状態および排尿に問題のない急性単純性腎盂腎炎ぐらいなものである．

2. 尿路カテーテル留置患者の発熱

症例2

76歳男性．リウマチ性多発筋痛症のためプレドニゾロン（プレドニン®）を長期内服中．前立腺肥大症が原因で尿閉となり，1週間前に尿道カテーテルが留置された．昨日から陰茎および包皮の腫脹・疼痛が，加えて本日午後から高熱が出現し夜間救急外来を受診した．
【検尿】夜間のため定性のみ．潜血（＋＋），WBC反応（＋＋＋）．肉眼的に軽度混濁のみ．
【身体所見】外尿道口からの黄色排膿多量，陰茎包皮の発赤腫脹疼痛あり．陰嚢腫大なし．直腸診で前立腺に圧痛なし．尿道カテーテルからの尿の流出に問題なし．
【エコー】膀胱内に尿貯留少量のみ（尿道カテーテルの閉塞なし）．両側腎に異常なし．

■ 診断と治療

　尿路にカテーテルを長期留置すれば，膿尿は必発である．したがって尿路カテーテル留置患者が発熱し救急外来を受診した場合，「膿尿が認められるので尿路感染が原因の発熱である」と即断してはならない．カテーテル閉塞の確認や，尿路性器局所の視診・触診が必要である．特に陰部に関しては，自身で症状を訴えないことも多く，面倒でもパンツを下げて診察することが必要である．いずれの異常も認められない場合には，尿路以外のfocusも探索すべきである．本症例はステロイド内服に起因する易感染のため，尿道カテーテルを異物とする局所の細菌感染を発症したものと考えられる（このような症例は男性患者で稀に遭遇する）．抗菌化学療法のみならず，尿道カテーテルを抜去し間欠導尿に変更する必要があった．

　なお，日常診療で長期留置されている尿路のカテーテルとしては以下のものがある．
・尿道カテーテル
・腎瘻カテーテル
・尿管皮膚瘻の尿管カテーテル（尿管皮膚瘻の開口部狭窄による通過障害のために留置される）
・膀胱瘻カテーテル
・尿管DJステント（Double Jステント：膀胱尿管腎盂に留置，体外から目視不能）

　いずれも，尿中デブリスによる内腔閉塞の可能性があり，閉塞したままこれを放置すれば発熱は必至である．
　特に尿管皮膚瘻の尿管カテーテルは細径であるため閉塞しやすく，閉塞を疑う場合には（カテーテル先端からの尿流停止・患側の腎部叩打痛および水腎症），早期のカテーテル洗浄もしくは交換が必要である．
　また腎瘻および膀胱瘻カテーテルが自然抜去した場合，時期を逸すると再挿入不能となりうる．早急な再挿入が必要である．
　いずれも場合も非泌尿器科医には荷の重い処置であり，泌尿器科コンサルトが必要である．

●ここがポイント

尿路カテーテル留置患者に限らず，不適切採尿（コンタミ）や，発熱にいたらない慢性膀胱炎・腎盂腎炎のため，健常時でも常に膿尿を呈する患者は多い．

3. 前立腺針生検後に発生する急性前立腺炎

症例3

71歳男性．高血圧以外に既往歴なし．

PSA値異常のため，1泊の検査入院で経直腸的前立腺針生検が施行され，検査翌日午前退院した．予防的抗菌薬はレボフロキサシン（クラビット®）500 mgの単回投与であった．退院当日夕方から悪寒高熱が出現し，同日夜救急外来を受診した．

【検尿】夜間のため定性のみ．潜血（＋＋），WBC反応（＋＋＋）．肉眼的に軽度混濁のみ．
【尿培養・血液培養】大腸菌，レボフロキサシン耐性，ほかすべての薬剤に感受性あり．
【血液検査】WBC 4,400/μL，Plt 8.9万/μL，CRP 1.30 mg/dL．
【エコー】膀胱内尿貯留少量（残尿少量），両側腎に問題なし．
【身体所見】陰茎陰嚢に異常なし，直腸診は施行せず．

■ 診断と治療

前立腺針生検後に発症した急性前立腺炎と診断，緊急入院のうえメロペネムによる抗菌化学療法を開始した．それでも敗血症性ショックにいたり一時重篤な状態となった．前立腺針生検は，総合病院のみならず泌尿器科クリニックでも頻繁に行われている．生検後に急性前立腺炎を発症する頻度は1.1％，重篤化して敗血症に至るものは0.07％との報告があるが[1]，個人的にはもっと高頻度であると感じている．本症例の如く**生検翌日の午後から高熱出現**との発症パターンを呈することが多く，このような状況では，まず間違いなく本疾患と考え泌尿器科にコンサルトする．対応が遅れると不幸な転帰になりうること，また医原性疾患の要素もあり，早急かつ丁寧な対応が必要である．

4. 急性単純性膀胱炎，男性尿道炎

症例4

32歳女性．既往歴に特記事項なし．

昨日から排尿時痛・頻尿が出現，本日夕方になって肉眼的血尿が出現したことに驚き救急外来を受診した．発熱なし．普段の排尿に問題なし．

1 急性単純性膀胱炎の診断と治療

急性単純性膀胱炎である．肉眼的血尿を呈する症例も多い．抗菌薬を投与し，数日後泌尿器科再診するよう指示する（治癒確認，基礎疾患の有無につき検討する）．ガイドライン[2]は，フルオロキノロン系もしくはセフェム系経口抗菌薬を推奨している．フルオロキノロン系は妊婦禁忌である場合が多く，妊娠の可能性につき確認する必要がある．

> ●処方例
> ・レボフロキサシン（クラビット®錠）　1回500 mg　1日1回　3日間
> ・セフジニル（セフゾン®カプセル）　1回100 mg　1日3回　3～7日間

2 男性尿道炎

　性行為感染症である**男性尿道炎**には，淋菌性尿道炎とクラミジア性尿道炎があげられる．

　淋菌性尿道炎は尿道痛が高度であり，急を要する疾患と言えなくもない．潜伏期間2～7日・多量の黄白色膿性の尿道分泌物などの臨床的特徴から本疾患と推測するのは容易である．本来ならば確定診断には尿道分泌物のグラム染色・鏡検が必要であり，耐性菌の問題があるので淋菌培養検査を行うべきであるが[3]，専門スタッフの協力が必要であり救急外来での実施は困難である．ガイドラインで推奨されている薬剤のうち，下記処方例が実臨床では一般的であると思われる．治癒確認・パートナーの検査・治療の必要もあり，近日中の専門機関受診を勧める．

　クラミジア性尿道炎は，潜伏期間が1～3週間，症状も軽度であり総合病院の救急外来を受診するような患者は少ない．本疾患を疑った場合，翌日の専門機関受診を指示すればよい．

> ●処方例（淋菌性尿道炎）
> ・セフトリアキソン（ロセフィン®）　1 g　静脈内投与　単回投与

Advanced Lecture

■ ドレナージ方法の選択

　結石性腎盂腎炎症例では，抗菌化学療法を開始したうえで，感染腎盂尿のドレナージ方法を検討する．感染を制御した後，結石の治療にとりかかる．

　ドレナージ方法は，状況に応じて選択される．医師の好みに左右される側面も大きい．個人的な意見を付して述べる．

① 経尿道的尿管カテーテル留置

　腎瘻造設と比較し侵襲が小さく，最初に本法をトライすることが多い．嵌頓結石の脇を通過させカテーテルを挿入留置する．結石が大きく嵌頓部の隙間が狭いと予想される場合には，はじめから0.025ラジフォーカスガイドワイヤー（通常よりも細径）を用いている．最初が肝心である．このガイドワイヤーが通過すれば，これを軸に尿管カテーテルを腎盂に挿入，ガイドワイヤーを腰の強いものに交換し，4.8Fr.のDJステントを挿入する．高度混濁尿でもカテーテルサイズは4.8Fr.で十分である．

② 経皮的腎瘻造設

　感染腎に直接観血処置を加えるので一時的に状態が悪化することが多い．抗血小板薬・抗凝固薬内服患者には行いにくい．ドレナージ効果は最も良好であるが，尿管カテーテルで不十分だった経験はない．結石治療に経皮的アプローチが望ましい症例では本法を選択することがある．

③ 鎮痙薬投与（保存的治療）

結石が小さく，かつ尿流がある程度保たれている症例では，薬物治療のみで感染制御できることも多い．

④ 緊急体外衝撃波結石破砕術（ESWL：extracorporeal shockwave lithotripsy）

尿のドレナージと原因結石の治療を同時に行える．全身状態がよく，かつ腎から距離的に離れている下部尿管結石症例では，選択肢の1つとしている．

おわりに

有熱性尿路感染症では，適切かつ早期の泌尿器科的処置・管理が必要である．ただ，どの診療科でもそうであるように，その評価・判断・実施は単純ではなく簡単ではない．レジデントが研修を受けるような施設は，泌尿器科医が常勤している施設が多いと思われる．深夜といえども躊躇することなくコンサルトすべきである．

文献・参考文献

1) 荒井陽一：4．診断．「前立腺癌診療ガイドライン2012年版（第2版）」（日本泌尿器科学会/編），pp.66-67，金原出版，2012
2) 「JAID/JSC感染症治療ガイド2011」（JAID/JSC感染症治療ガイド委員会/編），ライフサイエンス出版，2012
3) 松本哲郎，他：淋菌感染症．日本性感染症学会誌，22：6-13，2011

プロフィール

池田大助（Daisuke Ikeda）
厚生連高岡病院泌尿器科
専門：泌尿器科全般

第4章 泌尿器疾患の診かた

5. 尿路系カテーテルのすべて

伊藤秀明

> **Point**
> ・男性のカテーテル挿入は陰茎をしっかり牽引して尿道を十分に進展させる
> ・挿入困難の場合は決して無理をしない
> ・腎瘻，膀胱瘻自然抜去の際は，無理のない範囲でカテーテル挿入して泌尿器科call

はじめに

　導尿ならびに尿道カテーテル留置は，泌尿器科のみならず日常臨床の場において最も広く行われる手技の1つである．しかし，その操作に伴う合併症の頻度は少なくなく，正確な知識に基づき基本的な手技を習得することはきわめて重要である．本稿では，導尿，尿道カテーテル留置の基本手技に加え，尿路系カテーテルにおける比較的頻度の高いトラブルについて概説する．

1. 導尿や尿道カテーテル留置の適応

> **症例1**
> ある夜の救急外来．70歳代の男性が「今朝から全然尿が出ない．」と受診．

「尿が出ない」の訴えには
① 尿がしたいが出ない．
② 尿量が減って少ししか出ない．
　の2通りがある．
　また，「尿がしたいが出ない」にも，次の2通りがある．
① 尿が膀胱にたまっているが出ない．
② 尿をしたい感じがするが膀胱にたまっていない．
　「膀胱にたまっているが出ない」のは，いわゆる排尿障害があり，残尿が多いということである．一方，「したい感じはするがたまっていない」というのは，残尿はないが，尿以外のもので膀胱の神経が刺激されて尿意を感じる，という可能性がある．尿以外に膀胱の神経を刺激するものとして膀胱炎や尿道炎などの感染症，膀胱や尿管下端の結石，膀胱腫瘍などがある．
　鑑別には，まずエコー検査で膀胱に尿がどれくらいたまっているかを調べる．膀胱内の尿量は，

膀胱の縦×横×高さ×0.5で概算できる．残尿は10 mL以下が正常，50 mL以下でも緊急処置は不要である．また，尿閉の原因が膀胱内の多量の凝血塊や結石による尿道閉塞であることがあり，エコーでこれらを同定できることがある．

少しでも尿が出せれば検尿も行おう．尿検査にて赤血球や白血球が多く，エコーで残尿が少なければ，感染や結石のために尿意があるが尿はたまっていない状態かもしれない．この場合はもちろん導尿は不要である．

「最近，尿量が減った」という訴えの場合は腎不全や心不全などの検索が必要となる．「尿閉」と「無尿」，「乏尿」は区別が必要である．

これらを踏まえたうえで，残尿が多量である場合は尿閉と診断して導尿を行う．尿閉の原因精査は後日，泌尿器科受診を予定するが，排尿困難をきたす薬剤を内服しているような場合には，中止できるものであれば中止しておこう．

症例2
60歳代の男性．3日前から上気道症状，発熱を認め，近医にて感冒薬の投薬を受けた．今朝から尿意があるも排尿ができなくなった．下腹部痛も伴うため救急外来を受診した．

感冒薬が尿閉の誘因となることがある．このほか，抗アレルギー薬や抗不整脈薬などの薬剤，飲酒なども尿閉をきたす一因となる．

ところで，尿閉患者がみんな「尿が出ない」と訴えて受診するわけではない．

症例3
80歳代の男性．糖尿病，高血圧のために内服加療を受けている．定期通院の際に付き添いの家族から，頻尿，失禁についての相談があり抗コリン薬が処方された．失禁の改善がないために泌尿器科を受診した．受診時，下腹部は膨満し，エコー検査で多量の残尿と両側水腎症を認めた．導尿にて1,300 mL排出された．

慢性尿閉患者の場合には下腹部痛などの苦痛がなく，主訴が頻尿，尿失禁であることも多くある．多量の残尿のために緊満した膀胱に体動などで腹圧が加わると，溢流性尿失禁が起こるのである．家族が「尿が出すぎる」「漏れっぱなし」と訴えて受診することもあり，**残尿の確認をしないままに頻尿，失禁の薬物治療を行ってはいけない**．

2. 尿道カテーテル留置の手技

1 カテーテルの構造

一時的な導尿の場合にはネラトンカテーテルを，留置する場合にはFoleyカテーテル（バルーンカテーテル）を用いる．成人であれば14〜18 Fr.を，小児では8〜12 Fr.の太さのものを選択するとよいだろう．カテーテルのサイズは外径の直径を示し，1 Frは1/3 mmに相当する．Foleyカテーテルの名称は開発者のFoley博士に由来し，内部には固定水を注入するインフレーションルーメン，尿排出のためのドレナージルーメンの2つの腔がある．最近では蓄尿バッグと一体化して閉鎖型となったキットが多く用いられている．

カテーテルは先端の形状，孔の数および位置などが異なるさまざまな種類がある．例えば，先端がやや硬く，軽度弯曲しているチーマンカテーテルは，膜様部尿道への挿入が困難な症例に適している．また，血尿のために膀胱の持続還流が必要な症例には洗浄用の腔が加わった3 wayカテーテルを，凝血塊などによりカテーテルの閉塞を起こしやすい症例には孔の数が多い多孔式カテーテルが適している．

2 術者の位置，患者の体位

無理な姿勢での導尿は，後述する導尿，カテーテル留置のポイントである「尿道の伸展」が困難になる．術者は右利きであれば患者の右側に立つ．患者の姿勢は，男性の場合は仰臥位，女性の場合はM字開脚とする．

3 カテーテルの挿入法

まず男性に対するカテーテル挿入の手技をみていこう．成人男性の尿道長は15〜20 cm程度で，解剖学的に一直線ではなく球部尿道で鋭角に屈曲していることがポイントである（図1）．

①包皮を翻転させて，右利きの術者ならば左手の第3，4指で陰茎の冠状溝を挟み，第1，2指で外尿道口を開き，陰茎根部を腹壁側に牽引し，キシロカイン®ゼリーを先端につけて右手でカテーテルを挿入する（図2）．カテーテルの遠位端は介助者に持ってもらうか，自分の第4，5指の間に挟む．バルーンの部位はバルーン損傷の誘引となるので把持してはいけない．挿入の際は，尿道の走行，特に球部で鋭角に屈曲することを念頭に置くことが重要である．左手で陰茎を体の前方に引き上げることで，尿道を可及的に直線状にすることによりカテーテルの挿入は容易になる．球部尿道が挿入するカテーテルでたわまないようにするイメージで牽引する（図3）．尿道括約筋部の抵抗で挿入困難を感じた場合は，深呼吸をさせて括約筋を弛緩させると挿入が容易となることもある．括約筋部までカテーテルを進めたところで患者に質問などで発語させるのも括約筋を弛緩させるちょっとしたコツである．一般的に誤解されがちだが，単なる前立腺肥大症のために挿入困難となることはまずない．

②カテーテルを根元まで尿道内に挿入し，尿の流出を確認する．バルーンを膨らませる際，膀胱内にカテーテル先端が到達していることの確認が必要である．流出がないときは生理食塩水で膀胱洗浄し，スムーズに注入液が回収できるか確認する．注入のみが可能で，回収ができない場合には先端は尿道内であることが多い．

③バルブから規定量の蒸留水を入れる．注入に抵抗がある場合や患者が痛がる場合には，バルーンが尿道内で膨らんでいる可能性があるので注入を中止する．尿道内でカフを膨らませると尿の流出が不良となるのみでなく，尿道出血，尿道損傷の原因となる．

④カテーテルを徐々に引き抜いて，バルーンが前立腺のところで止まるのを確認して終了する．包茎症例では，嵌頓包茎を起こさないために包皮を戻しておくことを忘れてはいけない．

カテーテルの挿入は，慌てることなく愛護的な操作で行い，尿道損傷や偽尿道形成の発症予防に細心の注意を払うことが肝要である．また，盲目的操作であるため決して無理をせず，挿入不

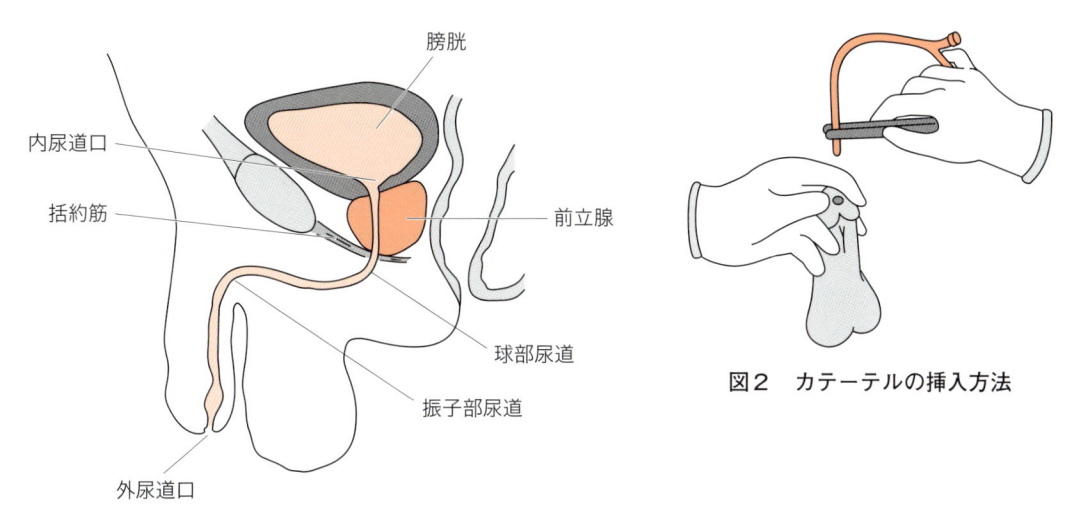

図1　男性の尿道の解剖図

図2　カテーテルの挿入方法

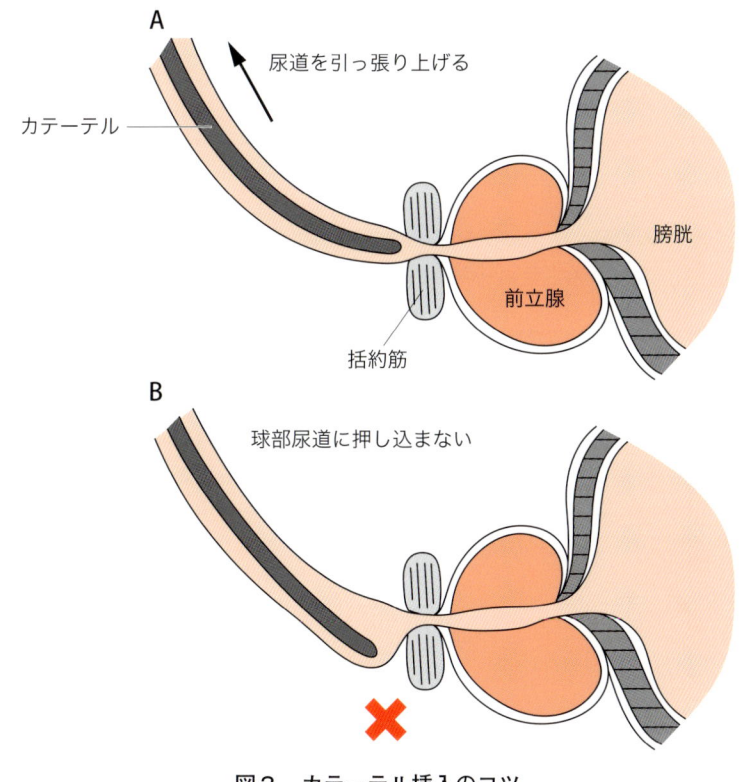

図3　カテーテル挿入のコツ

可能と判断したら，施行者を代える，あるいは別の方法を考慮した方がよいだろう．留置困難の際に，決して無理をしてはいけないのは，偽尿道の形成などの医原性尿道損傷が起こると，結果としてカテーテル留置をさらに困難にしてしまうからである．

一方，女性の尿道は約5cmと短く直線状であり，外尿道口さえ同定できれば容易に留置可能である．ただし，高度肥満の症例や閉経後で外陰部萎縮が進んだ症例，開脚困難症例では，外尿道口の同定に難渋することがある．介助者に外陰部を展開してもらうか，砕石位とすることで同定しやすくなる場合もある．

4 尿道カテーテル留置困難症例に対する対処

尿道カテーテルをスムーズに留置できない際の最も重要な点は，尿道損傷を起こさないために，「決して無理をしない」ということである．以下を試みても無理な場合，または出血を認める場合は専門医に応援を依頼するべきである．

> ①まずはゼリー10〜20 mL程度を外尿道口から注入し，再挿入を試みる．キシロカイン® ゼリーによりショックを起こすこともあるので注意が必要である．
>
> ②挿入困難であった尿道カテーテルより，やや太いカテーテルを用いて挿入してみる．しばしば挿入困難は尿道が細いためと誤解して，より細いカテーテルに変更するのを見かけるが，径の細いカテーテルはコシが弱く，かえって挿入が困難になることがある．先端がやや細くて硬度があり，男性尿道の走行に沿う形態に弯曲したチーマンカテーテルを用いるのも有効である．

では，われわれ泌尿器科医がコールされた際の処置を紹介する．

> ①カテーテルの内腔にスタイレットを装着し，尿道の弯曲に沿って，先端は尿道12時方向に沿わせるように挿入する．本操作は盲目的に行われるため尿道損傷のリスクを伴う．
>
> ②尿道造影を行い，狭窄の有無を確認する．また，透視下にガイドワイヤーが膀胱まで挿入できれば腎盂カテーテルなどの先穴カテーテルを挿入する．
>
> ③尿道内視鏡を用いて直視下に膀胱内に到達させる．内視鏡からガイドワイヤーなどを膀胱内まで挿入して留置後，これをガイドに先穴のカテーテルを挿入する．本法は患者の検査室への移動や，内視鏡装置の準備などの手間を要するが，留置困難症例に対して最も確実で安全な方法である．

以上の方法で留置を試みても，なおバルーンカテーテルの留置が不能な症例に対しては膀胱瘻造設が必要となる．

3. 緊急時の対処

泌尿器科医がいない場合はどうするか．緊急処置として，恥骨上から膀胱を穿刺する方法がある．ただし，尿貯留が少ない場合には膀胱前面には腹膜，腸管が被さっており，誤って腸管を穿刺してしまうと腹膜炎を発症してしまう．よって，
① 膀胱が緊満しており，触知可能である
② エコーで膀胱の前面に腸管を認めない

ことを確認してから行う．下腹部の手術既往のある症例では特に注意が必要である．
　以下，穿刺の方法を紹介する．

> ①1回尿排出できればよい場合は，カテラン針を恥骨上縁1～2横指頭側で垂直に穿刺し，尿を吸引した後，抜去する．
> ②しばらく尿排出が必要な場合は，長めの留置針を刺して絹糸などで皮膚固定しておく．
> ③数日の留置が必要な場合はIVH（intravenous hyperalimentation）用チューブを上記の要領で穿刺し膀胱瘻として用いる方法もあるが，保険は認められない．

4. カテーテルのトラブル

1 カテーテル抜去困難

　カテーテルへの結石の付着やバルブの故障などが原因と考えられる．バルーンの固定水が抜けない場合には，まずバルブにシリンジを差し込んでしばらく放置してみる．陰圧によるバルブの閉塞が原因の場合には，これでバルーン内の固定水が回収できることがある．回収できない場合にはバルブの注水部を切断してみる．細かな異物による閉塞が原因の場合にはガイドワイヤーなどを挿入することで固定水が排出されることもある．

　それでも無理な場合には，ガイドワイヤーの末梢側（硬い方）をインフレーションルーメンへ挿入しバルーンを機械的に破裂させる．これらの処置でも無理な場合，最終手段としてエコーガイド下にカテラン針などでバルーンを穿刺する．ただし，破裂したバルーンの破片が膀胱内に残存していないかの確認が必要である．バルーン部をよく観察し，後日泌尿器科に内視鏡検査を依頼しよう．

　固定バルーンに関連したトラブルを避けるために，固定水には生理食塩水ではなく**蒸留水**を用いる．固定水として生理食塩水を用いると，インフレーションルーメン内に結晶が析出し，固定水の排水が困難となる場合があるからである．また，カテーテルをクランプするときはインフレーションルーメンを一緒にクランプしないことが大切である．

2 腎瘻カテーテルおよび膀胱瘻カテーテルの自然抜去

　尿の浸透圧が高い患者では2～4週のうちにバルーン内の固定水が減少する．腎瘻カテーテルはバルーン容量が2～5 mLと少ないため，少量の減少でも自然抜去の原因となり得る．結石によりバルーンが損傷する場合もあるので，バルーンの破損がないかも確認しておこう．

　自然抜去の際には，早急にカテーテルの再留置を行わなければいけない．皮膚瘻は数時間で閉鎖してしまうため，再留置できなくなってしまう．まずは同サイズのカテーテルの再留置を試み，不可能であれば1サイズ細いカテーテルを用いる．

　再留置が無理であった場合は，細いネラトンカテーテルなどを挿入して泌尿器科医を呼ぼう．何らかのカテーテルが挿入されればこれを利用して，そうでなければ瘻孔造影を行い，ガイドワイヤーを腎盂内に挿入する．腎盂までのルートが確保できれば，先穴の腎盂カテーテルを挿入する．

　ガイドワイヤーによる腎盂までのルート確保ができなかった場合には，外科ゾンデによりルート確保可能な場合がある．ただし，ゾンデ挿入にこだわるあまり強い出血をさせないよう，1～

2回試して無理であれば撤退しよう．この場合は腎瘻の再造設が必要となる．
膀胱瘻カテーテルの場合も腎瘻カテーテルに準じて対応する．

❸ カテーテル閉塞

カテーテルは結石や沈殿物による閉塞が生じる．寝たきり患者，尿量の少ない患者や尿路感染を伴う患者では閉塞のリスクが高くなる．カテーテル留置患者の感染管理に関しては，他稿（第4章-4）に詳述されているので参照されたい．

尿流出が不良の際には，カテーテルが抜けていないかカテーテルの深さを確認する．抜けていなければ腎盂洗浄を行う．腎盂の容量は10 mL程度である．10 mL以内の生理食塩水で愛護的に洗浄する．カテーテル先端の位置によって洗浄効率が不良となる場合にはカテーテルの位置確認が必要となる．透視下に先端の位置，固定水の量を決定する．

5. 尿管ステントカテーテルについて

泌尿器科医以外が尿管ステントを扱うことはまずないと思われる．尿管ステントは尿管結石による水腎症のほか，消化器や婦人科の進行癌に伴う水腎症に対して尿路確保の目的に留置される．このほかに，消化器や婦人科手術の際に，尿管損傷予防目的に留置されることがある．覚えておいていただきたいのはステントの交換，抜去を忘れないということである．長期間の留置によりステントに結石が付着し抜去不能となってしまうことがある．

おわりに

普段何気なく使用している尿路カテーテルだが，正しい使い方はあまり知られていないのではないだろうか．本稿が知識の再確認のお役に立てば幸いである．

プロフィール

伊藤秀明（Hideaki Ito）
福井大学医学部附属病院　泌尿器科
気づけば大学卒業後20年．仕事も私生活も時代に取り残されないように奮闘中です．

第4章　泌尿器疾患の診かた

6. 尿路結石への対応

金谷二郎

●Point●

- 尿路結石の鎮痛はNSAIDsの使用が有効で合理的
- 尿路感染症を併発した尿路結石，閉塞の上流の尿路感染症に注意．早急にドレナージを行う必要あり
- 両側尿管結石は急性腎不全に陥る可能性が高い．早急な尿路の確保が必要

はじめに

　肉眼的血尿，疝痛発作を主訴として救急外来を受診する尿路結石患者は多いが，鎮痛以外の緊急処置を要する患者は少ない．尿路結石の疼痛発生機序と鎮痛方法について説明する．尿路結石は，その疾患単独では比較的「良性」の疾患とされており，軽視されがちである．しかし感染症を伴い敗血症に移行，尿路完全閉塞により急性腎不全にいたるなど，重症化，不可逆的変化をきたす症例も存在し，致命的経過を辿る症例も存在する．重症化のリスクのある症例でも初動の素早い処置により，病状悪化を回避することが可能である．尿路結石症例のなかでも，比較的緊急を要するものを中心に解説する．

1. 尿路結石の疫学

　尿路結石患者は増加している．1995年～2005年までの10年間で患者数は1.6倍に増加し，2005年時点での患者数は人口10万人に対し134人であった．男女比では男性が女性に対して2.4倍であり，生涯罹患率は男性15.1％（7人に1人），女性6.8％（15人に1人）である[1,2]．肥満や生活習慣病との正の相関を指摘する報告も多数あり，特発性のカルシウム結石に関しても遺伝性の関与が考えられており[3]，シスチン尿症，キサンチン尿症など遺伝的素因がはっきりしているものもある．

　尿路結石の発生の季節変動に関しては，筆者が研修医のとき先輩泌尿器科医より「夏から秋にかけて尿路結石患者が増える」と習った．その先生曰く「夏に汗をかいて尿が濃縮して腎結石が形成され，秋に涼しくなると尿量増加により下降した結石が尿管結石の疝痛発作を起こす．」実際の一般外来，救急外来では明確な違いを実感できるほど差はないが，尿路結石の疝痛発作の出現と季節の関係は「あり」とする報告が多い[4]．気温が高いと結石形成が促進される詳細なメカ

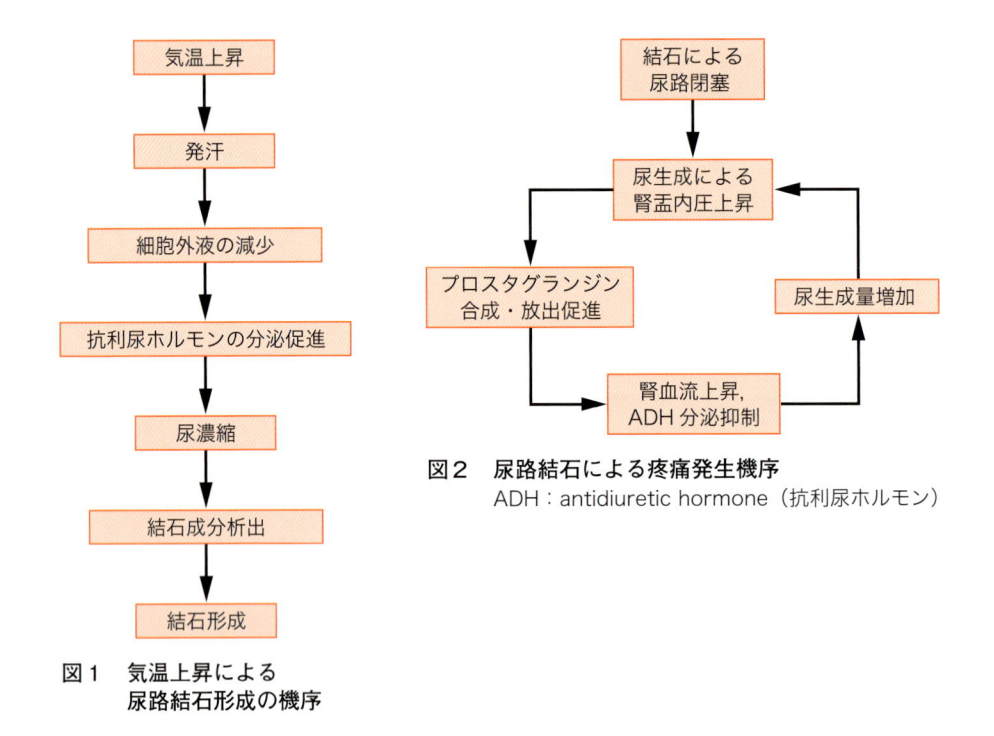

図1　気温上昇による尿路結石形成の機序

図2　尿路結石による疼痛発生機序
ADH：antidiuretic hormone（抗利尿ホルモン）

ニズムは図1に示す．地球温暖化に伴って尿路結石患者の増加も予想されている[5]．

2. 尿路結石による疼痛の発生機序

尿路結石による疼痛は，尿路閉塞による腎盂内圧の上昇，結石による粘膜損傷，尿管攣縮が原因とされている．また，図2に示す機序で悪循環をきたす．

3. 尿路結石に推奨される画像診断法

1 超音波検査

水腎症の有無，腎結石・腎近傍の尿管結石の有無，膀胱近傍の尿管結石，膀胱結石の検出ができる．放射線被曝がないことから，小児，妊婦を含めてすべての患者に施行できる．

2 CT検査

尿酸結石，シスチン結石などX線陰性の尿路結石も検出できる．検出力は最高．尿路結石症診療ガイドライン[2]でもファーストチョイスの検査としてあげられている．放射線被曝が多いので，頻回の検査は避ける．

3 静脈性尿路造影

結石の検出力は弱い．結石の位置と水腎症の程度を総合的に見ることができるため，治療計画

の策定には有用．

4 KUB

kidney（腎），ureter（尿管），bladder（膀胱）全体が写るように撮影範囲を上下に拡げた腹部単純X線撮影のこと．結石の検出力は弱い．経過観察には有用．

4. 尿路結石の鎮痛方法

1 第1選択

非ステロイド性消炎鎮痛薬（NSAIDs）の坐剤である．

> ●処方例
> ジクロフェナク（ボルタレン® サポ®）（25 mg, 50 mg）1回1個　疼痛時に屯用
> 1日2回まで

内服薬でもよい．胃痛，胃潰瘍の原因になりやすいとされている．

> ●処方例
> ロキソプロフェン（ロキソニン®）（60 mg）1 cap　疼痛時に屯用　1日3回まで

2 第2選択

ペンタゾシン（ペンタジン®）筋肉注射，または皮下注射．

> ●処方例
> ペンタゾシン（ペンタジン®）（15 mg）　筋注または皮下注

悪心，嘔吐の副作用がある．尿管結石の既往のある泌尿器科医師によると，ペンタジン®単独投与では鎮痛作用は強いが気分が悪くなる，ペンタジン®15 mgとヒドロキシジン（アタラックス®-P）25 mgの同時投与は気分がよいとのことである．

3 第3選択

指圧．第2〜3腰椎外側の圧痛点を数分間指圧する．
　指圧により尿管攣縮が解除され，局所の疼痛が軽減する．また，攣縮解除により腎盂内に鬱滞した尿が流出して腎盂の緊満が軽減する．医療機関に受診しなくても家族が施行できる利点がある．

5. 尿路結石の排石促進薬

●処方例
- α1受容体遮断薬
  タムスロシン（ハルナール®D）（0.2 mg）1錠　1日1回
- カルシウム拮抗薬
  ニフェジピン（アダラート®CR）（20 mg）1錠　1日1回
- その他の薬
  ウラジロガシエキス（ウロカルン®）2 cap 1日3回
  フロプロピオン（コスパノン®）（40 mg）2 cap　1日3回
  猪苓湯（猪苓湯エキス細粒）1回2.5 g　1日3回

6. 尿路結石の症例と治療法

症例1：両側尿管結石

64歳，女性．
【主訴】食欲不振．
【既往歴】60歳，左腎結石．
【家族歴】特記事項なし．
【現病歴】2週間前より食欲不振，全身倦怠感が続き，右側腹部の鈍痛も出現したため来院となった．
【身体所見】右季肋部叩打痛あり．
【検尿】定性：尿潜血（＋＋＋），尿沈渣：RBC 30～40/hpf
【採血data】BUN 29.2 mg/dL，Cr 1.8 mg/dL
【腹部CT】両側水腎症あり．両側腎結石あり．両側尿管結石あり．

　両側尿管結石は尿路完全閉塞による無尿にいたり，腎後性腎不全に陥る可能性が高い，緊急を要する疾患である．本症例は両側尿管にダブルJステントを留置することにより，尿路が確保され，腎後性腎不全は改善した（図3）．腎機能が正常化した後，体外衝撃波結石破砕術を片側ずつ施行し，ダブルJステント抜去後，排石がみられた．

　左腎は高度の水腎症をきたしており，おそらく以前に指摘されていた左腎結石が腎盂尿管移行部に嵌頓して数カ月以上経過しているものと思われる．機能的単腎状態が基盤にあったため，右尿管結石が嵌頓した直後に腎後性腎不全になったものと思われる．本症例はいわゆる疝痛発作がなく，右側腹部痛は軽度で，肉眼的血尿もない，顕微鏡的血尿を認めるのみ，という症状の軽い症例であった．表面的な症状が軽微で，結石のサイズも小さいため，自然排石を期待して排石促進薬を処方，経過観察，という治療方針が頭をよぎるかもしれない．しかし，早急に尿路を確保して腎後性腎不全状態を脱することができなければ，全身状態を改善するため血液透析を要したかもしれない症例であった．体制が整っている施設では緊急で体外衝撃波結石破砕術を施行するのもよい．

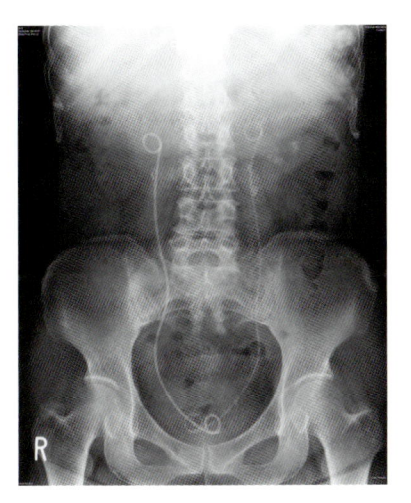

図3　両側尿管結石ステント留置後

症例2：急性腎盂腎炎を伴った尿管結石

83歳，女性．
【主訴】食欲不振，右下腹部痛．
【既往歴・家族歴】特記事項なし．
【現病歴】老人保健施設入所中．2日前より食欲不振．右下腹部痛，微熱を認め，受診となった．
【身体所見】体温：36.7℃，右季肋部叩打痛をわずかに認める．
【検尿】WBC 10〜20/hpf
【採血data】WBC 7,800/μL，CRP 1.5 mg/dL
【腹部CT】右尿管結石あり，右水腎症はごくわずか．左腎に異常なし．

　右急性腎盂腎炎を伴った右尿管結石の診断で入院となった．発熱，腹痛などの症状は微弱であり，膿尿も軽度で，水腎症がごくわずかであるため，当初は抗生物質の点滴のみを行った．夜間，発熱，尿量減少，血圧低下をきたし，輸液量の増量，昇圧薬の投与を要した．翌朝，敗血症性ショックの可能性があることから，右尿管ステント留置を行った．その後直ちに血圧は安定し，尿量も回復，解熱した．後日，体外衝撃波結石破砕術を施行し，尿管ステント抜去後，排石をみた．
　比較的症状が軽く，膿尿，炎症反応も軽度であり，水腎症もごくわずかであったため，抗生物質投与のみ，という保存的な加療を行った．しかし，**高齢患者は自覚症状，他覚症状ともに乏しい**ことがある．尿路感染症の存在を軽視し，敗血症によるプレショック状態を招いた反省すべき症例である．

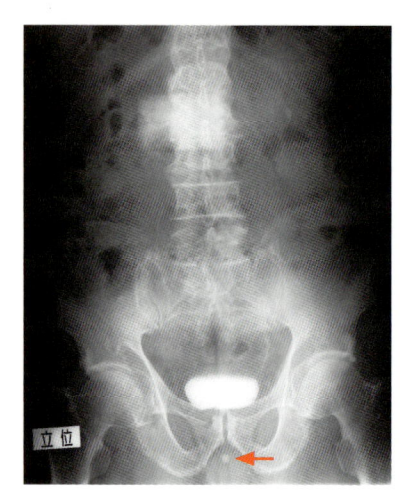

図4　KUB（DIP施行後）
恥骨結合の下に結石（→）を認める

症例3：尿道結石

75歳，男性．
【主訴】排尿困難．
【既往歴・家族歴】特記事項なし．
【現病歴】以前より頻尿を認めていた．突然排尿困難が出現し，肉眼的血尿も認めたため受診となった．
【検尿】尿潜血（+++），尿沈渣：RBC > 100/hpf
【採血data】明らかな異常なし．
【超音波検査】腎にSOL（space occupying lesion）なし，水腎症なし．膀胱内に多量の尿あり．前立腺肥大症あり．前立腺部尿道に音響陰影（acoustic shadow）を伴う高エコー域あり．
【KUB（DIP後，フレームを下方に移動）】恥骨結合の下に石灰化あり（図4）．

　ほぼ尿閉状態であったため，尿道バルーンカテーテル挿入を試みたところ，前立腺部尿道結石は膀胱内にpush upされ，尿道バルーンカテーテルは挿入できた．後日経尿道的膀胱砕石術，経尿道的前立腺切除術を施行した．
　本症例は尿道バルーンカテーテル挿入時に尿道結石を容易にpush upできたが，盲目的な操作は尿道損傷，偽尿道形成の危険を伴うため，本来避けるべきである．直視下に尿道鏡自体でpush upを行うことも可能であるが，尿道鏡の対物レンズが傷つかないように操作するのは，やや難しい．
　舟状窩（外尿道口の少し中枢側の太い領域）の結石はペアン鉗子などで把持し除去する．外尿道口切開，形成を要する症例もある．
　舟状窩より中枢の前部尿道（振子部尿道，球部尿道）に結石が留まることはほとんどない．前部尿道狭窄を伴う症例は，内尿道切開術を施行した後，直視下に鉗子で取り出す．

まとめ

　尿路結石を疑う症例の診断には積極的に腹部単純CTを施行してよい．X線陰性結石も同定でき，尿路以外の腹部臓器も観察できる．疼痛以外の状態は安定している症例がほとんどなので，鎮痛を行い，泌尿器科一般外来に紹介していただきたい．症例呈示では筆者が過去に経験した，比較的緊急を要する尿路結石症例を示した．このような症例については，夜間，休日であっても泌尿器科に連絡していただけると幸いである．

文献・参考文献

1) 安井孝周，他：診療に活用できる尿路結石症の疫学．泌尿器科紀要，58：697-701，2012
2) 「尿路結石症診療ガイドライン2013年版（第2版）」（日本泌尿器科学会，日本泌尿器内視鏡学会，日本尿路結石症学会/編），金原出版，2013
3) Coe FL, et al：The natural history of calcium urolithiasis. JAMA, 238：1519-1523, 1977
4) Chen YK, et al：Seasonal variations in urinary calculi attacks and their association with climate：a population based study. J Urol, 179：564-569, 2008
5) Brikowski TH, et al：Climate-related increase in the prevalence of urolithiasis in the United States. Proc Natl Acad Sci U S A, 105：9841-9846, 2008

プロフィール

金谷二郎（Jiro Kanaya）
田谷泌尿器科医院　副院長
泌尿器科内視鏡の画像処理，画像認識に興味をもっています．町の泌尿器科医院に勤務しているため，すべての泌尿器科疾患に対応しています．血液透析患者の内シャント造設術も多く，内シャント狭窄に対する経皮的血管形成術は，さらに多く施行しております．器具の進歩により対処できる血管狭窄が増えているように思います．

第4章 泌尿器疾患の診かた

7. 腎，膀胱，尿管の外傷への対応

野田　透

● Point ●

・腎外傷は出血性ショックの原因となりうる外傷であり迅速に対応する必要がある．そのため，診断方法と治療適応，治療方法について知っておく必要がある
・膀胱外傷は膀胱が腹腔内に破裂しているかどうかで対応が異なる
・尿管外傷は救急外来の段階で確実に診断するのは困難なことがあるが，その可能性があることは常に念頭におくべきである

はじめに

　どのような外傷でも，まずJATEC（Japan Advanced Trauma Evaluation and Care）のガイドライン[1]などに従って初期診療を開始しつつ，専門的治療が必要であるとなれば，同時に各専門科に連絡して処置を依頼する必要が生じる．その一環として初期治療の優先順位などについてもある程度のmanagementを行わなければならず，そのためにはそれぞれの部位の外傷の，大まかな治療方法と診断の要点を知っておく必要がある．
　この稿では，主に多発外傷の一環として登場することが多い泌尿器外傷，そして「ひょっとしたら生命にかかわるかもしれない泌尿器外傷」という意味で，腎臓，膀胱，尿管の外傷をとりあげる．

1. 腎損傷

症例1

　69歳女性．既往歴は特記すべきことなし．自転車にて走行中に乗用車と衝突し，救急搬送された．来院時，E4V5M6, HR 50, regular, BP 85/50, SpO$_2$ 100 %, RR 24（room air），上腹部に打撲跡あり，右側腹部から臀部にかけて触れるのみで強い痛みを訴えた．造影CTを撮影した．
【CT所見】右腎は破裂し，造影効果なし．腎動脈の上極枝に高度なextravasationあり．腎周囲は血腫形成．腎のほかはCT上明らかな異常なし（図1）．
　緊急で開腹手術が行われた．

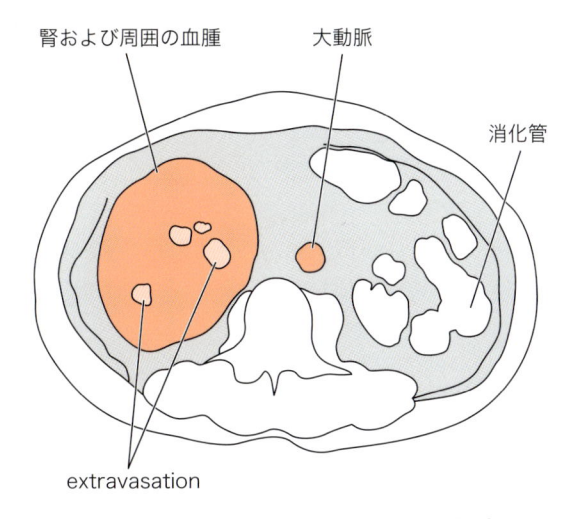

図1 症例1：腎損傷の腹部CT所見の模式図

（ラベル：腎および周囲の血腫、大動脈、消化管、extravasation）

　外傷患者で，血尿，側腹部の斑状出血や擦過傷や痛み，肋骨骨折，腹部の膨満や腫瘤や圧痛のいずれかを認めれば腎外傷の可能性がある．

　尿路の損傷，というと肉眼的血尿があると考えがちであるが，血尿は「尿管が断裂しておらず」「腎盂や腎杯に損傷が及んでおり」「ショックによる無尿になっていない」ということが条件となるので，**血尿がないから腎損傷は否定的ということにはならない**．

　US（エコー検査）は，初期評価に重要であり腎周囲への出血も評価可能であるが，出血は血腫となり経時的に輝度が変化するため，少し時間が経っている例では見逃さないように注意が必要である．また，腎頸部の評価も難しい．

　というわけで，診断にはやはり造影CTが優れており，vital signが不安定でCT撮影の余裕なく手術にいくという場合を除いては造影CTの撮影が望ましい．アレルギーなどで造影が困難であれば単純CTのみでも診断には有用である．

　腎損傷の分類には，日本外傷学会の「腎損傷分類2008（JAST分類）」やアメリカ外傷外科学会の分類（AAST分類）がある．これを暗記しておく必要はないが，電話で泌尿器科にconsultationするときなどには知っておくと便利かもしれない．

■ 治療の選択

　治療には，**手術**，**IVR（interventional radiology）**，**保存的加療**の3つの方法がある．

1）手術

　緊急手術の絶対的適応は，原則として，初期輸液に反応がない，いわゆるnon-responderで血圧の維持が困難である場合，拍動性の腎周囲血腫や増大する腎周囲血腫がある場合，粉砕腎または腎茎部血管損傷がある場合，とされている[2, 3]．また，合併損傷により開腹が必要である場合はそのまま腎についても開腹にて処置を行った方が効率的であり，これも適応とされている．

　手術を行うにしても，根治的な手術が可能か，それとも，さしあたってはdamage control surgeryとしておくべきなのか，という問題がある．damage control surgeryの適応は，手術開始時のいわゆる「外傷死の三徴」，すなわち一般的には，

① 深部体温＜35℃
② pH＜7.2またはBE＜－15 mEq/L（55歳以上で＜－6 mEq/L）
③ PT，APTTの50％以上の延長または2～3Lの出血または10単位以上の輸血

などとなっている[4]が，凝固障害や低体温が出現してからでは死亡率はかなり高くなってしまうため，実際には来院時の循環動態や損傷形態，体温，凝固やアシドーシスの評価により早めにその適応を決定する必要がある．これについては手術をする科や麻酔科，集中治療科といった全身管理をする科が最終決定することになるであろうが，初期診療医としてもそれについての知識はもっていた方がよい．

2）IVR

　IVRの適応決定については，原則としてCTが施行されているということが前提となる．造影CTで造影剤の漏出がある場合やGerota筋膜を越えた血腫があれば通常は適応とされており[5]，損傷が腎頸部に及んでいたり，腎が完全に粉砕しているような場合は，止血困難であるため行われないことが多い．ただし個々の事例でIVRが可能かということは，その病院の放射線科や外科の医師の力量と病院の体制や全身状態によって異なるため一概にいうことはできず，ここからは手術，ここからはIVRという明確な線引きがあるわけではない．

3）保存的加療

　それ以外の場合は保存的加療を考慮してもよいが，止血術を行った場合よりも再出血や残存血腫への感染に対して，より注意を払い，状態が悪化した場合は再評価し手術やIVRを考慮する体制をとる必要がある．

　呈示した症例1のような場合は手術適応であるので，輸液，輸血，そのほか全身管理を行いつつ泌尿器科に連絡し緊急手術を，ということになるであろう．

2. 膀胱損傷

> **症例2**
> 　38歳男性．乗っていたバスが横転して救急搬送された．アルコールを飲んで眠っていたので受傷時のことはよく覚えていない．来院時，E4V5M6，HR 100，BP 110/60，SpO$_2$ 100%（O$_2$ 5L mask下）．シートベルトは腰部のみあり．腹痛を訴えていた．受傷時の意識消失なし．腹部診察にて下腹部に帯状のシートベルト跡あり，平坦，下腹部に圧痛あり，軽度に筋性防御あり．FAST（Focused assessment with sonography for trauma）陽性．
> 【CT所見】CT画像で腹腔内出血が疑われた（図2）ため，緊急で開腹手術となった．手術所見は膀胱の穿孔があり，泌尿器科で修復術が行われた．

　外傷性膀胱破裂は腹腔内に穿破するかどうかにより治療が分かれる．腹膜内破裂は主に膀胱充満時に生じ，穿孔の穴が間違いなく大変小さいときなどを除けば，原則として開腹での修復を行う．腹膜外破裂は骨盤骨折に伴うことが多いとされており，多くは尿道留置カテーテル留置で保存的に治癒させることができる[6,7]が，出血が多い場合やカテーテルによる減圧が困難な場合，骨盤輪前方の観血的手術が必要となる場合は，手術が行われることもある．

　診断は，やはりこれも造影CTがstandardである．血尿があれば疑わしいが尿路のどの部位が損傷しているのかは判断できず，そもそも膀胱が大きく破裂している場合は尿そのものが出てこ

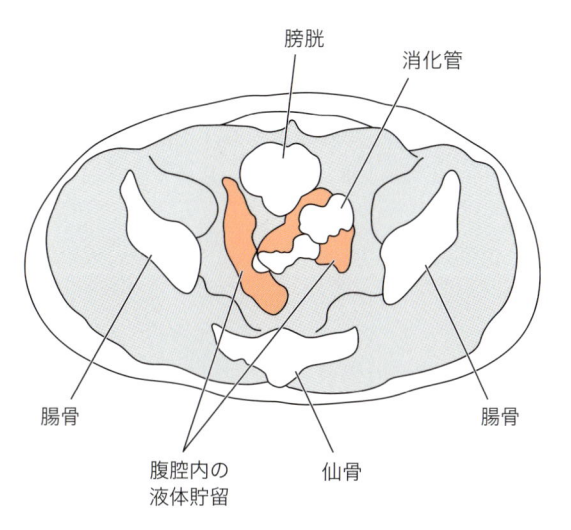

図2 症例2：膀胱損傷の腹部CT所見の模式図

ないこともある．破裂孔が小さいときは，膀胱は必ずしも形を成していないわけではなく，膀胱洗浄も可能なことすらある．

3. 尿管損傷

尿管損傷は，穿通性の外傷が多くないわが国では多くは急速減速性外傷によって生じる．DIP（静脈性腎盂造影）や造影CT後のKUB（腎尿管膀胱単純X線撮影）が診断に有用である．その場での診断は困難であることが多い．生命にすぐに影響をおよぼすことはないが，機能的予後に大きく影響し，また，後日，狭窄をきたしてはじめて判明することがあり，その場合見逃しを疑われることになるので，その可能性と後日のfollowの必要性については説明しておくことが望ましい．もし損傷が判明すれば，完全断裂でなければまずは尿管ステントを試み，これが無理であれば腎瘻造設が行われる．

Advanced Lecture

■ 腎，膀胱外傷での造影CT，X線

腎，膀胱の外傷において**造影CTが診断のstandard**となっている．したがって，vital signが落ち着かず，よく言われるように，CTが「死のトンネル」になるような場合以外は，尿路系の重度外傷を疑ったら撮影するべきである．

その際，どうせ造影CTを撮影するのであれば，そのしばらく後にKUBを撮影しておくとDIPの代用となり尿路の損傷の評価に有効である．

また，当初から強く膀胱破裂を疑った場合は，膀胱内に造影剤を300〜400 mL注入してからCTを撮影するとほぼ確実に診断することが可能である．膀胱内に造影剤を注入しての単純X線撮

影によっても診断は可能であるがこの場合はある程度の偽陰性を生じる．

ただし，尿道損傷が疑われる場合の尿道カテーテル挿入は慎重に行われる必要があり，血尿が強い場合，本来は尿道造影をしてから尿道カテーテルを挿入するべきであるということになっている．挿入に慣れていない医師は細心の注意が必要である．

おわりに

現在，日本泌尿器科学会は腎外傷のガイドラインを作成中であり，近々発表される予定であるようだが，残念ながら本稿を執筆中にはまだ発表されていない．これが今後はstandardになることが予想されるので，ご一読をお勧めする．

文献・参考文献

1) 「外傷初期診療ガイドライン 改訂第4版」（日本外傷学会・日本救急医学会/監，日本外傷学会外傷初期診療ガイドライン改訂第4版編集委員会/編），へるす出版，2012
2) 三宅秀明，藤澤正人：腎外傷の手術．「新Urologic surgeryシリーズ8 外傷の手術と救急処置」（富田善彦/編），pp. 30-39，メジカルビュー社，2011
3) 中島洋介：腎尿管外傷．救急医学，36：1804-1811，2012
4) 村上隆啓，他：Damage control surgery．救急医学，36：1798-1802，2012
5) 西巻博：腎外傷に対するIVR．「新Urologic surgeryシリーズ8 外傷の手術と救急処置」（富田善彦/編），pp. 20-29，メジカルビュー社，2011
6) 新垣義孝：膀胱破裂の診断と治療（保存的治療を含む）．「新Urologic surgeryシリーズ8 外傷の手術と救急処置」（富田善彦/編），pp. 40-53，メジカルビュー社，2011
7) 加藤晴朗：膀胱，尿道損傷．救急医学，36：1812-1816，2012

プロフィール

野田 透（Toru Noda）
金沢大学附属病院 集中治療部
最近，院内急変への対応と山岳診療に興味をもって取り組んでいます．

第4章 泌尿器疾患の診かた

8. 緊急性はなさそうだけど泌尿器科医にちょっと聞いてみたいこと

加藤浩章

● Point ●
- カテーテル長期留置の注意点, 腎移植後の注意点について学ぼう
- PSA, 頻尿, 尿失禁について知識を深めよう

1. 膀胱にカテーテルをずっと留置されている患者への対応

●ここがPoint
カテーテル長期留置では尿路感染症に注意する.

1 はじめに

尿道カテーテル留置の適応については成書[1]を参照されたい. 本稿では, 長期にわたり尿道カテーテル留置管理となっている患者にしぼって, 尿路感染症をはじめとする注意点について述べたい.

2 尿道留置カテーテル管理における注意点 – 尿路感染症やその他の合併症への対策 –

下部尿路閉塞（前立腺肥大症など）や低活動膀胱による排尿障害を有する患者に対し, 薬物療法, 手術療法などの泌尿器科治療介入によっても自排管理ができない場合, カテーテル管理もやむを得ない.

間欠自己導尿はADLの自立や家族の協力など必要な条件があるため, カテーテル留置管理となることも多い. 尿道カテーテル留置管理となっている患者では, 尿路感染症のリスクは高くなる. 尿道カテーテル留置30日でほぼ100%の患者に細菌尿がみられるとされる[1]. **尿量低下はカテーテル閉塞や発熱の原因**にもなるので, 普段から十分な水分摂取により尿のwash outを促す. 予防的抗菌薬投与は無用であるが, 発熱を認めた場合には, 感受性に見合った抗菌薬加療を行う. カテーテル閉塞が疑われたら早めの交換を行う. 尿道カテーテル長期留置は, しばしば膀胱結石の原因にもなる. 結石は感染結石のことが多く, 頻回にカテーテル閉塞を起こす. 内視鏡的な膀胱砕石術が必要となることもある.

下部尿路閉塞を有する患者ではカテーテル交換時に尿道損傷を起こすリスクが高く, カテーテル長期留置では外尿道口の裂傷や尿道皮膚瘻などの発生頻度が増す. カテーテルの固定部位の工夫（男性では腹部に, 女性では大腿内側に固定する, 固定位置を適宜変更するなど）が必要だが,

経尿道的操作が困難になるようであれば，最終的には恥骨上膀胱瘻管理も考えねばならない．

2. よく聞く「PSA」って何？

> ●ここがPoint
> ・PSAは前立腺癌の有用なマーカーであり，50歳以上ではスクリーニング検査として推奨される．
> ・感度の高い検査だが，前立腺癌以外にも上昇をきたす因子がある．

1 はじめに

よく聞かれる「PSA（prostate specific antigen：前立腺特異抗原）」の実態は，前立腺上皮から分泌されるタンパク質分解酵素であり，前立腺組織内に特異的にみられる物質である[2]．PSAは前立腺癌などの疾患により，血中に放出される．前立腺疾患に特有のマーカーといわれる所以であるが，前立腺癌のみでなく，前立腺肥大症や前立腺炎でも上昇することがある．

2 PSAを調べよう

例え症状がなくとも，50歳以上の男性では，スクリーニングとしてのPSA検査は勧められる検査である．

高齢男性で排尿症状がみられる場合にも，調べておきたい．前立腺癌自体は初期にはほとんど症状はないが，局所で進行すれば排尿症状の原因になる．骨転移をきたすようになれば，骨痛の原因にもなる．特に，腰痛，骨盤部痛があり，骨転移が疑われた場合には，原発巣の検索のためPSAを調べておきたい．

逆に，50歳未満の若年男性にスクリーニングを目的としてPSAを調べる意義はきわめて薄い．もちろん，画像検査や触診での異常があれば別である．

3 PSAが高かったら

PSA 4.0をカットオフ値とした場合，前立腺癌のスクリーニングの感度は80〜82％といわれる．PSAが4.0を超える場合には，前立腺生検も考慮されるため，泌尿器科の受診，もしくは泌尿器科医が常勤する施設に紹介する．

4 前立腺癌以外にPSAを上昇させる因子

PSAを上昇させる因子は，前立腺癌だけではない．表1にあげたさまざまな因子でPSAは上昇し得る．例えば，急性前立腺炎の患者に，前立腺疾患だからといってPSAを測定すると，異常高値を呈することがある．こうした場合は感染が落ち着いてからPSAを確認することが望ましい．

表1　PSAを上昇させる因子

前立腺癌
前立腺肥大症
前立腺炎
前立腺マッサージ
膀胱鏡検査
前立腺生検
尿閉
射精
サイクリング　など

3. 腎移植後の患者で，何か注意することはありますか？

● ここがPoint
・腎移植後には免疫力低下状態，易感染状態にあることに注意する．
・併用薬の相互作用に気をつける．

1 はじめに

　腎移植後の管理の詳細については，紙数が足りないので割愛する．周術期の合併症や注意点については，多くの一般的な手術と重複するものもあり，迷ったら泌尿器科医にコンサルトしていただきたい．ここでは，主に感染症と，内服薬に関する注意事項につき述べたい．

2 感染について

　腎移植後の患者の感染症は，心血管系合併症に次ぐ2番目の死因である[3]．腎移植後の免疫抑制状態のため，易感染性にあり，いったん感染を起こすと重症化しやすい．特に移植後数カ月は生体防御機能の低下がみられるので要注意である．

　感染症の80％は細菌感染症であり，呼吸器感染，尿路感染など，各種感染症に対して一般的な治療を行う．ほか，サイトメガロウイルス感染やEBウィルス感染，ニューモシスチス肺炎があるが，入院治療を要する感染症が疑われたら，担当の泌尿器科ないしは腎臓内科をコンサルトし，直ちに適切な治療を開始すべきである．

3 薬剤について

　腎移植後の患者は免疫抑制療法を受けている．注意したいのは，タクロリムスの薬理作用である．タクロリムスは薬物代謝酵素CYP3A4によって代謝されるため，CYP3A4を介した薬物相互作用が知られている．CYP3A4を阻害する薬物として，カルシウム拮抗薬〔ニフェジピン（アダラート®），ニカルジピン（ペルジピン®）〕，マクロライド系抗菌薬〔エリスロマイシン（エリスロシン®），クラリスロマイシン（クラリス®）〕では血中濃度が上昇する．CYP3A4の誘導薬である抗てんかん薬〔フェニトイン（アレビアチン®），フェノバルビタール（ノーベルバール®）〕，リファンピシン（リファジン®）などでは血中濃度が低下するため，併用に注意する[4]．

表2 過活動膀胱症状スコア（overactive bladder symptom score：OABSS）

以下の症状がどれくらいの頻度でありましたか．この1週間のあなたの状態に最も近いものを1つだけ選んで，点数の数字を○で囲んで下さい

質問	症状	点数	頻度
1	朝起きた時から寝るときまでに，何回くらい尿をしましたか	0	7回以下
		1	8～14回
		2	15回以上
2	夜寝てから朝起きるまでに，何回くらい尿をするために起きましたか	0	0回
		1	1回
		2	2回
		3	3回以上
3	急に尿がしたくなり，我慢が難しいことがありましたか	0	なし
		1	週に1回より少ない
		2	週に1回以上
		3	1日1回くらい
		4	1日2～4回
		5	1日5回以上
4	急に尿がしたくなり，我慢できずに尿をもらすことがありましたか	0	なし
		1	週に1回より少ない
		2	週に1回以上
		3	1日1回くらい
		4	1日2～4回
		5	1日5回以上
合計点数		点	

合計スコアが5点以下を軽症，6～11点を中等症，12点以上を重症，とする

4. おしっこが近いのとか，尿が漏れるのとかは，どのくらいから異常でしょうか？

●ここがPoint
- 尿の回数のことで本人に苦痛の訴えがあれば，それは頻尿．
- 尿失禁には切迫性尿失禁，腹圧性尿失禁，溢流性尿失禁などがある．切迫性尿失禁と腹圧性尿失禁を合併しているケースもあり，混合性尿失禁と呼ばれる．溢流性尿失禁は背景に排尿困難があるため，注意が必要である．

1 頻尿について

　国際禁制学会（ICS）によると，昼間頻尿とは日中の排尿回数が多すぎるという患者の愁訴であり，夜間頻尿とは夜間に排尿のために1回以上起きなければならない愁訴である[5]．例えば夜間に1回程度の排尿回数でも，本人が苦痛に感じていれば夜間頻尿と診断される．

　頻尿の原因として多いのは過活動膀胱である．過活動膀胱の診断基準として「排尿回数1日8回以上かつ尿意切迫感が週1回以上」があるが，便宜上，1日の尿回数8回以上を頻尿とすることもある．

```
1時間パッドテスト                              年    月    日

→ 0分      開始         午前・午後    時    分
           パッド装着   500 mLの水を15分以内で飲み終える
           イスまたはベッドで安静

→ 15分     歩行を30分続ける

→ 45分     階段の昇り降り  1階分                          1回
           イスに座る，立ち上がる                         10回
           強く咳き込む                                  10回
           1カ所を走り回る                              1分間
           床上の物を腰をかがめて拾う動作をする            5回
           流水で手を洗う                               1分間

→ 60分     終了
-------------------------------------------------------
           開始前のパッドの重量    A=      g
           終了後のパッドの重量    B=      g
           失禁量          B－A=      g

判定       2 g以下        尿禁制あり
           2～5 g         軽度
           5～10 g        中等度
           10～50 g       高度
           50 g以上       極めて高度
```

図　1時間パッドテスト

　頻尿の訴えがみられたら，膀胱炎の除外をしたうえ，抗コリン薬〔プロピベリン（バップフォー®），オキシブチニン（ポラキス®）など〕を処方する．ただし，男性の頻尿には前立腺肥大症に関連するものもあり，α1ブロッカーを併用するなど排尿困難に対する注意が必要である．
　難治性の場合，慢性尿路感染症，膀胱結石，膀胱癌が隠れている可能性もあり，泌尿器科コンサルトを勧める．

2 尿失禁について

　どのくらいの尿失禁を異常とするのかは難しいが，尿失禁があり，その症状により苦痛を感じている状態があれば，泌尿器科を受診してよいと思われる．便宜上，尿失禁を，①切迫性尿失禁，②腹圧性尿失禁，③溢流性尿失禁，の3つに分けて，それぞれ考えてみる．

1）切迫性尿失禁

　強い尿意切迫感と同時に尿失禁を生じる．過活動膀胱でよくみられる．過活動膀胱症状質問票（overactive bladder symptom score：OABSS，表2）の質問項目によれば，尿失禁の量にかかわらず，例えば1日1回程度の尿失禁があれば，それだけで3点加算される．失禁の程度は軽度でも，こうした症状で過活動膀胱と診断されれば，薬物療法が勧められる．ただ，注意しておきたいのは，膀胱炎，膀胱結石，膀胱癌などの除外である．難治性の場合，泌尿器科的な精査を要することがある．

2）腹圧性尿失禁

　自覚症状として，くしゃみ，咳，階段の昇降，ジャンプ，重い物を持ち上げるなどの，腹圧の加わる動作で失禁を生じるかどうかを質問する．失禁の程度の評価については，パッドテストを用いる（図）．例えば，10 g以上の尿失禁があれば，高度の尿失禁ありと判定される．

3）溢流性尿失禁

　溢流性尿失禁は尿閉でみられ，むしろ背景には高度の排尿困難が隠れている．**尿失禁だからといって抗コリン薬の投与するのは，むしろ尿閉を助長するため禁忌である**．「尿がだらだらとおむつに出っぱなしです」と訴える患者（特に高齢者）は，下腹部膨満など尿閉の徴候がないか確認してみる．尿閉を認めたら，ひとまず導尿ないしは尿道カテーテル留置を行い，後で泌尿器科的な精査加療を勧める．

文献・参考文献

1) 日本泌尿器科学会 泌尿器科領域における感染制御ガイドライン作成委員会：泌尿器科領域における感染制御ガイドライン．日本泌尿器科学会雑誌，100（4）：1-27，2009
2) 「前立腺癌のすべて　基礎から実地診療まで」（伊藤晴夫/編），メジカルビュー社，1999
3) 荒木元朗：腎移植後の管理—主に感染症などの合併症を中心として—．泌尿器外科，26（11），1661-1667，2013
4) 藤永周一郎：ネフローゼ症候群治療の最前線　MMFとタクロリムス．腎と透析，72（6）：881-885，2012
5) 「過活動膀胱ガイドライン」（日本排尿機能学会・過活動膀胱ガイドライン作成委員会/編），ブラックウェルパブリッシング株式会社，2005

プロフィール

加藤浩章（Hiroaki Kato）
小松市民病院　泌尿器科
専門：泌尿器科一般
自分はまだまだ人に物を教えられる人間ではありませんが，若いドクターと一緒に仕事をするときには，共に学び，相手からも学ぶ姿勢を大事にしたいと考えています．

索引 Index

数字

40点法	72
4類感染症	146

欧文

A〜C

AGEP	133
allodynia	115
antibacterial drug phase	61, 64, 65, 68
Baxter法	126
Bell麻痺	71
BI	123
BLNAR	60, 65, 66
blowout fracture	46
BLPAR	65
BUT	24
cherry red spot	36
chochlin-tomoprotein	80
CPK	155
crush injury	128
CTP	80

D〜K

DDB	123
deep tissue injury	120
DIC	147
DIHS	132
DTI	120
EB（Epstein-Barr）ウイルス	142
ENoG	74
finger tip unit	117
Foley カテーテル	189
Gerota筋膜	204
HHV-6	132
House-Brackmann grading scale	72
Hunt症候群	71
IVR	204
Kiesselbach	84
KUB	197

L〜S

LRINEC スコア	155
Meibom腺	27
Moll腺	27
mother's kiss	89
OABSS	211
PBI	125
PRSP	60, 66
PSA	208
Ramsay-Hunt症候群	79
RAPD	10
relative afferent pupillary defect	10
Rinne	55
Rinne Test	77
Schirmer試験	24
Schwann鞘	79
SDB	123
SJS	131
Stevens-Johnson症候群	131
STIR（short T1 inversion recovery）法	36
STSS	159
Sweet症候群	145
swinging flashlight test	10

T〜Z

TAM	66
target lesion	148
TBSA %	123
tear film breakup time	24
TEN	131
thumb sign	99
toxic shock syndrome	87, 92
VDT作業	25
wait & see phase	61, 64, 68
Waters法	30
Water位	89
Weber	54
Weber Test	77
Zeis腺	27

和文

あ行

アカントアメーバ	22
握雪感	159
アシクロビル	139
アトピー性皮膚炎	112
アドレナリン外用液	86
あぶみ骨筋反射	74
アレルギー性結膜炎	22, 24
溢流性尿失禁	166, 212
異物針	31
陰茎	176
陰茎外傷	177
陰茎絞扼症	177
陰茎挫傷	177
陰茎折症	177
陰茎切断症	178
陰茎の異常	176
陰茎剥皮症	177
咽後膿瘍	97, 98
陰嚢異常	169
陰嚢外傷	174
陰嚢水腫	173
陰嚢の診察	170
インフルエンザ菌	64
ウラジロガシエキス	198
鋭的外傷	41
壊死性筋膜炎	97, 153, 174
壊死性軟部組織感染症	153
エスカー	146
炎症性粉瘤	114
桜実紅斑	36
黄色ブドウ球菌	154

か行

外眼筋	16
開口制限	94
外傷	40
外傷死の三徴	203
外傷性視神経症	47
疥癬	118
解剖	8
外リンパ瘻	92
化学外傷	43
化学熱傷	128
過活動膀胱症状質問票	211
蝸牛窓	80
角化型疥癬	118
角膜異物	31
ガス壊疽	160
カチリ	140
学校保健安全法	144
カテーテル長期留置	207
カテーテル閉塞	194

下部尿路閉塞 ……………………… 207	口蓋扁桃摘出術 …………………… 95	深達性Ⅱ度熱傷 …………………… 123
眼圧 ………………………………… 12	光覚弁 ……………………………… 12	深達度 ……………………………… 123
眼窩底骨折 ………………………… 46	降下性壊死性縦隔炎 ……………… 95	深部組織損傷 ……………………… 120
眼窩吹抜け骨折 …………………… 46	交感性眼炎 ………………………… 49	蕁麻疹 ……………………………… 108
眼球運動 …………………………… 16	抗菌薬処方 ……………… 61, 64, 65, 68	腎瘻カテーテル …………………… 193
眼球熱傷 …………………………… 46	抗菌薬不要 ………………… 61, 64, 68	水腎症 ……………………………… 162
眼球破裂 …………………………… 48	口腔内常在菌 ……………………… 96	水痘 ………………………………… 139
眼球マッサージ …………………… 37	交互対光反射試験 ………………… 10	水疱 ………………………………… 127
眼瞼熱傷 …………………………… 45	喉頭高圧側面X線 ………………… 99	ステロイドパルス療法 …………… 134
カンジダ …………………………… 116	広範囲熱傷 ………………………… 122	精索静脈瘤 ………………………… 172
眼刺虫症 …………………………… 49	抗ヒスタミン薬 …………………… 109	精索捻転症 ………………………… 169
乾性角膜症 ………………………… 23	後部硝子体剥離 …………………… 19	精索捻転発症 ……………………… 170
眼精疲労 …………………………… 25	抗利尿ホルモン …………………… 196	精巣炎 ……………………………… 172
感染症法 …………………………… 144	コプリック斑 ……………………… 140	精巣挫傷 …………………………… 174
感染性水腎症 ……………………… 182	鼓膜所見 …………………………… 53	精巣腫瘍 …………………………… 173
感染対策 …………………………… 144	コリン性蕁麻疹 …………………… 109	精巣上体炎 ………………………… 172
感染の4徴 ………………………… 61	コンタクトレンズ眼障害 ………… 21	精巣断裂 …………………………… 174
眼底 ………………………………… 17		精巣付属器（精巣垂・精巣上体垂）捻転症 …………………………… 171
眼底出血 …………………………… 37	**さ行**	生理的瞳孔不同 …………………… 9
嵌頓包茎 ……………………… 178, 180	細菌尿 ……………………………… 207	生理的飛蚊症 ……………………… 19
眼内炎 ……………………………… 38	酸・アルカリ外傷 ………………… 41	赤外線 ……………………………… 42
顔面神経麻痺 …………………… 71, 92	霰粒腫 …………………………… 26, 27	接触皮膚炎 ………………………… 111
危険な咽頭痛 ……………………… 94	紫外線 ……………………………… 42	切迫性尿失禁 ……………………… 211
亀頭包皮炎 ………………………… 180	ジクロフェナク …………………… 197	前眼部診察 ………………………… 8
偽尿道 ……………………………… 190	試験切開 …………………………… 157	浅達性Ⅱ度熱傷 …………………… 123
偽尿道形成 ………………………… 200	視神経炎 …………………………… 35	疝痛発作 ……………………… 195, 198
吸引カテーテル …………………… 90	指数弁 ……………………………… 12	前庭窓 ……………………………… 80
救急疾患 …………………………… 176	視束管骨折 ………………………… 47	先天性風疹症候群 ………………… 141
急性陰嚢症 ………………………… 169	湿疹 ………………………………… 110	前房出血 …………………………… 41
急性喉頭蓋炎 ……………………… 99	視野 ………………………………… 15	前立腺癌 …………………………… 208
急性腎盂腎炎 ……………………… 167	舟状窩 ……………………………… 200	前立腺針生検後 …………………… 185
急性精巣上体炎 ……………… 167, 183	受傷面積 …………………………… 123	前立腺生検 ………………………… 208
急性前立腺炎 …………… 167, 183, 185	出血性ショック …………………… 202	造影CT …………………………… 205
急性単純性膀胱炎 ………………… 185	手動弁 ……………………………… 12	相対的瞳孔求心路障害 …………… 47
急性汎発性発疹性膿疱症 ………… 133	焼痂 ………………………………… 146	鼠径ヘルニア ……………………… 173
急性汎ぶどう膜炎 ………………… 49	硝子体出血 ……………………… 20, 37	
急性緑内障発作 …………………… 33	静脈性尿路造影 …………………… 196	**た行**
携帯用耳鏡 ………………………… 52	静脈石 ……………………………… 165	ダーモスコピー …………………… 118
経尿道の前立腺切除術 …………… 200	触診法 ……………………………… 13	体外衝撃波結石破砕術 ……… 198, 199
経尿道の膀胱砕石術 ……………… 200	褥瘡 ………………………………… 120	対座法 ……………………………… 15
血管性浮腫 ………………………… 109	食物依存性運動誘発アナフィラキシー …………………………… 109	帯状疱疹 …………………………… 115
結石性腎盂腎炎 …………………… 182	処置方法 …………………………… 179	帯状疱疹後神経痛 ………………… 115
結節性紅斑 ………………………… 145	視力の評価 ………………………… 11	耐性肺炎球菌 ……………………… 66
血尿 ………………………………… 165	腎移植 ……………………………… 209	タクロリムス ……………………… 209
結膜異物 …………………………… 31	腎外傷 ……………………………… 202	多形紅斑 …………………………… 145
毛虫皮膚炎 ………………………… 113	深頚部膿瘍 ………………………… 97	ダブルJステント ………………… 198
嫌気性菌 ………………………… 96, 97	進行性壊死 ………………………… 127	タムスロシン ……………………… 198
嫌気培養 ………………………… 95, 98	腎後性腎不全 ……………………… 198	男性尿道炎 ………………………… 185
減張切開 …………………………… 179	心室細動 …………………………… 127	チーマンカテーテル ……………… 192
顕微鏡的血尿 ……………………… 198	腎損傷 ……………………………… 202	注視眼振検査 ……………………… 56
抗ウイルス薬 ………………… 75, 115		

虫刺症	112	
中等度散瞳	33	
中毒性表皮壊死症	131	
超音波	164	
直接鏡検法	116	
猪苓湯	198	
ツツガムシ病	143, 145	
手足口病	142	
鉄片異物	31	
点眼麻酔薬	31	
電撃傷	127	
伝染性単核球症	142	
頭位眼振検査	57	
頭位変換眼振検査	57	
瞳孔径・対光反射	9	
導尿	189	
突発性発疹	142	
ドライアイ	23	
ドレナージ	182	
鈍的外傷	40	

な行

内耳動脈	79
内尿道切開術	200
肉眼的血尿	195, 198
日光網膜炎	42
ニフェジピン	198
日本紅斑熱	143
尿管結石	164
尿管ステント	194
尿管損傷	205
尿管攣縮	196, 197
尿失禁	211
尿道外傷	177
尿道カテーテル留置	188, 207
尿道造影	206
尿道損傷	178, 190, 200
尿閉	162, 166, 189
尿路カテーテル留置	183
尿路感染症	207
尿路結石	195, 196, 198, 201
尿路結石症診療ガイドライン	196
熱傷	45
熱傷指数	123
熱傷センター	126

熱傷予後指数	125
ネラトンカテーテル	189
粘膜疹	148
脳梗塞	39
脳出血	39
膿疱	151

は行

肺炎球菌	64
バイオアベイラビリティ	66
背面切開	179
白癬	116
麦粒腫	26, 27
はしか	140
バラシクロビル	139
バルーン	87
バルーンカテーテル	189
播種性血管内凝固症候群	147
ハンマーグリップ	52
鼻腔タンポンガーゼ	86
皮脂欠乏性湿疹	110
ヒドロキシジン	197
泌尿器外傷	202
ビブラマイシン®	145
飛蚊症	19
びまん性表層角膜炎	42
表情筋運動スコア	72
ピンチング	83
頻尿	210
風疹	141
腹圧性尿失禁	211
副腎皮質ステロイド	75
腹膜内破裂	204
ふくみ声	94
ぶどう膜炎	20
フルニエ壊疽	174
フロプロピオン	198
β溶血性連鎖球菌	154
β-ラクタマーゼ非産生インフルエンザ菌	60
ペニシリン耐性肺炎球菌	60
片眼性複視	16
ペンシルグリップ	52
ペンタゾシン	197
扁桃周囲膿瘍	95

蜂窩織炎	153
膀胱血腫	166
膀胱損傷	204
膀胱破裂	204
膀胱瘻	192
保存的加療	204
ボタン型電池	89
翻転	21

ま行

麻疹	140
末梢性神経麻痺	75
マン検査	56
味覚障害	92
三日ばしか	141
ミノサイクリン	146
ミノマイシン®	145
耳用異物鉤	92
ムンプス難聴	79
網膜中心動脈閉塞症	36
網膜裂孔	20
毛様充血	33

や行

夜間頻尿	210
薬剤性過敏症症候群	132
薬物中毒	11
融解壊死	43
有熱性尿路感染	167
誘発筋電図検査	74
癒着	180
用手的整復	179

ら行

ラップ療法	121
リハビリテーション	76
隆起性浮腫性紅斑	151
両眼性複視	16
緑膿菌	22
涙液層破壊時間	24
涙液分泌検査	24
裂孔原性網膜剥離	20
ロキソプロフェン	197
ロンベルグ検査	56

■執筆者一覧

■総編集

岩田充永	藤田保健衛生大学病院　救急総合内科	（総編集）

■章編集

能美なな実	山口大学大学院医学系研究科眼科学	（第1章）
高橋優二	社会医療法人　春回会　井上病院	（第2章）
盛山吉弘	総合病院土浦協同病院皮膚科	（第3章）
野田　透	金沢大学附属病院集中治療部	（第4章）

■執筆（掲載順）

能美なな実	山口大学大学院医学系研究科眼科学
園田康平	山口大学大学院医学系研究科眼科学
高橋優二	社会医療法人　春回会　井上病院
宮崎浩充	東北大学病院耳鼻咽喉・頭頸部外科
永田理希	ながたクリニック　耳鼻咽喉科（感染症・アレルギー疾患）頭頸部外科（腫瘍・がん・外傷）
吉田尚弘	自治医科大学附属さいたま医療センター耳鼻咽喉科
梅木　寛	沖縄県立中部病院耳鼻咽喉科・頭頸部外科
宗　謙次	北九州総合病院耳鼻咽喉科
盛山吉弘	総合病院土浦協同病院皮膚科
袋　秀平	ふくろ皮膚科クリニック
山本有祐	上尾中央総合病院形成外科
平原和久	杏林大学皮膚科学教室
塩原哲夫	杏林大学皮膚科学教室
古田淳一	筑波大学医学医療系皮膚科
箭原弘典	東京ベイ・浦安市川医療センター
野田　透	金沢大学附属病院集中治療部
児玉浩一	富山市民病院泌尿器科
角野佳史	金沢大学大学院医学系研究科集学的治療学（泌尿器科）
高瀬育和	富山市民病院泌尿器科
池田大助	厚生連高岡病院泌尿器科
伊藤秀明	福井大学医学部附属病院泌尿器科
金谷二郎	田谷泌尿器科医院
加藤浩章	小松市民病院泌尿器科

編者プロフィール

岩田充永 (Mitsunaga Iwata) ⇒ 総編集

藤田保健衛生大学病院救急総合内科　教授
1998年名古屋市立大学医学部卒業．
麻酔，内科，老年医学を研修後に名古屋掖済会病院救命救急センターで勤務し，2012年10月より藤田保健衛生大学に異動しました．
今回は，眼科，皮膚科，耳鼻科，泌尿器科領域で自分が勉強したかったことを書き出したら，特集のテーマにつながりました．本当に得した気分です!!

能美なな実 (Nanami Nomi) ⇒ 第1章

山口大学大学院医学系研究科眼科学
初期研修終了後，山口大学眼科学教室に入局．「全身を診ることのできる眼科医」を目指し，2011年湘南鎌倉総合病院救急総合診療科での研修を経て，現職．医学の専門分野も細分化されてきました．一般医でも出来ることや専門科にしかできないことを見極め，自分にできる最善の医療をできる，手助けになればと思います．

高橋優二 (Yuji Takahashi) ⇒ 第2章

社会医療法人　春回会　井上病院
井上病院は112床の二次救急病院ですが，さまざまな疾患を体験することができます．都市型の病院でcommon diseaseを研修したい方，また他科を専攻していたが総合診療に興味があるという方には最適な病院と思いますので，興味がある方は是非御連絡下さい．また個人的には，宗先生，梅木先生と一緒に日本プライマリケア学会　耳鼻咽喉科hands-onセミナーを担当させていただいております．御興味がある方は是非御参加下さい．

盛山吉弘 (Yoshihiro Moriyama) ⇒ 第3章

総合病院土浦協同病院皮膚科　科長
1999年東京医科歯科大学医学部卒業．2007年より現職．三次救急病院で，闘う皮膚科医として臨床に従事しております．皮膚に関すること（美容以外）であれば何でも来い！というスタンスでやっています．今回執筆を担当させていただいた，"重症軟部組織感染症"は，何十例経験しても，全く同じパターンというのはなく，毎回学ぶことが多くあります．研修医の皆様，臨床は『現場百回』です．本を読むだけではなく，色々な所に顔を突っ込んで，たくさんのことを学んで下さい．

野田　透 (Toru Noda) ⇒ 第4章

金沢大学附属病院集中治療部　助教
9年の泌尿器科医生活，9年の救急医生活を経て，集中治療医として働きだしてから早くも4年目に突入しました．

医学とバイオサイエンスの 羊土社

羊土社 臨床医学系書籍ページ　http://www.yodosha.co.jp/medical/

- 羊土社では，診療技術向上に役立つ様々なマニュアル書から臨床現場ですぐに役立つ書籍，また基礎医学の書籍まで，幅広い医学書を出版しています．
- 羊土社のWEBサイト"羊土社 臨床医学系書籍ページ"は，診療科別分類のほか目的別分類を設けるなど書籍が探しやすいよう工夫しております．また，書籍の内容見本・目次などもご覧いただけます．ぜひご活用ください．

▼ メールマガジン「羊土社メディカルON-LINE」にご登録ください ▼

- メディカルON-LINE（MOL）では，羊土社の新刊情報をはじめ，お得なキャンペーン，学会・フェア情報など皆様に役立つ情報をいち早くお届けしています．
- 登録・配信は無料です．登録は，上記の"羊土社 臨床医学系書籍ページ"からお願いいたします．

レジデントノート　Vol.16　No.11（増刊）

知らないままでいいですか？ 眼・耳鼻のど・皮膚・泌尿器疾患の診かた

救急・外来・病棟でよく出会う症例にもう困らない！

編集／岩田充永

レジデントノート

2014年10月10日発行〔第16巻　第11号（増刊）〕

Vol.16　No.11（増刊）2014〔通巻195号〕
ISBN978-4-7581-1540-7

定価（本体4,500円＋税）　（送料実費別途）

発行人　一戸裕子
発行所　株式会社　羊　土　社
　　　　〒101-0052
　　　　東京都千代田区神田小川町2-5-1
　　　　TEL　　03（5282）1211
　　　　FAX　　03（5282）1212
　　　　E-mail　eigyo@yodosha.co.jp
　　　　URL　　http://www.yodosha.co.jp/

装幀　野崎一人
印刷所　広研印刷株式会社
広告申込　羊土社営業部までお問い合わせ下さい．

© YODOSHA CO., LTD. 2014
Printed in Japan
郵便振替　00130-3-38674

本誌に掲載する著作物の複製権・上映権・譲渡権・公衆送信権（送信可能化権を含む）は（株）羊土社が保有します．
本誌を無断で複製する行為（コピー，スキャン，デジタルデータ化など）は，著作権法上での限られた例外（「私的使用のための複製」など）を除き禁じられています．研究活動，診療を含み業務上使用する目的で上記の行為を行うことは大学，病院，企業などにおける内部的な利用であっても，私的使用には該当せず，違法です．また私的使用のためであっても，代行業者等の第三者に依頼して上記の行為を行うことは違法となります．

JCOPY ＜（社）出版者著作権管理機構 委託出版物＞
本誌の無断複写は著作権法上での例外を除き禁じられています．複写される場合は，そのつど事前に，（社）出版者著作権管理機構（TEL 03-3513-6969，FAX 03-3513-6979，e-mail：info@jcopy.or.jp）の許諾を得てください．

増刊 レジデントノート バックナンバー

Vol.16 No.8 増刊（2014年8月発行）
わずかな異常も見逃さない！
救急での頭部画像の読み方
解剖をふまえた読影の手順からMRI適応の判断まで

研修医や若手医師が救急外来でよく出会う疾患を厳選し，頭部の解剖や読影の手順など，異常所見を見抜くための基本やコツを解説．"MRIを撮るべきか否か"といった，頭部画像診断でよくある悩みを解消します！

編集／山田 惠
- 定価（本体4,500円＋税）　□ 213頁
- ISBN978-4-7581-1537-7

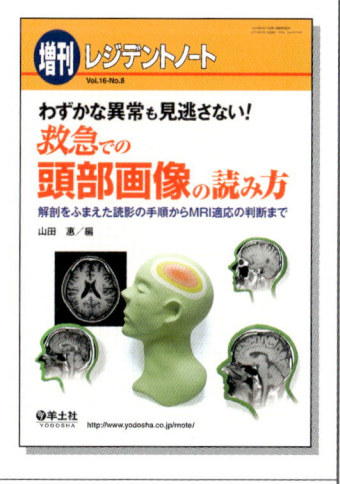

Vol.16 No.5 増刊（2014年6月発行）
病棟でのあらゆる問題に対応できる！
入院患者管理パーフェクト

編集／石丸裕康
- 定価（本体4,500円＋税）
- 253頁
- ISBN978-4-7581-1534-6

Vol.16 No.2 増刊（2014年4月発行）
疾患の全体像「ゲシュタルト」をとらえる
感染症の診断術
臨床像の核心とその周辺がみえてくる！

編集／西垂水和隆，成田 雅
- 定価（本体4,500円＋税）
- 287頁
- ISBN978-4-7581-0565-1

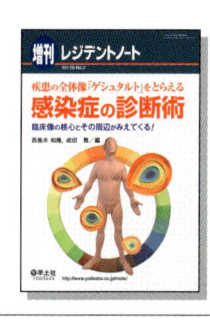

Vol.15 No.17 増刊（2014年2月発行）
見逃さない！
救急CTの読み方
急性腹症や頭部疾患などで誰もが悩む症例から学ぶ

編集／早川克己
- 定価（本体4,500円＋税）
- 218頁
- ISBN978-4-7581-0562-0

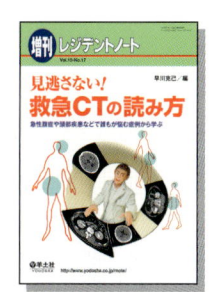

Vol.15 No.14 増刊（2013年12月発行）
意外と知らない!?
日常治療薬の基本と新常識

編集／仲里信彦
- 定価（本体4,500円＋税）
- 205頁
- ISBN978-4-7581-0559-0

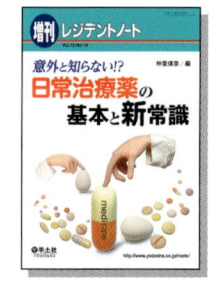

発行 羊土社 YODOSHA
〒101-0052 東京都千代田区神田小川町2-5-1　TEL 03(5282)1211　FAX 03(5282)1212
E-mail：eigyo@yodosha.co.jp
URL：http://www.yodosha.co.jp/

ご注文は最寄りの書店，または小社営業部まで

増刊 レジデントノート バックナンバー

Vol.15 No.11（2013年10月発行）
担当医が絶対知っておきたい
がん診療のキホン
がん患者の診かた・支え方、
化学療法の副作用対策や緩和医療、
緊急事態への対応がわかる！

編集／勝俣範之

- 定価（本体4,500円＋税）
- 234頁　ISBN978-4-7581-0556-9

Vol.15 No.8（2013年8月発行）
消化器診療の疑問、これで納得！
外来・病棟・当直での初期対応や
鑑別診断から検査・画像・薬物治療まで、
よくある悩みに答えます

編集／花田敬士

- 定価（本体4,500円＋税）
- 254頁　ISBN978-4-7581-0553-8

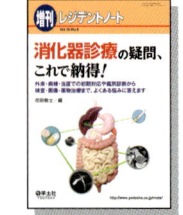

Vol.15 No.5（2013年6月発行）
あらゆる科で役立つ！
麻酔科で学びたい技術
手にとるようにわかる、麻酔の基本概念と
手技・周術期管理のポイント、
知っておくべき病態の知識

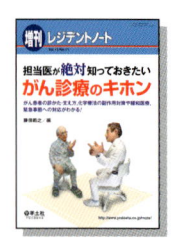

編集／萩平 哲

- 定価（本体4,500円＋税）
- 262頁　ISBN978-4-7581-0550-7

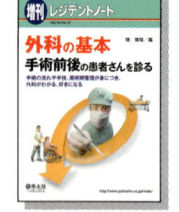

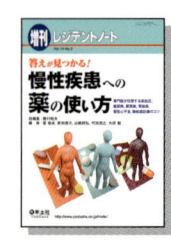

Vol.15 No.2（2013年4月発行）
輸液スーパー指南塾
経過を追う症例問題で
実践力を鍛える！

編集／長浜正彦

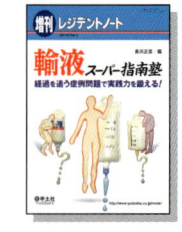

- 定価（本体4,200円＋税）
- 230頁　ISBN978-4-7581-0547-7

Vol.14 No.17（2013年2月発行）
外科の基本
―手術前後の患者さんを診る
手術の流れや手技、周術期管理が身につき、
外科がわかる、好きになる

編集／畑 啓昭

- 定価（本体4,500円＋税）
- 263頁　ISBN978-4-7581-0544-6

Vol.14 No.14（2012年12月発行）
循環器診療の疑問、これで納得！
何となくが自信に変わる、
現場で知りたいホントのところ

村川裕二／編

- 定価（本体4,500円＋税）
- 244頁　ISBN 978-4-7581-0541-5

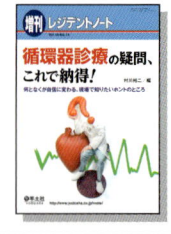

Vol.14 No.11（2012年10月発行）
ピンチを回避する！
救急診療のツボ
見たことがない病態では？検査で意外な
結果が出たときは？スマートな患者接遇
は？…など、あなたの疑問に答えます

岩田充永／編

- 定価（本体4,300円＋税）
- 278頁　ISBN 978-4-7581-0538-5

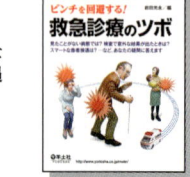

Vol.14 No.8（2012年8月発行）
答えが見つかる！
慢性疾患への薬の使い方
専門医が伝授する高血圧、糖尿病、膠原病、
腎疾患、慢性心不全、肺疾患診療のコツ

藤村昭夫／編

- 定価（本体4,500円＋税）
- 262頁　ISBN 978-4-7581-0535-4

Vol.14 No.5（2012年6月発行）
救急で冴える！
胸部画像の読影力
適切なオーダー、正確な読影プロセス、
見逃し注意症例をおさえよう！

船曳知弘／編

- 定価（本体4,200円＋税）
- 238頁　ISBN 978-4-7581-0532-3

Vol.14 No.1（2012年4月発行）
キーワードから展開する
攻める診断学
重要情報から鑑別診断を絞り込み、
華麗に診断する！

蓑田正祐，山中克郎／編

- 定価（本体4,200円＋税）
- 310頁　ISBN 978-4-7581-0528-6

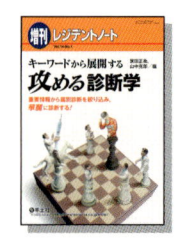

発行 羊土社 YODOSHA　〒101-0052　東京都千代田区神田小川町2-5-1　TEL 03(5282)1211　FAX 03(5282)1212
E-mail：eigyo@yodosha.co.jp
URL：http://www.yodosha.co.jp/

ご注文は最寄りの書店、または小社営業部まで

今の研修科にぴったりな1冊がみつかります！

1つのテーマをより広くより深く
☐ 年6冊発行　☐ B5判

Vol.13 No.14（2012年1月発行）
いつもの治療を見直す！
かぜ診療パーフェクト
自信をもって診断・処方、重大疾患を
見逃さない、今日から使えるかぜの極意!!

川畑雅照／編

☐ 定価（本体4,200円＋税）
☐ 214頁　☐ ISBN 978-4-7581-0525-5

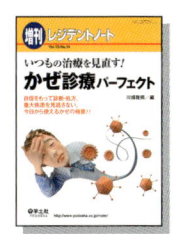

Vol.13 No.10（2011年10月発行）
「知りたい」に答える！
ICUでの重症患者管理
全身を評価・管理するための基本から
疾患別の対応まで、エキスパートが伝授

真弓俊彦／編

☐ 定価（本体4,500円＋税）
☐ 319頁　☐ ISBN 978-4-7581-0521-7

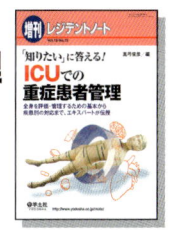

Vol.13 No.6（2011年7月発行）
異常所見を探す！見つける！
腹部画像の読み方
症候別・臓器別にみる読影の
コツとピットフォール

山崎道夫／編

☐ 定価（本体3,900円＋税）
☐ 213頁　☐ ISBN 978-4-7581-0517-0

Vol.13 No.2（2011年4月発行）
診断力を強化する！
症候からの内科診療
確定診断を導く思考プロセス
から治療方針まで

徳田安春／編

☐ 定価（本体3,900円＋税）
☐ 270頁　☐ ISBN 978-4-7581-0513-2

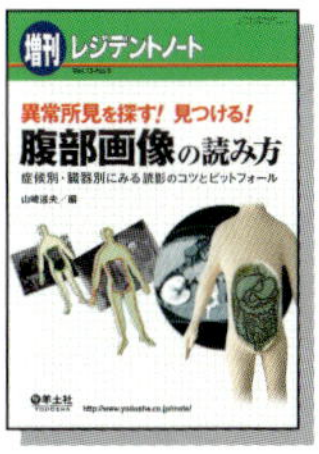

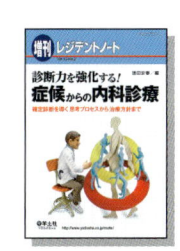

Vol.12 No.14（2011年1月発行）
診断に直結する
検査の選び方、活かし方
無意味な検査をなくし、
的確に患者の状態を見抜く！

野口善令／編

☐ 定価（本体3,900円＋税）
☐ 254頁　☐ ISBN 978-4-7581-0509-5

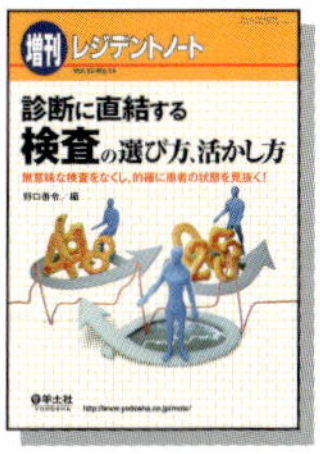

Vol.12 No.10（2010年10月発行）
救急初期診療パーフェクト
必須症候・手技をきわめる

今　明秀／編

☐ 定価（本体3,900円＋税）
☐ 243頁　☐ ISBN 978-4-7581-0505-7

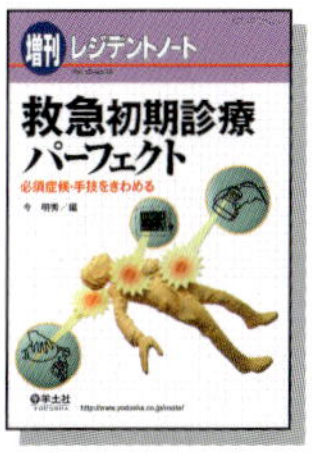

Vol.12 No.6（2010年7月発行）
感染症専門医がいなくても
学べる、身につく
感染症診療の基本

青木　眞／編

☐ 定価（本体3,900円＋税）
☐ 235頁　☐ ISBN 978-4-7581-0501-9

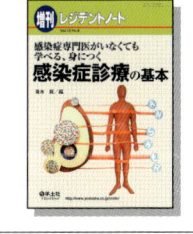

Vol.12 No.2（2010年4月発行）
心電図の読み方、診かた、考え方
重要症例で学ぶ

池田隆徳／編

☐ 定価（本体3,900円＋税）
☐ 230頁　☐ ISBN 978-4-7581-0497-5

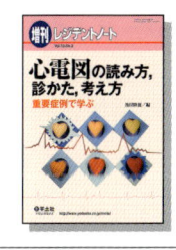

Vol.11（2009年10月発行）
日常診療での
薬の選び方・使い方
日頃の疑問に答えます

徳田安春，青木　眞，岸本暢将，本村和久，
堀之内秀仁／編

☐ 定価（本体3,900円＋税）
☐ 247頁　☐ ISBN 978-4-7581-0490-6

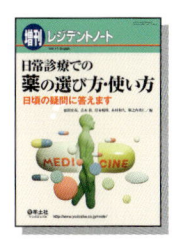

Vol.11（2009年4月発行）
輸液療法パーフェクト

飯野靖彦／編

☐ 定価（本体3,800円＋税）
☐ 253頁　☐ ISBN 978-4-7581-0483-8

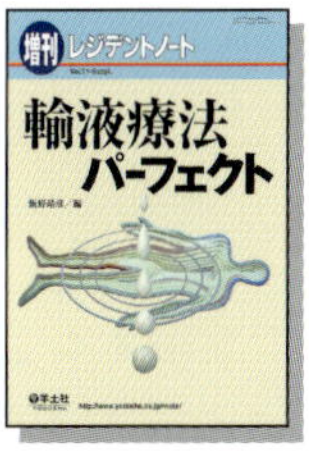

発行　**羊土社 YODOSHA**
〒101-0052　東京都千代田区神田小川町2-5-1　TEL 03(5282)1211　FAX 03(5282)1212
E-mail：eigyo@yodosha.co.jp
URL：http://www.yodosha.co.jp/

ご注文は最寄りの書店，または小社営業部まで

羊土社のオススメ書籍

内科で出会う 見ためで探す 皮膚疾患アトラス

出光俊郎／編

症状と見ためから探せる，全科必携の皮膚アトラス！すべての診療科で出会う皮膚疾患を中心に，典型例はもちろん，非典型例や鑑別疾患などバリエーション豊富な写真を掲載．皮膚の異常をみたら，まずはこの一冊！

- ☐ 定価（本体5,700円＋税）
- ☐ B5判 ☐ 245頁
- ☐ ISBN 978-4-7581-1722-7

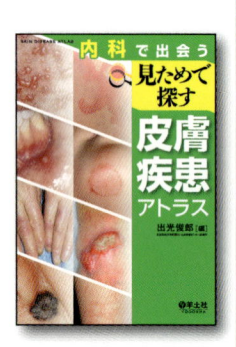

どう診る？どう治す？ 皮膚診療はじめの一歩
すぐに使える皮膚診療のコツとスキル

宇原　久／著

誰も教えてくれなかった皮膚診療の基本スキルをやさしくマスターできる入門書．問診，視診，触診から検査・処置のポイントなど，上手に診るコツを写真を多用して丁寧に解説．

- ☐ 定価（本体3,800円＋税）
- ☐ A5判 ☐ 262頁
- ☐ ISBN 978-4-7581-1745-6

本当に使える！ 抗菌薬の選び方・使い方ハンドブック
具体的な処方例から代替薬、フォローアップ、効果がなかった場合の対応まで

戸塚恭一／編

各薬剤の解説に加え，病原微生物・感染部位別に選び方と使い方が探せる！具体的な処方例や代替薬，フォローアップ，効果がないときの対応など，知りたいことが一目瞭然！

- ☐ 定価（本体 3,800円＋税）
- ☐ B6変型判 ☐ 388頁
- ☐ ISBN 978-4-7581-1740-1

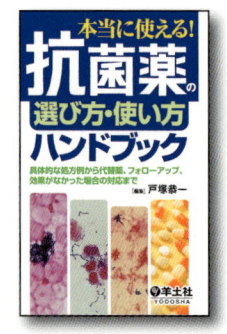

あらゆる診療科で役立つ！ 腎障害・透析患者を受けもったときに困らないためのQ&A

小林修三／編

腎障害・透析患者を診たときによく出会う疑問の答え，ここにあります！薬の使い方や検査値の解釈，日常の維持管理など，おさえておきたいマネジメントのポイントが満載！

- ☐ 定価（本体 3,800円＋税）
- ☐ A5判 ☐ 351頁
- ☐ ISBN 978-4-7581-1749-4

発行　羊土社 YODOSHA
〒101-0052　東京都千代田区神田小川町2-5-1　TEL 03(5282)1211　FAX 03(5282)1212
E-mail：eigyo@yodosha.co.jp
URL：http://www.yodosha.co.jp/

ご注文は最寄りの書店，または小社営業部まで

Book Information

**レジデントノート 別冊
ズバリ！日常診療の基本講座**

レジデントノートの人気連載を単行本化！

編集／奈良信雄（東京医科歯科大学 医歯学教育システム研究センター長）

① 本当に知りたかった 日常診療のコツ

医療面接・診察・検査のあれこれを教えます

- □ 定価(本体 3,000円+税)　□ B5判
- □ 183頁　□ ISBN978-4-7581-1600-8

● 研修医が知っておくべき診察・検査の一歩進んだコツをやさしく解説
● 書類の書き方や医療制度についての疑問も解消！

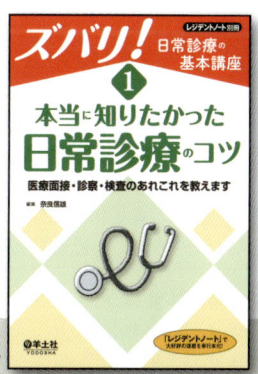

② こんな時どうする？ 患者の診かた が本当にわかる

症候への対応や接遇スキルのあれこれ

- □ 定価(本体 3,200円+税)　□ B5判
- □ 223頁　□ ISBN978-4-7581-1601-5

● さまざまな患者への対応のコツをアドバイス！
● 患者さんとのコミュニケーション，症例プレゼンテーションなどにも自信がつきます！

③ 救急や病棟で必ず役立つ 基本手技

- □ 定価(本体 3,200円+税)　□ B5判
- □ 222頁　□ ISBN978-4-7581-1602-2

● 傷の処置や骨折の診かた，注射・採血など，誰も教えてくれなかった基本手技のワザとコツを，ベテラン医師が伝授します！

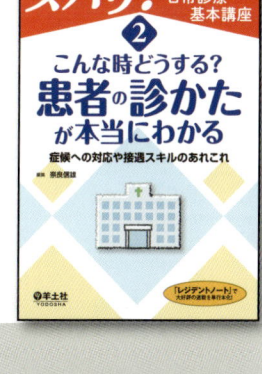

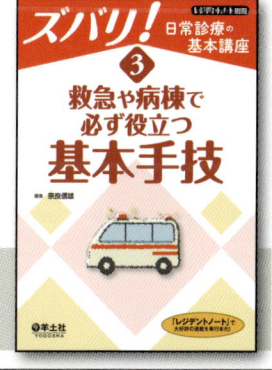

発行　羊土社 YODOSHA
〒101-0052　東京都千代田区神田小川町2-5-1　TEL 03(5282)1211　FAX 03(5282)1212
E-mail : eigyo@yodosha.co.jp
URL : http://www.yodosha.co.jp/

ご注文は最寄りの書店，または小社営業部まで

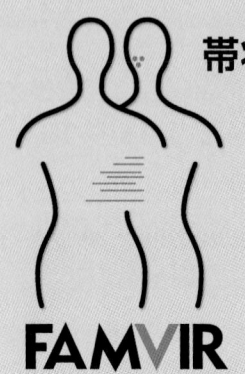

帯状疱疹・単純疱疹治療のゴールドスタンダードへ

処方せん医薬品※
抗ヘルペスウイルス剤

ファムビル®錠250mg

薬価基準収載

Famvir® Tab. : ファムシクロビル 錠

※注意—医師等の処方せんにより使用すること

ファムビルに関する情報は **www.famvir.jp**

禁忌（次の患者には投与しないこと）
本剤の成分に対し過敏症の既往歴のある患者

■ 効能・効果
単純疱疹、帯状疱疹

■ 用法・用量
単純疱疹
通常、成人にはファムシクロビルとして1回250mgを1日3回経口投与する。

帯状疱疹
通常、成人にはファムシクロビルとして1回500mgを1日3回経口投与する。

〈用法・用量に関連する使用上の注意〉
腎機能障害患者
腎機能障害のある患者では投与間隔をあけて減量することが望ましい。腎機能に応じた本剤の投与量及び投与間隔の目安は下表のとおりである。

腎機能に応じた本剤の減量の目安 注)

クレアチニンクリアランス (mL/分)	単純疱疹の治療	帯状疱疹の治療
≧60	1回250mgを1日3回	1回500mgを1日3回
40-59	1回250mgを1日3回	1回500mgを1日2回
20-39	1回250mgを1日2回	1回500mgを1日1回
<20	1回250mgを1日1回	1回250mgを1日1回

注) 外国人における成績をもとに設定した。

血液透析患者
血液透析患者には本剤250mgを透析直後に投与する。なお、次回透析前に追加投与は行わない。

■ 使用上の注意

1. 慎重投与
（1）腎機能障害のある患者〔腎クリアランスの低下に伴い、高い血中濃度が持続するおそれがあるので、投与間隔をあけて減量するなど注意すること。〕
（2）高齢者〔本剤は主として腎臓から排泄されるが、高齢者では腎機能が低下していることが多く、高い血中濃度が持続するおそれがあるため、患者の状態を観察しながら慎重に投与すること。〕

2. 重要な基本的注意
（1）本剤の投与は、発病初期に近いほど効果が期待できるので、早期に投与を開始すること。なお、目安として、帯状疱疹の治療においては皮疹出現後5日以内に投与を開始することが望ましい。
（2）本剤は、原則として単純疱疹の治療においては5日間、また、帯状疱疹の治療においては7日間使用すること。改善の兆しが見られないか、あるいは悪化する場合には、速やかに他の治療に切り替えること。
（3）本剤は、免疫機能の低下（造血幹細胞移植、臓器移植、HIV感染による）を伴う患者に対する有効性及び安全性は確立していない。
（4）意識障害等があらわれることがあるので、自動車の運転等、危険を伴う機械の操作に従事する際には注意するよう患者に十分に説明すること。

3. 相互作用
併用注意 プロベネシド

4. 副作用
単純疱疹を対象とした国内臨床試験において、安全性評価対象例706例中、臨床検査値異常を含む副作用が報告されたのは63例（8.9%）であった。その主なものは、頭痛8例（1.1%）、ALT（GPT）増加7例（1.0%）、傾眠7例（1.0%）、CK（CPK）増加5例（0.7%）、下痢5例（0.7%）等であった。（効能追加時）
帯状疱疹を対象とした国内臨床試験において、安全性評価対象例599例中、臨床検査値異常を含む副作用が報告されたのは74例（12.4%）であった。その主なものは、ALT（GPT）増加17例（2.8%）、AST（GOT）増加12例（2.0%）、CK（CPK）増加9例（1.5%）、頭痛7例（1.2%）等であった。（承認時）

(1) 重大な副作用
次のような症状があらわれることがあるので、観察を十分に行い、異常が認められた場合には、投与を中止するなど適切な処置を行うこと。
1) 精神神経症状（頻度不明注)）：錯乱、幻覚、意識消失、痙攣などの精神神経症状があらわれることがある。錯乱は主に高齢者で報告されている。
2) 重篤な皮膚障害（頻度不明注)）：中毒性表皮壊死融解症（Toxic Epidermal Necrolysis：TEN）、皮膚粘膜眼症候群（Stevens-Johnson症候群）、多形紅斑等の重篤な皮膚反応があらわれることがある。
3) 急性腎不全（頻度不明注)）：急性腎不全があらわれることがあるので、腎機能検査を行うなど観察を十分に行うこと。
4) 横紋筋融解症（頻度不明注)）：筋肉痛、脱力感、CK（CPK）上昇、血中及び尿中ミオグロビン上昇を特徴とする横紋筋融解症があらわれることがある。
注) 自発報告又は外国において発現した副作用であるため、頻度不明とした。

(2) 重大な副作用（類薬）
類薬で、以下の副作用が報告されている。観察を十分に行い、異常が認められた場合には、投与を中止するなど適切な処置を行うこと。
1) アナフィラキシーショック、アナフィラキシー（呼吸困難、血管浮腫等）
2) 汎血球減少、無顆粒球症、血小板減少、播種性血管内凝固症候群（DIC）、血小板減少性紫斑病
3) 精神神経症状：意識障害（昏睡）、せん妄、妄想、てんかん発作、麻痺、脳症等。
4) 呼吸抑制、無呼吸
5) 間質性肺炎
6) 肝炎、肝機能障害、黄疸
7) 急性膵炎

■ 包 装
PTP：42錠（6錠×7）

●その他の使用上の注意については添付文書をご参照ください。

販売 maruho マルホ株式会社（資料請求先）
大阪市北区中津1-5-22 〒531-0071
http://www.maruho.co.jp/

製造販売 旭化成ファーマ株式会社
東京都千代田区神田神保町1-105

提携 ノバルティス ファーマAG

NOVARTIS

(2014.5 作成)